高职高专"十二五"规划教材

病原生物学与免疫学基础

王小荣　黄静芳　主编

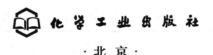

化学工业出版社

·北京·

本书内容包括医学微生物概述、细菌的形态与结构、细菌的生理与遗传变异、医学免疫学概述、免疫系统、抗原、免疫球蛋白、补体系统、免疫应答、抗感染免疫、超敏反应、免疫学应用、病原性细菌、病毒、医学寄生虫等。

本教材文字简练清晰，通俗易懂，内容深入浅出，既注重理论性，又注重实用性。每章都有学习目标、小结，并设有一定量的练习题，便于学生练习和复习，且较同类教材的形式和数量多。书后还附有练习题答案，便于学生自测。

本书可作为三年制、五年制高职高专临床医学、口腔、护理、药学、医学影像技术等专业的教学用书，也可作为相关医学类专业的培训教材。

图书在版编目（CIP）数据

病原生物学与免疫学基础/王小荣，黄静芳主编. —北京：化
学工业出版社，2014.8
高职高专"十二五"规划教材
ISBN 978-7-122-21251-1

Ⅰ.①病… Ⅱ.①王… ②黄… Ⅲ.①病原微生物-高等职业
教育-教材②免疫学-高等职业教育-教材 Ⅳ.①R37②R392

中国版本图书馆 CIP 数据核字（2014）第 150308 号

责任编辑：旷英姿　　　　　　　　　　文字编辑：李　瑾
责任校对：边　涛　　　　　　　　　　装帧设计：史利平

出版发行：化学工业出版社（北京市东城区青年湖南街 13 号　邮政编码 100011）
印　　装：北京云浩印刷有限责任公司
787mm×1092mm　1/16　印张 16¼　彩插 2　字数 401 千字　2014 年 10 月北京第 1 版第 1 次印刷

购书咨询：010-64518888（传真：010-64519686）　售后服务：010-64518899
网　　址：http://www.cip.com.cn
凡购买本书，如有缺损质量问题，本社销售中心负责调换。

定　　价：32.00 元

编 写 人 员

主　　编　王小荣　黄静芳
副 主 编　罗四维　陈轶玉
编写人员　(按姓名笔画顺序编排)

王小荣　永州职业技术学院

朱　惠　南通体臣卫校

李贝晶　永州职业技术学院

张其斐　南通体臣卫校

陈轶玉　江苏建康职业学院

罗四维　永州职业技术学院

黄爱丽　南通体臣卫校

黄静芳　苏州卫生职业技术学院

盘　箐　永州职业技术学院

董　乐　北京卫生职业学院

前言

Preface

　　本书以就业为导向，全面素质为基础，能力为本位，"必需"和"够用"为原则，同时从我国实情出发，立足于医学高职高专面向基层、农村和社区的卫生人才培养目标，紧扣高职高专教学大纲。本书由在教学第一线从教多年、有着丰富教学经验和科研能力的老师编写。

　　本书在编写上不但将教与学、学与考、考与用有机地结合起来，且将病原微生物、人体寄生虫和免疫学三方面的知识按传统顺序编排，并整合于一本教材，保证教学的连贯性。在编写中力求文字简练清晰，通俗易懂，内容力争深入浅出，既注重理论性，又注重实用性。每章编有学习目标、小结，并设有一定量的练习题，便于学生练习和复习，且较同类教材的形式和数量多。书后还附有练习题答案，便于学生自测。为方便教学，本书配有教学课件。

　　本书适合高职高专医学类专业学生学习参考，尤其适合初中来源的三年和五年制护理以及高中来源的药学、口腔、影像小专业的学生使用。

　　本书共分十三章，第一章、第二章由陈轶玉老师编写，第三章、第四章由朱惠、黄爱丽老师编写，第五章、第六章由李贝晶、张其斐老师编写，第七章由黄静芳老师编写，第八章、第九章由王小荣、盘箐老师编写，第十～十二章由罗四维老师编写，第十三章由董乐老师编写。全书由王小荣老师统稿。在此感谢各学校领导给予的大力支持。

　　由于病原生物与免疫学所涉及的领域较广，而且发展十分迅速，限于笔者的教学与科研的局限性，书中疏漏之处在所难免，敬请广大师生及其他读者不吝批评指正。

编　者

2014 年 6 月

目录

Contents

◎ **参考文献** 251

第一章

微生物概述

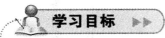 学习目标 ▶▶

1. 掌握微生物的概念和分类。
2. 熟悉微生物的特点。
3. 了解医学微生物学的研究成果和发展方向。

第一节　微生物的概念及种类

一、微生物的概念

微生物（microorganism）是一群个体微小、结构简单、增殖迅速、种类繁多、分布广泛、肉眼不能直接看见，必须借助光学显微镜或电子显微镜放大几百倍、几千倍甚至几万倍才能观察到的微小生物的总称。包括病毒、细菌、支原体、衣原体、立克次体、螺旋体、放线菌及真菌等，可引起各种感染性疾病。

二、微生物的种类与分布

微生物种类繁多，大约有数十万种以上，根据其结构和组成特点可分为三型（见表1-1）。

表1-1　三型微生物的比较

类型	特点	种类
非细胞型微生物	无典型的细胞结构,必须在活细胞内增殖	病毒
原核细胞型微生物	仅有原核,缺乏完整的细胞器	细菌、放线菌、衣原体、支原体、立克次体、螺旋体
真核细胞型微生物	有典型的细胞核,有完整的细胞器	真菌

1. 非细胞型微生物

非细胞型微生物形体极微小，能通过滤菌器，无典型的细胞结构，由一种核酸（DNA或RNA）和蛋白质外壳组成；无完整的酶系统，必须在活细胞内增殖。如病毒。

2. 原核细胞型微生物

原核细胞型微生物有原始的核，无核膜、核仁；缺乏完整的细胞器。如细菌、支原体、衣原体、立克次体、螺旋体和放线菌。

3. 真核细胞型微生物

真核细胞型微生物细胞核分化程度高，有核膜、核仁；细胞器完整。如真菌。

　　微生物在地球上几乎无处不在，无孔不入，分布很广。空气、土壤、水、物体表面都有大量微生物存在；人体的口腔、皮肤、胃肠道等也有许多微生物；85km 的高空、11km 深的海地、2000m 深的地层都有微生物；近 100℃ 的温泉、—250℃ 的环境也有微生物。要牢固树立有菌的概念。

第二节　微生物与人类的关系

　　微生物是生物界不可或缺的成员，与人类关系密切。绝大多数微生物对人类是有益的，少数微生物能引起人和动、植物的病害，称为病原微生物。如微生物参与生物圈内的碳、氮、硫、磷、铁等元素的物质循环；在农业方面，用微生物制造菌肥、植物生长激素等，杀死害虫；在工业方面，微生物应用于食品、皮革、纺织、石油、化工、冶金等行业日趋广泛，在环境污染的生物学处理过程中，微生物起着特别重要的作用；在医药工业方面，有许多抗生素是微生物的代谢产物；也可选用微生物来制造一些维生素、辅酶、ATP 等药物。近年来，随着分子生物学的发展，微生物在基因工程技术中的作用更显辉煌。微生物对人类也有不利的弊端，病原微生物可以使人感染疾病。

第三节　医学微生物学的研究成果和发展方向

　　医学微生物学（medical microbiology）是研究病原微生物的形态、结构、生命活动规律以及与机体相互关系的一门学科。人类在与传染性疾病的长期斗争中，不断探索疾病的发病机理、流行规律及防治原则，医学微生物学这门学科也不断地发展和完善，成为一门极其重要的医学专业基础课。

　　医学微生物学的发展和重要研究成果可以分为四个阶段。

　　（1）史前时期人类对微生物的认识与利用阶段　种痘预防天花是人类控制和应用微生物生命活动规律在预防疾病保护健康方面的宝贵实践。

　　（2）微生物形态学发展阶段　17 世纪 80 年代，吕文虎克用他自己制造的，可放大 160 倍的显微镜观察牙垢、雨水、井水以及各种有机质的浸出液，发现了许多可以活动的"活的小动物"，并发表了这一"自然界的秘密"。

　　（3）微生物生理学发展阶段　19 世纪 60 年代初，巴斯德研究了酒变酸的微生物原理，探索了蚕病、牛羊炭疽病、鸡霍乱和人狂犬病等传染病的病因、有机质腐败和酿酒失败的起因，否定了生命起源的"自然发生说"，建立了巴氏消毒法等一系列微生物学实验技术。柯霍在继巴斯德之后，改进了固体培养基的配方，发明了倾皿法进行纯种分离，建立了细菌细胞的染色技术、显微摄影技术和悬滴培养法，发现了炭疽病、结核病和霍乱病等一系列严重传染疾病的病原体等。这些成就奠定了微生物学成为一门科学的基础，他们是微生物学的奠基人。在这一时期，英国学者布赫纳在 1897 年研究了磨碎酵母菌的发酵作用，把酵母菌的生命活动和酶化学相联系起来，推动了微生物生理学的发展。同时，其他学者例如俄国学者伊万诺夫斯基首先发现了烟草花叶病毒（tobacco mosaic virus，TMV），扩大了微生物的类群范围。

　　（4）微生物分子生物学发展阶段　在上一时期的基础上，20 世纪初至 40 年代末微生物学开始进入了酶学和生物化学研究时期，许多酶、辅酶、抗生素以及许多生物化学反应和生物遗传学都是在这一时期发现和创立的，并在 20 世纪 40 年代末形成了一门研究微生物基本生命活动规律的综合学科——普通微生物学。50 年代初，随着电镜技术和其他高新技术的出现，对微生物的研究进入到分子生物学的水平。人们得以从分子水平上探讨病原微生物的基因结构与功能、致病的物质基础及诊断方法，使人们对病原微生物的活动规律有了更深刻的认识。相继发现了一些新的病原微生物，如军团菌、弯曲菌及人类免疫缺陷病毒等。

1967～1971 年美国植物病毒学家 Diener 等发现马铃薯纺锤形块茎病的病原是一种不具有蛋白质的 RNA，分子质量约为 100kDa，这类致病因子被称为类病毒（viroid）。随后在研究类病毒的过程中又发现一种引起苜蓿等植物病害的拟病毒（virusoid）。1982 年发现引起羊瘙痒病的病原为一分子质量 27kDa 的蛋白质，称朊病毒（virino）。1983 年有关国际会议上将这些病原因子统称为亚病毒（subvirus）。人类中亦可能存在亚病毒，例如人类的 C-J 病（Creutzfeldt-Jakob disease）、库鲁病（Kuru disease）等可能由朊病毒或蛋白侵染因子（prion）引起。

近十几年来，病原微生物快速检验诊断方法发展很快。酶联免疫吸附法（ELISA）快速检测抗原及抗体技术已被普遍应用，简化了过去繁琐的微生物学检验手续，单克隆抗体的应用进一步提高了检测的特异性和敏感性。目前已制备出许多诊断试剂盒，使过去长期难以实现的病毒病的快速实验室诊断成为现实。基因探针和聚合酶链反应（PCR）也可用于微生物的快速检验中。

医学微生物学的发展方向如下。

① 加强传染性疾病和感染性疾病的病原学研究，为及时诊治疾病提供病原学依据。

② 深入开展病原微生物的生物学特性及致病机制的研究，为开发新药提供理论基础。

③ 研制开发免疫原性好、副作用小的新型疫苗。

④ 研制特异、灵敏、简便、快速的微生物学诊断方法及技术。

小　结

微生物是生物界不可或缺的成员，与人类关系密切。绝大多数微生物对人类是有益的，少数微生物能引起人和动、植物的病害。

三型微生物的比较

类型	特点	种类
非细胞型微生物	无典型的细胞结构,必须在活细胞内增殖	病毒
原核细胞型微生物	仅有原核,缺乏完整的细胞器	细菌、放线菌、衣原体、支原体、立克次体、螺旋体
真核细胞型微生物	有典型的细胞核,有完整的细胞器	真菌

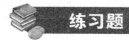 练习题

一、名词解释

1. 微生物　2. 病原微生物

二、填空题

1. 微生物按照结构和组成的不同，可以分为三型，分别为 _____ 、_____ 和 _____ 。

2. _____ 为真核细胞型微生物，_____ 为非细胞型微生物，其他六种为原核细胞型微生物。

3. 有核膜和核仁的微生物属于 _____ 型微生物。

4. 病毒必须在 _____ 才能增殖。

三、选择题

1. 属于非细胞型微生物的是（   ）。

A. 衣原体   B. 支原体   C. 立克次体   D. 病毒

2. 不属于原核细胞型微生物的是（   ）。

A. 细菌   B. 真菌   C. 放线菌   D. 螺旋体

3. 下列各组微生物中，哪一组不属于原核细胞型微生物（   ）。

A. 细菌与立克次体   B. 支原体与衣原体

C. 病毒与真菌   D. 立克次体与放线菌

四、简答题

列表比较三型微生物的主要区别。

第二章
细菌概述

 学习目标 ▶▶

1. 掌握质粒、消毒和灭菌、无菌操作、正常菌群、条件致病菌、医院内感染的概念，革兰阳性菌与革兰阴性菌细胞壁结构的差异及其意义，细菌的特殊结构及其功能，细菌内毒素和外毒素的区别，细菌全身性感染的类型。

2. 熟悉细菌的革兰染色法，细菌的代谢产物和意义。

3. 了解细菌的生长曲线，细菌的人工培养。

第一节　细菌的形态与结构

细菌（bacterium）是一类有细胞壁的单细胞的原核细胞型微生物。细菌的特点是体型微小、结构简单、繁殖迅速、分布广泛、没有核膜和核仁、除核糖体外无其他细胞器。在适宜条件下，细菌具有相对恒定的形态和结构。了解细菌的形态和结构对研究细菌的生理活动、致病性和免疫性，以及鉴别细菌、诊断疾病和防治细菌性感染等均有重要的理论和实际意义。

一、细菌的大小和形态

1. 细菌的大小

细菌个体微小，通常以微米（μm）为测量单位（$1\mu m = 1/1000mm$），必须用光学显微镜放大数百倍甚至上数千倍才能观察到。

不同种类的细菌大小不一，同一种细菌也因菌龄和环境因素的影响而使大小有所改变。

2. 细菌的形态

细菌的基本形态有球形、杆形和螺形三种，分别称为球菌、杆菌和螺形菌（见图2-1、图2-2）。

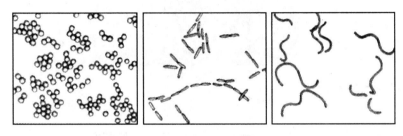

图 2-1　细菌的三种形态

（1）球菌　球菌（coccus）呈球形或近似球形（如肾形、豆形、矛头状等）。

多数球菌的直径约为 $1\mu m$，根据分裂后细胞排列方式的不同，分为双球菌、链球菌、

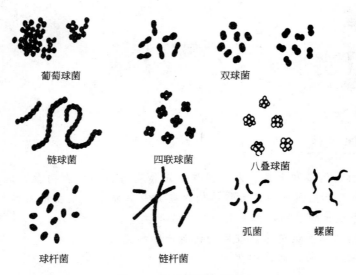

图 2-2　细菌的基本形态

四联球菌、八叠球菌、葡萄球菌。

（2）杆菌　杆菌（bacillus）呈杆状或近似杆状，也有的菌体细长弯曲。多数为分散存在，少数呈链状、栅栏状或分枝状排列。中等大小的杆菌长 $2\sim3\mu m$，宽 $0.3\sim0.5\mu m$。主要有小杆菌、球杆菌、链杆菌、棒状杆菌、分枝杆菌、芽孢杆菌和螺杆菌等。

（3）螺形菌　螺形菌（spirillar bacterium）呈弧形或螺形。菌体只有一个弯曲的称弧菌；菌体有数个弯曲的称螺菌。

二、细菌的结构

细菌的结构（图 2-3）包括基本结构和特殊结构。细菌生存不可缺少的、各种细菌都有的结构是基本结构，包括细胞壁、细胞膜、细胞质和核质等；某些细菌在一定条件下所形成的特有结构称为特殊结构，如荚膜、鞭毛、菌毛、芽孢等。

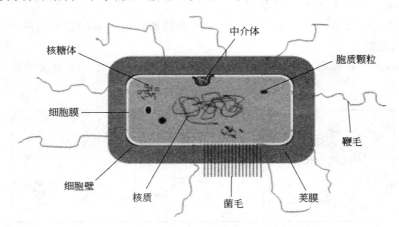

图 2-3　细菌的基本结构与特殊结构模式图

1. 细菌的基本结构

（1）细胞壁　细胞壁（cell wall）为细菌表面比较复杂的结构，是一层较厚（5～

80nm)、质量均匀的网状结构，可承受细胞内强大的渗透压而不被破坏。细胞壁坚韧而有弹性。占细胞干重的 10%～25%。

① 革兰阳性菌（G⁺）和革兰阴性菌（G⁻）细胞壁的共有组分为肽聚糖　肽聚糖（peptidoglycan）又称黏肽（mucopeptide），是原核生物特有的。它是由 N-乙酰葡萄糖胺和 N-乙酰胞壁酸两种氨基糖经 β-1,4-糖苷键连接间隔排列形成的聚糖支架，在 N-乙酰胞壁酸分子上连接四肽侧链，肽链之间再由肽桥或肽链联系起来，组成一个机械性很强的网状结构。各种细菌细胞壁的肽聚糖支架均相同，四肽侧链的组成及其连接方式随菌种不同而异。

G⁺菌的四肽侧链氨基酸由 D-丙-D-谷-γ-L-赖-D-丙组成。5 个甘氨酸构成的肽链，一端与侧链第三位上赖氨酸连接，另一端在转肽酶的作用下与另一侧链的第四位 D-丙氨酸连接，形成坚固致密的三维立体网状结构（图 2-4）。

而大肠杆菌（G⁻）的四肽侧链中第三位的氨基酸被二氨基庚二酸（DAP）所取代，并直接与相邻四肽侧链中的 D-丙氨酸相连，但交联率低，也没有五肽交联桥，形成二维平面结构，所以其结构较葡萄球菌（G⁺）疏松（图 2-5）。

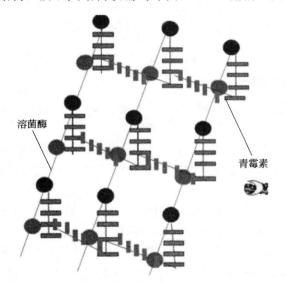
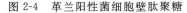
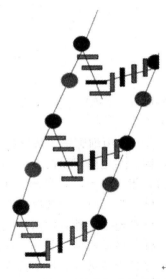

图 2-4　革兰阳性菌细胞壁肽聚糖　　　　图 2-5　革兰阴性菌细胞壁肽聚糖

凡能破坏肽聚糖结构或抑制其合成的物质，都能损伤细胞壁而使细菌变形或杀伤细菌，例如溶菌酶（lysozyme）能切断肽聚糖中 N-乙酰葡萄糖胺和 N-乙酰胞壁酸之间的 β-1,4-糖苷键，破坏肽聚糖支架，引起细菌裂解。青霉素和头孢菌素能与细菌竞争合成细胞壁过程所需的转肽酶，抑制四肽侧链上 D-丙氨酸与五肽桥之间的联结，使细菌不能合成完整的细胞壁，可导致细菌死亡。人和动物的细胞无细胞壁结构，亦无肽聚糖，故溶菌酶和青霉素对人体细胞均无毒性作用。除肽聚糖这一基本成分以外，G⁺菌和 G⁻菌还各有其特殊结构成分。

② G⁺菌细胞壁的特殊组分磷壁酸　G⁺菌细胞壁较厚，约 20～80nm。肽聚糖含量丰富，有 15～50 层，每层厚度 1nm，约占细胞壁干重的 50%～80%。此外，尚有大量特殊组分磷壁酸（teichoic acid）。磷壁酸分壁磷壁酸和膜磷壁酸两种，前者和细胞壁中肽聚糖的 N-乙酰胞壁酸连接，后者和细胞膜连接，两者的另一端均游离于细胞壁外。磷壁酸抗原性很强，是 G⁺菌的重要表面抗原；在调节离子通过黏肽层中起作用；也可能与某些酶的活性有关；某些细菌的磷壁酸，能黏附在人类细胞表面，其作用类似菌毛，可能与致病性有关

（图 2-6）。

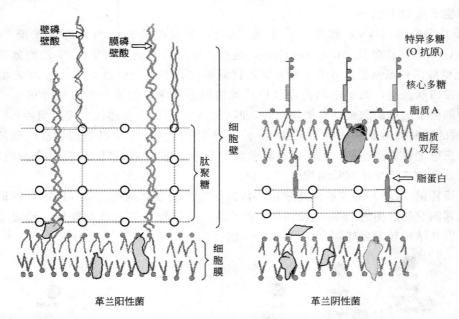

图 2-6　细菌细胞壁结构模式图

此外，某些 G⁺ 菌细胞壁表面还有一些特殊的表面蛋白，如 A 蛋白等，都与致病性有关。

③ G⁻ 菌细胞壁的特殊组分外膜　G⁻ 菌细胞壁较薄，约 10～15nm，只有 1～3 层肽聚糖，约占细胞壁干重的 5%～20%。此外，尚有外膜层位于细胞壁肽聚糖层的外侧，包括脂蛋白、脂质双层、脂多糖三部分。

（a）脂蛋白　一端以蛋白质部分共价键连接于肽聚糖的四肽侧链上，另一端以脂质部分经共价键连接于外膜的磷酸上。其功能是稳定外膜并将之固定于肽聚糖层。

（b）脂质双层　是 G⁻ 菌细胞壁的主要结构，除了转运营养物质外，还有屏障作用，能阻止多种物质透过，抵抗许多化学药物的作用，所以 G⁻ 菌对溶菌酶、青霉素等比 G⁺ 菌具有较大的抵抗力。此外，外膜蛋白还可作为某些噬菌体和性菌毛的受体。

（c）脂多糖（lipopolysacchride，LPS）　由脂质双层向细胞外伸出，包括类脂 A、核心多糖、特异性多糖三个组成部分，脂多糖又称为细菌内毒素。类脂 A 是脂多糖的毒性部分及主要成分，为 G⁻ 菌的致病物质，无种属特异性，所以各种 G⁻ 菌内毒素引起的毒性作用都大致相同；核心多糖具有属特异性，同一属细菌的核心多糖相同；特异性多糖在脂多糖的最外层，G⁻ 菌的菌体抗原（O 抗原）就是特异多糖。各种不同的 G⁻ 菌的特异多糖种类及排列顺序各不相同，从而决定了细菌的种属特异性。

G⁺ 菌和 G⁻ 菌的细胞壁结构显著不同（表 2-1），导致这两类细菌在染色性、抗原性、致病性、对某些药物的敏感性等方面有很大的差异。

④ 细胞壁的功能　细菌细胞壁坚韧而富有弹性，保护细菌抵抗低渗环境，承受细菌体内的 5～25atm❶ 的渗透压，并使细菌在低渗的环境下细胞不易破裂；细胞壁对维持细菌的固

---

❶ 1atm＝101325Pa，全书余同。

表 2-1　G⁺ 菌与 G⁻ 菌细胞壁结构的比较

特　征	G⁺菌	G⁻菌
强度	较坚韧	较疏松
厚度	厚,20～80nm	薄,5～10nm
肽聚糖层数	多,可达 50 层	少,1～3 层
肽聚糖含量	多,可占胞壁干重的 50%～80%	少,占胞壁干重的 10%～20%
磷壁酸	+	−
外膜	−	+
结构	三维空间(立体结构)	二维空间(平面结构)

有形态起重要作用;可允许水分及直径小于 1nm 的可溶性小分子自由通过,与细胞内外物质交换有关;细胞壁上带有多种抗原决定簇,决定了细菌菌体的抗原性。细胞壁与细菌的致病性有关,G⁺菌细胞壁的磷壁酸有黏附作用、G⁻菌细胞壁的脂多糖就是内毒素,这些都是细菌的主要致病物质。

⑤ 细菌 L 型　L 型是指细菌发生细胞壁缺陷的变型。当细菌细胞壁中的肽聚糖结构受到理化或生物因素的直接破坏或合成被抑制就会产生细胞壁受损的细菌,这些细菌一般在普通环境中不能耐受菌体内部的高渗透压而胀裂死亡;但在高渗环境下,它们仍可存活而成为细菌细胞壁缺陷型。G⁺菌 L 型称为原生质体(protoplast),必须生存于高渗环境中。G⁻菌 L 型称为原生质球(spheroplast),在低渗环境中仍有一定的抵抗力。

人工诱导或自然情况下,细菌 L 型在体内或体外均能产生。各种细菌 L 型有一个共同的致病特点,即引起多组织的间质性炎症。细菌变为 L 型致病性有所减弱,但在一定条件下 L 型又可变为细菌型,引起病情加重。变形后的细菌其形态、培养特性均发生了改变,以致查不出病原使许多病人贻误诊治。临床遇有症状明显而标本常规细菌培养阴性者,应考虑细菌 L 型感染的可能性,宜做细菌 L 型的专门培养。

(2) 细胞膜　细胞膜(cell membrane)是位于细胞壁内侧,包绕在细菌胞浆外的具有弹性的半渗透性的生物膜。其基本结构是脂质双层中镶嵌有多种蛋白质,膜不含胆固醇是与真核细胞膜的区别点。细胞膜的主要功能有选择性通透作用,与细胞壁共同完成菌体内外的物质交换;膜上有多种呼吸酶,参与细胞的呼吸过程;膜上有多种合成酶,参与生物合成过程;细菌细胞膜可以形成特有的结构中介体(mesosome)。

用电子显微镜观察,可以看到细菌的细胞膜向胞浆凹陷折叠成囊状物,称为中介体。中介体与细胞的分裂、呼吸、胞壁合成和芽孢形成有关。中介体的位置常在菌体的侧面或靠近中央横隔处。横隔中介体与核质相连,当细菌分裂时横隔中介体也一分为二,各自带一套核质进入子代细胞;中介体扩大了细胞膜的表面积,相应地增加了呼吸酶的含量,可为细菌提供大量能量,有拟线粒体(chondroid)之称,中介体多见于 G⁺菌。

(3) 细胞质　细胞质(cytoplasm)是无色透明胶状物,基本成分是水、蛋白质、脂类、核酸及少量无机盐。细胞质中还存在一些胞质颗粒。

① 质粒　质粒(plasmid)是细菌染色体外的遗传物质,为闭合环状 DNA,可携带某些遗传信息。如耐药因子、细菌素及性菌毛的基因均编码在质粒上。质粒能进行独立复制,失去质粒的细菌仍能正常存活。质粒可通过接合、转导作用等将有关性状传递给另一细菌。

② 核糖体　电镜下可见到胞浆中有大量沉降系数为 70S 的颗粒,即核糖体(ribosome）。多聚核蛋白体，是合成蛋白质的场所。细菌的70S核糖体由50S和30S两个亚基组成。链霉素能与细菌核糖体的30S基结合，红霉素能与50S亚基结合，从而干扰细菌蛋白质的合成而导致细菌的死亡；真核细胞的核糖体为80S，因此对人体细胞无影响。

③ 胞质颗粒　胞质颗粒（cytoplasmic granula）大多数为营养贮藏物。有些是贮藏高能磷酸盐的异染颗粒（metachrometic granula），嗜碱性较强，用特殊染色法可以看得更清晰。根据异染颗粒的形态及位置，可以鉴别细菌（图2-7）。

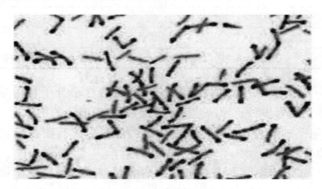

图 2-7　白喉杆菌异染颗粒

（4）核质　核质（nuclear material）或拟核（nucleoid）是细菌的遗传物质，由一条双链环状的DNA反复回旋盘绕而成，决定细菌的遗传特征。集中在细胞浆的某一区域，多在菌体中部。细菌的细胞核无核膜，无核仁，也无组蛋白包绕。

2. 细菌的特殊结构

（1）荚膜　荚膜（capsule）为许多细菌细胞壁外围绕的一层较厚的黏性、胶冻样物质。其厚度在0.2μm以上者，光学显微镜下可见，与四周有明显界限，如肺炎双球菌的荚膜（图2-8）。其厚度在0.2μm以下者，在光学显微镜下不能直接看到，必须以电镜或免疫学方法才能证明，称为微荚膜（microcapsule），如溶血性链球菌的M蛋白、伤寒杆菌的Vi抗原及大肠杆菌的K抗原等。

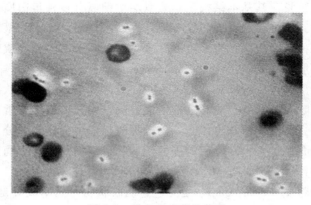

图 2-8　肺炎双球菌的荚膜

大多数细菌的荚膜由多糖组成，少数细菌的荚膜为多肽或糖与蛋白质复合物。

细菌一般在机体内和营养丰富的培养基中才能形成荚膜。有荚膜的细菌在固体培养基上形成光滑型（S型）或黏液型（M）菌落，失去荚膜后菌落变为粗糙型（R）。荚膜并非细菌生存所必需，如荚膜丢失，细菌仍可存活。

莱膜能保护细菌免遭吞噬细胞的吞噬和消化作用，因而与细菌的毒力有关。莱膜能贮留水分使细菌能抵抗干燥，并对其他因子（如溶菌酶、补体、抗体、抗菌药物等）的侵害有一定抵抗力。莱膜的黏附作用是引起感染的重要原因。莱膜对鉴别细菌也有帮助。

（2）鞭毛　鞭毛（flagellum）为某些细菌菌体上附着的细长而波状弯曲的丝状物。不同细菌的鞭毛数目、位置和排列不同，可分为单毛菌、双毛菌、丛毛菌、周毛菌（图 2-9）。

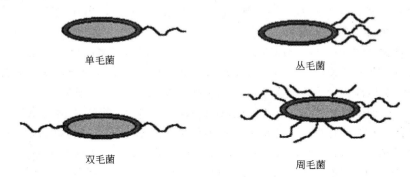

单毛菌　丛毛菌　双毛菌　周毛菌

图 2-9　细菌的鞭毛

鞭毛由鞭毛蛋白构成，其氨基酸组成与骨骼肌的肌动蛋白相似，是细菌的运动器官，且往往有化学趋向性，常朝向有高浓度营养物质的方向移动，而避开对其有害的环境。鞭毛也与细菌的致病性有关，如霍乱弧菌、幽门螺杆菌可以通过其鞭毛的活泼运动，穿过小肠的黏液层，到达细胞表面进一步生长繁殖，产生毒素而致病。鞭毛常存在于杆菌及弧菌中，鞭毛的数量、分布可用以鉴别细菌。鞭毛抗原有很强的抗原性，通常称为 H 抗原，对某些细菌的鉴定、分型及分类具有重要意义。

（3）菌毛　菌毛（pilus）是许多革兰阴性菌菌体表面分布的比鞭毛更为细、短、直、硬的丝状蛋白附属器。其化学组成是菌毛蛋白。菌毛可分为普通菌毛（common pilus）和性菌毛（sex pilus）两种（图 2-10）。

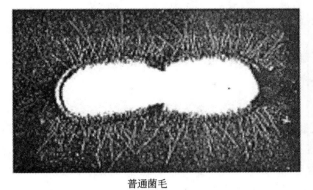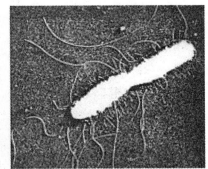

普通菌毛　性菌毛

图 2-10　菌毛

① 普通菌毛　长 0.3～1.0μm，直径 7nm。具有黏着细胞（红细胞、上皮细胞）和定居各种细胞表面的能力，它与某些细菌的致病性有关。无菌毛的细菌则易被黏膜上皮细胞的纤毛运动、肠蠕动或尿液冲洗而被排除，失去菌毛，致病力亦随之丧失。

② 性菌毛　有的细菌还有 1～4 根较长的性菌毛，比普通菌毛粗，中空呈管状。性菌毛由质粒致育因子的基因编码。性菌毛能在细菌之间接合传递质粒 DNA。

（4）芽孢　某些细菌在一定条件下细胞质脱水浓缩，在菌体内形成一个多层膜状结构的圆形或卵圆形小体，称为芽孢（spore）。其折光性强、壁厚、通透性低，不易着色，经过特殊染色后光镜下才可见到。

芽孢一般只在动物体外才能形成，并受环境影响，当营养缺乏，特别是碳源、氮源或磷酸盐缺乏时，容易形成芽孢。芽孢并非细菌的繁殖体，而是处于代谢相对静止的休眠体态，以帮助细菌度过不良的生存环境。一个细菌只能形成一个芽孢，当环境适宜时，一个芽孢萌发只能形成一个菌体。

芽孢含水量少（约 40％），蛋白质受热不易变性。芽孢具有多层厚而致密的胞膜，无通透性，有保护作用，能阻止化学品渗入。芽孢形成时能合成一些特殊的酶，这些酶较之繁殖体中的酶具有更强的耐热性。芽孢含有大量吡啶二羧酸（DPA），占芽孢干重的 5％～15％，是芽孢所特有的成分，在细菌繁殖体和其他生物细胞中都没有。DPA 能以一种现尚不明的方式，使芽孢的酶类具有很高的稳定性。芽孢形成过程中很快合成 DPA，同时也获得耐热性。

芽孢的直径和在菌体内的位置随菌种不同而异（图 2-11），这种形态特点有助于细菌鉴别。芽孢在自然界分布广泛，因此要严防芽孢污染伤口、食具、敷料、手术器械等。芽孢的抵抗力强，对热力、干燥、辐射、化学消毒剂等理化因素均有强大的抵抗力，用一般的方法不易将其杀死。有的芽孢可耐 100℃沸水煮沸数小时。杀灭芽孢最可靠的方法是高压蒸汽灭菌。当进行消毒灭菌时往往以芽孢是否被杀死作为判断灭菌效果的指标。

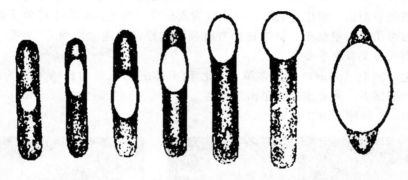

图 2-11　细菌芽孢的各种形态和位置

三、细菌的形态检查法

由于细菌个体微小，肉眼不能直接看到，必须借助显微镜放大后才能观察。根据不同的研究目的和要求，可分别选择普通光学显微镜、相差显微镜、暗视野显微镜、荧光显微镜和电子显微镜等。另外，由于细菌呈半透明状，要想更清楚地观察其大小和形态，需要进行染色。显微镜检查有不染色标本检查法和染色标本检查法两种。

1. 不染色标本检查法

不染色标本主要用于检查活菌的动力及运动状况。有鞭毛的细菌运动活泼，无鞭毛的细菌则呈不规则布朗运动。常用方法有压滴法或悬滴法，置于普通光学显微镜或暗视野显微镜下观察。

2. 染色标本检查法

细菌个体微小呈半透明状，经染色后才能观察得较清楚。通过对标本染色，能观察细菌的形态、大小、排列、染色特性以及荚膜、芽孢、异染颗粒等结构，有助于细菌的初步鉴定。常用的染色法有单染法和复染法两种。

（1）单染法 只用一种染料染色，可观察细菌的形态、大小和排列情况，但不能用于细菌的鉴别。

（2）复染法 用两种或两种以上的染料染色，可将细菌染成不同的颜色，除可以观察细菌的形态外还能显示出细菌的特殊结构，在细菌的鉴别上有一定的意义。常用的有：革兰染色法（具体操作见实验部分），抗酸染色法，芽孢、鞭毛、荚膜等特殊结构的特殊染色法。

小 结

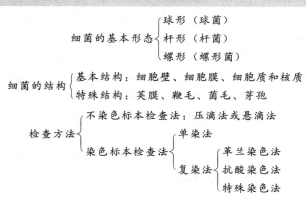

第二节 细菌的生长繁殖与变异

一、细菌的生长繁殖

1. 细菌生长繁殖的条件

细菌生长繁殖的条件包括营养条件及温度、酸碱度、气体等环境条件。

（1）营养条件 营养条件包括水、碳源、氮源、无机盐、生长因子等多数细菌生长繁殖所需的基本营养要素。但不同类型的细菌对营养要求不同，某些细菌营养要求高而需要葡萄糖、血液等营养丰富的物质。

（2）温度 多数病原菌生长繁殖的最适温度为人的体温，即 37℃。

（3）酸碱度 大多数病原菌生长繁殖的最适 pH 为 7.2～7.6。个别细菌例外，如结核杆菌的最适 pH 为 6.5～6.8、霍乱弧菌的最适 pH 为 8.4～9.2。

（4）气体环境 病原菌生长繁殖所需要的气体主要是氧和二氧化碳。根据细菌对氧的需求不同，分为如下几类。①需氧菌：必须在有氧的环境下才能生长繁殖，如霍乱弧菌；②厌氧菌：必须在无氧的环境中才能生长繁殖，如破伤风杆菌；③兼性厌氧菌：在有氧和无氧的环境中都能生长繁殖，大多数病原菌属于此类；④微需氧菌：在低氧压（5％左右）环境中生长最好，当氧压＞10％时对其有抑制作用，如幽门螺杆菌。细菌厌氧的原因是缺乏过氧化氢酶/过氧化物酶和细胞色素/细胞色素氧化酶。某些细菌如脑膜炎球菌、布氏杆菌初次分离时需供给 5％～10％二氧化碳才能生长。

2. 细菌生长繁殖的方式与速率

细菌的生长繁殖包括菌体各组分有规律的增长及菌体数量的增加。

（1）繁殖方式　细菌一般以简单的二分裂法进行无性繁殖。

（2）繁殖速率　大多数细菌繁殖速率极快，繁殖一代仅需20～30min，个别细菌繁殖速率较慢，如结核杆菌繁殖一代需18～20h。细菌繁殖速率之快是惊人的。大肠杆菌20min繁殖一代，以此计算，在最佳条件下8h后，1个细胞可繁殖到200万个以上，10h后可超过10亿个，24h后细菌繁殖的数量可庞大到难以计数的程度。但实际上，由于细菌繁殖中营养物质的消耗、毒性产物的积聚及环境pH的改变，细菌绝不可能始终保持原速率无限增殖，经过一定时间后，细菌活跃增殖的速率逐渐减慢，死亡细菌逐增、活菌率逐减。

（3）细菌群体生长曲线　细菌繁殖速率极快，但有一定的规律性。将细菌接种于适宜的液体培养基中，间隔不同时间取样测定活菌数，以培养时间为横坐标、活菌数的对数为纵坐标，可绘出一条反映细菌群体生长繁殖规律的曲线，称为生长曲线（图2-12）。细菌群体生长繁殖大致分为4个时期。①迟缓期：培养最初的1～4h。此期细菌菌体增大、代谢活跃，但分裂迟缓，菌数增加不明显，是细菌适应新环境的阶段。②对数期：培养至8～18h。此期细菌生长迅速、繁殖极快，菌数呈对数直线上升，细菌的形态、染色性等较典型，对抗生素最敏感，是研究细菌的最佳时期。③稳定期：由于培养基中营养物质的消耗、毒性代谢产物的积聚，细菌繁殖速率减慢，而死亡数上升，繁殖数与死亡数大致平衡，活菌数保持相对稳定，细菌形态、染色、生物活性可出现改变，并产生相应的代谢产物如外毒素、内毒素、抗生素以及芽孢等。④衰亡期：随着稳定期的发展，细菌繁殖越来越慢，死亡菌数明显增多。活菌数与培养时间呈反比关系，此期细菌变长肿胀或畸形衰变，甚至菌体自溶，难以辨认其形。生理代谢活动趋于停滞。故陈旧培养物上难以鉴别细菌。

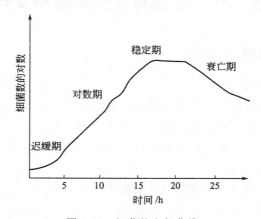

图2-12　细菌的生长曲线

体内及自然界细菌的生长繁殖受机体免疫因素和环境因素的多方面影响，不会出现像培养基中那样典型的生长曲线。掌握细菌的生长规律，可以有目的地研究控制病原菌的生长，发现和培养对人类有用的细菌。

3. 细菌的人工培养

满足细菌生长繁殖的条件，减少细菌生长繁殖的不利因素，可在体外对细菌进行人工培养，以鉴定细菌、制备生物制品和化学治疗剂及用于工农业生产等。

（1）培养基　培养基（culture medium）是人工配制的具有适宜pH和渗透压，适合细菌生长繁殖的营养基质。培养基制成后须经灭菌处理。

根据培养基的性质和用途不同分为五大类。

① 基础培养基 含有多数细菌生长繁殖所需要的基本营养成分，如肉汤和普通琼脂平板。

② 营养培养基 在培养基中加入葡萄糖、血液、血清、酵母浸液等营养物质，供营养要求较高或有特殊营养要求的细菌培养用，如培养链球菌、肺炎球菌的血平板。

③ 选择培养基 在培养基中加入某种化学物质，以抑制杂菌生长而促进目的菌的生长，如用于肠道致病菌分离培养的 SS 平板。

④ 鉴别培养基 在培养基中加入特定的底物和指示剂，测定细菌对糖、蛋白质的分解能力和代谢产物以鉴别细菌，如糖发酵管、双糖铁管、SS 平板等。

⑤ 厌氧培养基 在培养基中加入还原剂，并以石蜡或凡士林封口，造成无氧环境，专供厌氧菌培养用，如疱肉培养基、巯基乙酸钠培养基等。

根据培养基的物理性状不同分为液体、固体和半固体三大类，在液体培养基中加入 $2\% \sim 3\%$ 或 $0.2\% \sim 0.5\%$ 琼脂即可分别制成固体、半固体培养基。液体培养基主要用于增菌、鉴别和纯培养，固体平板培养基主要用于细菌的分离培养，固体斜面培养基主要用于鉴别和纯培养，而半固体培养基则用于观察细菌动力和短期保存菌种。

（2）培养结果 通常将细菌接种到适宜的培养基中，置 37℃，$18 \sim 24h$ 即可观察到培养结果，包括细菌的生长现象和代谢产物。不同细菌在不同培养基中的生长现象和代谢产物不同，借此可鉴别细菌。

细菌在液体培养基中生长可出现均匀混浊、沉淀或表面菌膜三种现象，在半固体培养基中生长可出现穿刺线清晰或模糊两种现象，在固体培养基上生长则出现单个细菌生长繁殖形成的肉眼可见的细菌集团即菌落，或多个菌落融合而成的菌苔，同时可产生色素、酸、二氧化碳、靛基质或硫化氢等重要代谢产物。

4. 细菌的代谢产物及意义

细菌的新陈代谢是指细菌细胞内分解代谢与合成代谢的总和，其显著特点是代谢旺盛和代谢类型多样化。细菌利用分解代谢中的产物和能量不断合成菌体自身成分，如细胞壁、多糖、蛋白质、脂肪酸、核酸等，同时还合成一些在医学上具有重要意义的代谢产物。

（1）与致病有关的代谢产物

① 毒素 细菌产生外毒素和内毒素两类毒素，在细菌致病作用中甚为重要。外毒素（exotoxin）是 G^+ 菌和少数 G^- 菌在生长繁殖过程中释放到菌体外的毒性蛋白质；内毒素（endotoxin）是 G^- 菌细胞壁的脂多糖，在菌体死亡崩解后游离出来，毒性分子是类脂 A。

② 侵袭性酶 病原菌合成分泌的保护细菌或有利于细菌扩散或破坏机体组织的酶，如金黄色葡萄球菌的血浆凝固酶、化脓性链球菌的透明质酸酶等。

③ 热原 大多数 G^- 菌、少数 G^+ 菌合成的致机体发热的物质。

G^- 菌的热原即其细胞壁中的脂多糖。热原耐热，不被高压蒸汽灭菌所破坏，须用 250℃ 干烤或特殊石棉滤板过滤或离子交换剂吸附等方法除去。因此，在制备和使用注射药品过程中应严格无菌操作，防止细菌热原污染。

（2）与治疗有关的代谢产物

① 抗生素 是多数放线菌、真菌和少数细菌在代谢过程中合成的能抑制或杀灭其他微生物的物质。如放线菌、真菌产生的链霉素、青霉素，细菌产生的多黏菌素、杆菌肽等。

② 维生素　细菌能合成某些维生素，除供自身需要外，还能分泌至周围环境中，如人体肠道内大肠杆菌合成的维生素 B 和维生素 K 可被人体吸收利用。

（3）与鉴别细菌有关的代谢产物

① 色素　某些细菌能产生不同颜色的色素，有助于鉴别细菌。细菌的色素有两类：一类为水溶性，能弥散到培养基或周围组织，如铜绿假单胞菌产生的色素使培养基或感染的脓汁呈绿色；另一类为脂溶性，不溶于水，只存在于菌体，使菌落显色而培养基颜色不变，如金黄色葡萄球菌的色素。

② 细菌素　某些细菌产生的、仅对与产生菌有近缘关系的菌株有抗菌作用的蛋白质。因其具有种和型的特异性，故多用于细菌分型的流行病学调查。

③ 糖的分解产物　主要有酸、醛、醇、酮和二氧化碳等产物。不同细菌对糖的分解能力和代谢产物不同，故糖发酵试验可对细菌进行鉴定，如大肠杆菌发酵葡萄糖和乳糖，产酸产气；而伤寒沙门菌和痢疾志贺菌发酵葡萄糖产酸不产气，不发酵乳糖。甲基红（M）试验和 V-P 试验也可用于检测细菌分解糖的能力。

④ 蛋白质的分解产物　不同细菌分解蛋白质和氨基酸的能力不同，某些细菌分解氨基酸产生某些特殊产物，亦可借此进行生化反应试验鉴定细菌。如大肠杆菌、变形杆菌、霍乱弧菌等含色氨酸酶，能分解色氨酸产生靛基质（吲哚），加入对二甲基氨基苯甲醛试剂后形成玫瑰红色，为靛基质试验阳性；而产气杆菌无色氨酸酶，靛基质试验阴性。乙型副伤寒杆菌、变形杆菌含胱氨酸酶，能分解胱氨酸产生硫化氢（H_2S），加入硫酸亚铁或醋酸铅等化合物后形成黑色硫化物沉淀，为硫化氢试验阳性；而痢疾杆菌无胱氨酸酶，硫化氢试验阴性。

二、细菌的变异

细菌与其他生物一样，具有遗传和变异的生命特征。在一定条件下，细菌的生物学性状相对稳定地传给子代的现象称为遗传，遗传使细菌的种属得以保存；在传代过程中，子代生物学性状与亲代之间存在不同程度的差异称为变异，变异保证了细菌在自然界不断地进化，以适应生存的需要。研究细菌的变异对传染病的诊断、预防和治疗以及致癌物质的测定、基因工程的研究有重要意义。

1. 细菌的变异现象

（1）形态结构的变异　细菌的大小和形态在不同的生长时期有所不同，生长过程中受外界环境条件的影响也可发生变异。如许多细菌在青霉素、免疫血清、补体和溶菌酶等因素影响下，细胞壁合成受阻，成为细胞壁缺陷型细菌（细菌 L 型变异）。

细菌的一些特殊结构，如荚膜、芽孢、鞭毛等也可发生变异。肺炎链球菌在机体内或在含有血清的培养基中初分离时可形成荚膜，致病性强，经传代培养后荚膜逐渐消失，致病性也随之减弱。将有芽孢的炭疽芽孢杆菌在 42℃ 培养 10～20 天后，可失去形成芽孢的能力，同时毒力也会相应减弱。

（2）毒力变异　细菌的毒力变异包括毒力的增强和减弱。无毒力的白喉棒状杆菌，当它感染了 β-棒状杆菌噬菌体后变成溶原性细菌，则获得产生白喉毒素的能力，致病性增强引起白喉。有毒菌株长期在人工培养基上传代培养，可使细菌的毒力减弱或消失。如卡-介（Calmette-Guerin）二氏曾将有毒的牛分枝杆菌在含有胆汁的甘油、马铃薯培养基上，经过 13 年连续传 230 代，终于获得了一株毒力减弱但仍保持免疫原性的变异株，即卡介苗

（BCG）。

（3）耐药性变异 细菌对某种抗菌药物由敏感变成耐药的变异称耐药性变异。从抗生素广泛应用以来，细菌对抗生素耐药的不断增长是世界范围内的普遍趋势。有些细菌还表现为同时耐受多种抗菌药物，即多重耐药性（multiple resistance），甚至还有的细菌变异后产生对药物的依赖性，如痢疾志贺菌赖链霉素株，离开链霉素则不能生长。细菌的耐药性变异给临床治疗带来很大的麻烦，并成为当今医学上的重要难题。

（4）菌落变异 细菌的菌落主要有光滑型和粗糙型两种。S 型菌落表面光滑、湿润、边缘整齐。细菌经人工培养多次传代后菌落表面变为粗糙、干燥、边缘不整，即从光滑型变为粗糙型，称为 S-R 变异，并常伴有生化反应、毒力、抗原性等的改变。

2. 细菌变异的实际意义

（1）在疾病的诊断、治疗与预防中的应用 由于细菌的变异可发生在形态、结构、染色性、生化特性、抗原性及毒力等方面，故在临床细菌学检查中不仅要熟悉细菌的典型特性，还要了解细菌的变异规律，只有这样才能去伪存真作出正确的诊断。如金黄色葡萄球菌随着耐药性菌株的增加，绝大多数菌株所产生的色素也由金黄色变为灰白色，许多血浆凝固酶阴性的葡萄球菌也成为致病菌，这不仅给诊断和治疗带来困难，而且对以往判断葡萄球菌致病性的指标也产生了怀疑。

由于抗生素的广泛应用，临床分离的细菌中耐药株日益增多，更发现有对多种抗生素多重耐药的菌株。而且有些耐药质粒同时带有编码毒力的基因，使其致病性增强，这些变异的后果给疾病的治疗带来很大的困难。为此，对临床分离的致病菌，必须在细菌药物敏感试验的指导下正确选择用药，不能滥用抗生素。为提高抗生素的疗效，防止耐药菌株的扩散，应考虑合理的联合用药原则，尤其在治疗慢性疾病需长期用药时，除联合使用抗生素外，还要考虑使用免疫调节剂。

为预防传染病的发生，用人工的方法减弱细菌的毒力，用遗传变异的原理使其诱变成保留原有免疫原性的减毒株或无毒株，制备成预防疾病的各种疫苗。近年来除研制预防性疫苗外，尚出现了具有治疗作用的疫苗，为疫苗的应用拓宽了范围。

（2）在测定致癌物质中的应用 肿瘤的发生一般认为是细胞内遗传物质发生了改变，使正常细胞转化为癌细胞，因此凡能诱导细菌发生突变的物质都有可能是致癌物质。

（3）在流行病学中的应用 近年来的分子生物学分析方法已被用于流行病学调查。如用质粒指纹图（PFP）的方法来检测不同来源细菌所带质粒的大小，比较质粒的各种酶切图，观察其产生片段的数目、大小、位置，可分辨引起某一疾病暴发流行的流行菌株与非流行菌株，也可用于调查医院感染的各种细菌的某种耐药质粒的传播扩散情况。另外，针对噬菌体的敏感性及溶原性，针对细菌素的敏感性等也可研究流行菌株的同源性等。

（4）在基因工程中的应用 基因工程是根据遗传变异中细菌可因基因转移和重组而获得新性状的原理设计的。基因工程的主要步骤如下。

① 从供体细胞（细菌或其他生物细胞）的 DNA 上切取一段需要表达的基因，即所谓的目的基因。

② 将目的基因结合在合适的载体（质粒或噬菌体）上。

③ 通过载体将目的基因转移到工程菌（受体菌）内，随着细菌的大量繁殖表达出大量的目的基因产物。目前通过基因工程已能使工程菌大量生产胰岛素、干扰素、各种生长激素、rIL-2 等细胞因子和 rHBs 乙肝疫苗等生物制品，并已探索用基因工程技术治疗基因缺

陷性疾病等。今后，基因工程在医学领域和生命科学中必将得到更广泛的应用。

小　结

1. 液体培养基主要用于增菌、鉴别和纯培养，固体平板培养基主要用于细菌的分离培养，固体斜面培养基主要用于鉴别和纯培养，而半固体培养基则用于观察细菌动力和短期保存菌种。

2. 细菌代谢产物的种类及意义

代谢产物	种类	意义
与致病有关	热原 毒素、侵袭性酶	引起机体发热 损害机体组织
与治疗有关	抗生素 维生素	抑制或杀灭其他微生物、用于医药 供机体利用、用于医药
与鉴别细菌有关	色素 分解产物	鉴别细菌、用于诊断 鉴别细菌、用于诊断

3. 常见的细菌变异现象有形态和结构的变异、毒力变异、耐药性变异及菌落变异。

第三节　细菌的分布与消毒灭菌

一、细菌的分布

细菌种类多、繁殖快、适应环境能力强，广泛分布于自然界，在水、土壤、空气、食物、人和动物的体表以及与外界相通的腔道中，常有各种细菌和其他微生物存在。细菌在自然界物质循环上起重要作用，不少是对人类有益的，对人致病的只是少数。

1. 细菌在自然界的分布

（1）土壤中的细菌　土壤中的细菌来自天然生活在土壤中的自养菌、腐物寄生菌以及随动物排泄物或其尸体进入土壤的细菌。它们大部分在离地面 $10\sim20cm$ 深的土壤处存在。进入土壤中的病原微生物容易死亡，但是一些能形成芽孢的细菌如破伤风杆菌、气性坏疽病原菌、肉毒杆菌、炭疽杆菌等可在土壤中存活多年。因此土壤与创伤的厌氧性感染有很大关系。

（2）水中的细菌　水中的细菌来自土壤、尘埃、污水、人畜排泄物及垃圾等。一般地面水比地下水含菌数量多，并易被病原菌污染。在自然界中，水源虽不断受到污染，但也经常地进行着自净作用。水中的病菌如伤寒杆菌、痢疾杆菌、霍乱弧菌、钩端螺旋体等主要来自人和动物的粪便及污染物。因此，粪便管理在控制和消灭消化道传染病方面有重要意义。但直接检查水中的病原菌是比较困难的，常用测定细菌总数和大肠杆菌菌群数，来判断水的污染程度。

（3）空气中的细菌　空气中的微生物来源于人畜呼吸道的飞沫及地面飘扬起来的尘埃。由于空气中缺乏营养物及适当的温度，细菌不能繁殖，且常因阳光照射和干燥作用而被消灭。只有抵抗力较强的细菌和真菌或细菌芽孢才能存留较长时间。室内空气中的微生物比室外多，尤其是人口密集的公共场所、医院病房、门诊等处，容易受到带菌者和病人污染。如飞沫、皮屑、痰液、脓汗和粪便等携带大量的微生物，可严重污染空气。某些医疗操作也会造成空气污染，如高速牙钻修补或超声波清洁牙石时，可产生微生物气溶胶；穿衣、铺床时使织物表面微生物飞扬到空气中，清扫及人员走动致尘土飞扬也是医院空气中微生物的来源。室内空气中常见的病原菌有脑膜炎奈瑟菌、结核杆菌、溶血性球菌、白喉杆菌、百日咳杆菌等。空气中微生物的污染程度与医院感染率有一定的关系。

2. 细菌在正常人体的分布

在正常人体的体表及人体与外界相通的各种腔道（如口腔、鼻咽腔、肠道和泌尿道等）的黏膜表面，存在着一定的微生物群，微生物群的内部及其与宿主之间互相依存、互相制约，形成动态平衡的微生态系统称之为正常菌群（normal flora），通常对人体有益无害（表2-2）。

表 2-2　正常菌群在人体中的分布

部位	常见菌
皮肤	表皮葡萄球菌、类白喉杆菌、绿脓杆菌、痤疮丙酸杆菌、白色念珠菌、粉刺棒状杆菌、白色葡萄球菌等
口腔	表皮葡萄球菌、甲型和丙型链球菌、类杆菌、梭杆菌等
鼻咽腔	甲型链球菌、卡他球菌、肺炎球菌、乙型链球菌、葡萄球菌、绿脓杆菌、大肠杆菌、变形杆菌等
眼结膜	表皮葡萄球菌、结膜干燥杆菌、类白喉杆菌等
胃	正常一般无菌
肠道	类杆菌、双歧杆菌、大肠杆菌、厌氧性链球菌、粪链球菌、葡萄球菌、白色念珠菌、乳酸杆菌、变形杆菌、破伤风梭菌、产气荚膜杆菌等
阴道	乳酸杆菌、白色念珠菌、类白喉杆菌、大肠杆菌等
尿道	表皮葡萄球菌、类白喉杆菌、耻垢杆菌等

正常菌群对人体有重要的生理意义。

（1）消化营养作用　肠道正常菌群参与物质代谢，促进消化和吸收，或者产生营养物质供人体利用。如双歧杆菌产酸造成的酸性环境有利于维生素 D 和钙、铁的吸收，大肠杆菌合成维生素 B、维生素 K 等。

（2）生物拮抗作用　正常菌群能通过竞争营养或产生细菌素等方式拮抗病原微生物，构成了皮肤黏膜的重要生物屏障，对机体有保护作用。如阴道内的乳酸杆菌可保持阴道内的酸性环境而不利于微生物生长。

（3）免疫作用　正常菌群可促进机体免疫器官的发育成熟，并刺激机体产生免疫物质，对具有交叉抗原的病原菌有一定程度的抑制或杀灭作用。此外，正常菌群还有利于宿主的生长、发育、长寿和抗癌。

正常菌群通常对机体有益无害，但当机体免疫力低下、菌群寄居部位改变、菌群失调时也可引起机体疾病，称为条件致病菌或机会致病菌。

二、消毒灭菌

微生物广泛存在于自然界，甚至人体身上，其中可能存在少数病原微生物或条件致病菌。在注射、输液、换药、穿刺、插管、手术等过程中，如不采取一定措施，微生物即可通过直接接触、飞沫和空气进入伤口，引起感染。临床上常采用物理、化学或生物方法，造成不利于微生物生长的环境，抑制或杀死微生物以达到消毒灭菌、控制感染的目的。

（1）消毒　杀灭物体上病原微生物繁殖体的方法。

（2）灭菌　杀灭物体上包括芽孢在内所有微生物的方法。因此，灭菌比消毒的要求高，但在日常生活中，消毒、灭菌两个术语往往通用。

（3）防腐　防止或抑制微生物生长繁殖的方法。

（4）无菌和无菌操作　物体上没有活的微生物存在称为无菌。防止微生物进入机体或物品的操作方法称为无菌操作或无菌技术，是医学最基本的技术。

（5）清洁　清除物体表面的污垢、尘埃、有机物和空气中的灰尘、浓烟等，以去除或减少微生物的方法。常用的有冲洗、擦拭、通风、滤过等，有一定的消毒作用，适用于地面、墙壁、家具等物体表面的清洁、处理，和物品消毒灭菌前的处理。

1. 物理消毒灭菌法

（1）热力消毒灭菌法　利用热力破坏微生物的蛋白质、核酸、细胞壁和细胞膜，从而导致其死亡。分干热法和湿热法两种，湿热灭菌效果比干热好是因为湿热穿透力强、细菌易吸收水分使蛋白质凝固以及蒸汽含有潜热。

① 干热灭菌法　干热是通过脱水干燥使大分子变性而灭菌。

a. 焚烧　加燃料直接点燃或在焚烧炉内焚烧，适用于废弃的污染物品、有传染性的动物尸体等的灭菌。

b. 烧灼　燃料点燃后在火焰上直接烧灼，适用于接种环、接种针、试管口、急用刀剪等的灭菌。

c. 干烤　利用密闭的干烤箱风干并加热至 $160 \sim 170℃$ 均可达到灭菌目的，适用于玻璃器皿、瓷器等耐高温物品灭菌。

② 湿热消毒灭菌法

a. 煮沸消毒法　水煮沸（100℃）经 5min 可杀死细菌繁殖体，是生活中最简便、实用的消毒方法，常用于食具、饮水、刀剪、注射器、胶管和一般外科器械等的消毒。水中加入 2% 碳酸氢钠，可提高沸点达 105℃，既可增强杀菌作用、又能防止金属生锈。

b. 流通蒸汽消毒法　用蒸笼或 Amold 蒸锅，100℃经 $15 \sim 30min$ 可杀灭细菌繁殖体，适用于含糖、血清等不耐高温营养培养基等的消毒。

c. 间歇灭菌法　流通蒸汽消毒物品放置 37℃ 孵箱过夜，使芽孢发育成繁殖体，次日再用流通蒸汽消毒，如此反复三次，可达到灭菌目的，适用于不耐高温营养培养基等的灭菌。若某些物品不耐 100℃，则可将温度降到 $75 \sim 80℃$，每次加热时间延长至 $30 \sim 60min$，次数增加至 3 次以上，也可达到灭菌目的。

d. 高压蒸汽灭菌法　用密闭的高压蒸汽灭菌器，通常在 103.4kPa 的压力下，器内温度可达 121.3℃，维持 $15 \sim 30min$，可达灭菌目的，是临床上最常用、有效的灭菌方法，适用于手术器械、敷料、橡皮手套、导管、手术衣、瓷器、生理盐水和普通培养基等耐高温、耐湿物品的灭菌。

e. 巴氏消毒法　加热至 $61.1 \sim 62.8℃$ 30min 或 71.7℃ $15 \sim 30s$，可达到消毒目的，由巴斯德创用而得名，适用于牛奶、酒类等不耐热液体食品的消毒。

（2）辐射杀菌法

① 日光消毒法　日光直接暴晒数小时，由于其热、干燥和紫外线作用而有一定的杀菌力或消毒效果。常用于衣服、被褥、书报等物品的消毒。

② 紫外线消毒法　用紫外线灯，照射有效距离 2m、时间 $30 \sim 60min$，可对空气消

毒；照射有效距离 25～60cm、时间 20～30min，可对物品消毒。265～266nm 波长范围内的紫外线杀菌力最强，原因是细菌 DNA 吸收此波长范围内的紫外线最多而干扰其复制与转录。但紫外线的穿透力差，玻璃、纸张、尘埃等均能阻挡紫外线，故只适用于手术室、病房、治疗室、实验室等空气消毒或不耐热物品表面消毒；对人体皮肤、眼睛有损伤而应注意防护。

③ 电离辐射灭菌法 用辐射源产生足够剂量的 X 射线、γ 射线和阴极射线等广谱灭菌，此法又称"冷灭菌"，是较先进的灭菌方法，其机制在于产生游离基而破坏 DNA 致细菌死亡，适用于敷料、高分子材料（一次性注射器、聚乙烯心瓣膜、人造血管）、精密医疗器械（内镜插管、导管）、生物制品、中药、食品等不耐热物品的灭菌。

④ 微波消毒法 波长 1mm～1m 的电磁波在有水分条件下通过热效应、光化学效应、电磁共振效应综合作用使微生物死亡而达到消毒目的，常用频率有 2450MHz 和 1915MHz 两种，多用于餐具、食品、医疗药品、非金属器械、中药丸等的消毒。

（3）滤过消毒法 用滤菌器将液体或空气中的微生物除去以达到消毒目的，适用于血清、抗毒素、药液等不耐热物品及某些洁净程度要求较高的工业、实验室的消毒、净化。本法不能除去病毒、衣原体、支原体和缺乏细胞壁的 L 型细菌等小微生物，因此是一种不彻底的消毒。

（4）臭氧消毒法 用臭氧灭菌灯，在电场作用下产生臭氧而氧化杀菌以达到消毒目的，适用于手术室、病房等空气消毒。消毒时，人员须离开现场，消毒结束后 20～30min 方可进入。

2. 化学消毒法

该法是用化学消毒剂杀死微生物以达到消毒目的。其杀菌机制如下。

（1）使菌体蛋白质变性凝固 如重金属盐类、醇类、醛类、酸、碱、燃料等。

（2）干扰细菌的酶系统 如某些氧化剂、重金属盐类与细菌酶蛋白的巯基结合使酶失活。

（3）改变细胞膜的通透性 如新洁尔灭、酚类、表面活性剂等。常用的方法有擦拭、浸泡、喷雾及熏蒸等。消毒剂的种类很多，用途各异（见表 2-3），要达到安全可靠的消毒效果，应根据消毒对象、要达到的消毒水平以及可能影响消毒效果的因素选择最适宜、有效的消毒剂，并严格遵守其使用原则进行消毒。

3. 影响消毒灭菌效果的因素

（1）微生物 与微生物种类、状态、数量有关。如金黄色葡萄球菌在无芽孢细菌中抵抗力最强，结核杆菌比其他细菌繁殖体抵抗力强，细菌芽孢比繁殖体、老龄菌比幼龄菌抵抗力强；或微生物数量多，所需消毒灭菌温度或药物浓度高、作用时间长，否则消毒灭菌效果差。

（2）消毒灭菌方法 一般消毒灭菌温度或药物浓度越高、射线剂量越大、滤菌器滤孔越小、作用时间越长，消毒灭菌效果越好。但 70%～75% 乙醇杀菌力最强，因为高浓度的乙醇使菌体表面蛋白迅速脱水凝固而影响乙醇继续进入菌体杀菌。

（3）环境因素 环境中的温度、湿度、pH、有机物等可影响消毒灭菌效果。如环境中的血液、脓液、痰液、粪尿等遮蔽和保护微生物免受消毒灭菌剂或射线等的作用，而且有机物本身可结合、消耗某些药物，影响消毒灭菌效果。另有一些拮抗物，如表面活性剂可被阴离子洗涤剂、过氧乙酸可被还原剂中和而影响消毒效果。

表 2-3 常用消毒剂的种类及用途

类别	常用种类及浓度	用途	备注
酚类	3%～5%苯酚	地面擦洗、器皿浸泡消毒	有特殊气味
	2%甲酚皂（来苏尔）	地面擦洗、器皿浸泡消毒	腐蚀性强
	0.02%～0.05%氯己定	术前洗手	不能与升汞同用
醇类	70%～75%乙醇（酒精）	膀胱、阴道、内脏冲洗	
重金属盐类	0.05%～0.1%升汞	非金属器皿浸泡消毒	腐蚀金属,遇肥皂失效
	2%红汞	皮肤黏膜小创伤擦拭消毒	作用小但无刺激性
	0.1%硫柳汞	皮肤手术部位擦拭消毒	杀菌力弱,抑菌力强
	1%硝酸银	新生儿滴眼	预防菌感染
氧化剂	0.1%高锰酸钾	皮肤、尿道、阴道及水果冲洗消毒	久置失效,随用随配
	3%过氧化氢（双氧水）	创口、皮肤黏膜清洗消毒	原液有腐蚀性
	0.2%～0.5%过氧乙酸	塑料、玻璃浸泡消毒及洗手	原液对皮肤、金属有腐蚀性
	2.0%～2.5%碘酊	皮肤消毒	不能与红汞同用
	0.5%碘伏	皮肤擦拭、术前洗手	稳定性差,现用现配
	10%～20%含氯石灰	地面冲洗、饮水、排泄物消毒	有腐蚀及褪色作用
表面活性剂	0.05%～0.1%苯扎溴铵	外科洗手、皮肤黏膜消毒、浸泡手术器械	与肥皂及其他合成洗涤剂合用作用减弱
	0.5%～0.1%杜美芬	皮肤创伤冲洗,金属、塑料浸泡	遇肥皂等作用减弱
烷化剂	10%甲醛	物品标本浸泡,空气熏蒸消毒	
	2%戊二醛	精密仪器、内窥镜等消毒	
染料	2%～4%龙胆紫	浅表创伤擦拭消毒	对葡萄球菌作用较好
酸碱类	5～10ml/m³ 醋酸	空气熏蒸消毒	腐蚀性大,应新鲜配制
	1∶4 或 1∶8 生石灰	地面冲洗,排泄物消毒	

小　结

　　自然界到处存在微生物，在正常人体体表以及与外界相通的腔道中，也存在着各种微生物。它们大多数是对人类有益的，对人致病的只是少数。

　　正常菌群通常对机体有益无害，但当机体免疫力低下、菌群寄居部位改变、菌群失调时也可以引起机体疾病，称为条件致病菌或机会致病菌。

　　消毒灭菌分物理消毒灭菌法和化学消毒灭菌法，前者又包括热力消毒灭菌法、辐射杀菌法、滤过消毒法、臭氧消毒法。

第四节　细菌的致病性与感染

一、细菌的致病性

　　细菌在一定环境条件下突破机体的防御功能，侵入机体的一定部位生长繁殖，引起病理反应，这一过程称为传染或感染。在感染过程中，病原菌及其代谢产物（毒素、酶等）对机体组织造成损害，或产生生理功能障碍，出现临床症状者称为传染病。细菌能否侵入机体引起感染，取决于细菌的致病性和机体的防御能力。

　　细菌能引起疾病的性质，称为致病性或病原性。能使宿主致病的细菌称为致病菌或病原菌。病原菌的致病作用，与其毒力强弱、进入机体的数量，以及侵入机体的途径有密切的关系，还与机体的免疫状态有关。

细菌的毒力是指病原菌致病性的强弱程度，是引起细菌感染的主要因素，常用半数致死量 LD_{50} 或半数感染量 ID_{50} 表示，其含义是在单位时间内、通过一定途径使一定年龄和体重的某种动物半数死亡或感染所需要的最少细菌数或毒素量。构成毒力的物质基础主要包括侵袭力和毒素。

1. 侵袭力

侵袭力是指病原菌（包括条件致病菌）突破机体的防御能力，侵入机体，在体内生长繁殖、蔓延扩散的能力。主要包括菌体表面结构和侵袭性酶类。

（1）菌体表面结构　主要包括荚膜及其他表面物质。荚膜具有抵抗吞噬细胞的吞噬及体液中杀菌物质的作用。有些细菌表面有类似荚膜的物质（比荚膜要薄），如微荚膜、Vi 抗原、K 抗原等，都具有抗吞噬、抵抗抗体和补体的作用。多种 G^- 菌具有普通菌毛，通过其与宿主细胞表面的相应受体结合而黏附定居在黏膜表面，有助于细菌侵入。

（2）侵袭性酶类　是某些细菌代谢过程中产生的与致病性有关的胞外酶，分泌到菌体周围，可协助细菌抗吞噬或有利于细菌在体内扩散。主要的侵袭性酶有如下种类。

① 血浆凝固酶　其作用是使血浆中的纤维蛋白原转变为纤维蛋白，使血浆发生凝固。凝固物沉积在菌体表面或病灶周围，保护细菌不被吞噬细胞吞噬和杀灭。

② 透明质酸酶　又称扩散因子，其可分解结缔组织中起黏合作用的透明质酸，使细胞间隙扩大，通透性增加，因而有利于细菌及其毒素向周围及深层扩散。

③ 链激酶　又称链球菌溶纤维蛋白酶，能激活血浆中的纤维蛋白酶原变为纤维蛋白酶，从而使血块溶解，使细菌易于扩散。

④ 胶原酶　是一种蛋白分解酶，可分解结缔组织中的胶原蛋白，促使细菌在组织间扩散。

⑤ 脱氧核糖核酸酶　能水解组织细胞坏死时释放的 DNA，使黏稠的脓汁变稀，有利于细菌扩散。

⑥ 其他可溶性物质　杀白细胞素，能杀死中性粒细胞和巨噬细胞；溶血素，能溶解细胞膜，对白细胞、红细胞、血小板、巨噬细胞、神经细胞等多种细胞均有细胞毒作用。

2. 毒素

是细菌在代谢过程中合成的有毒性作用的产物。按其来源、性质和作用等不同，分为外毒素和内毒素两种（表 2-4）。

表 2-4　外毒素与内毒素的主要区别

区别要点	外毒素	内毒素
来源	许多 G^+ 菌和少数 G^- 菌分泌释放	G^- 菌细胞壁成分，菌体裂解释放
化学成分	蛋白质	脂多糖
化学性质	不稳定，60℃ 30min 被破坏	稳定，160℃ 2～4h 才被破坏
免疫原性	强，可制成类毒素	弱，不能制成类毒素
毒性作用	强，对组织器官有选择性毒性作用，引起特殊病变或症状	较弱，对组织器官无选择性，各菌引起的病变或症状相似，如发热、白细胞变化、休克、DIC 等

（1）外毒素（exotoxin）　某些细菌在生长繁殖过程中合成并分泌到菌体外的毒性蛋白质。产生外毒素的细菌主要是 G^+ 菌，如金黄色葡萄球菌、A 群链球菌、破伤风杆菌、肉毒杆菌、白喉杆菌等；也有某些 G^- 菌，如产毒性大肠杆菌、痢疾杆菌、霍乱弧菌、鼠疫杆

菌等。

外毒素的化学成分大多是蛋白质，性质不稳定，不耐热，易被热、酸、蛋白酶等分解破坏，如破伤风外毒素 60℃ 30min 即被灭活，但葡萄球菌肠毒素能耐 100℃ 30min。外毒素多数由 A、B 两个亚单位组成，A 亚单位为毒性单位，B 亚单位为结合单位，但其毒性作用有赖于其分子结构的完整性。

外毒素的免疫原性强，可刺激机体产生抗毒素。在 0.3%～0.4% 甲醛作用下可脱毒制成类毒素，但保持抗原性，临床广泛用于人工主动免疫。

外毒素的毒性极强，极少量即可使易感动物死亡，如 1mg 肉毒毒素能杀死 2 亿只小白鼠，比 KCN 毒性强 1 万倍，是目前已知的毒性最强的物质。各种外毒素对组织器官有高度的选择性，引起特有的临床症状或病变，如破伤风痉挛毒素主要与中枢神经系统抑制性突触前膜结合，阻断抑制性介质释放，引起骨骼肌强直性痉挛收缩；而肉毒毒素阻断胆碱能神经末梢释放乙酰胆碱，引起肌肉松弛性麻痹，出现软瘫。根据外毒素对宿主细胞的亲和性和作用机制不同可分为细胞毒素、神经毒素和肠毒素三大类。

（2）内毒素（endotoxin） G⁻ 菌细胞壁的外层结构，只有当细菌死亡裂解或用人工方法破坏菌体后才能释放出来。

内毒素的化学成分为脂多糖（LPS），由类脂 A、核心多糖和菌体 O 特异性多糖三部分组成，其中类脂 A 是内毒素的主要毒性成分。内毒素性质稳定，耐热，加热 100℃ 1h 不被破坏，必须加热 160℃ 2～4h 或用强碱、强酸或强氧化剂煮沸 30min 才被灭活。

内毒素免疫原性弱，不能用甲醛脱毒制成类毒素，但能刺激机体产生中和作用较弱的抗体。

内毒素毒性作用相对较弱，对组织器官无选择性，不同 G⁻ 菌的内毒素引起的病理变化和临床症状大致相同。①发热反应。内毒素作为外源性致热原作用于粒细胞和单核细胞等，使之释放内源性致热原，引起发热。②白细胞反应。内毒素能使大量白细胞移动并黏附于毛细血管壁，血循环中的中性粒细胞数骤减，1～2h 后中性粒细胞数量显著增加，这是由于内毒素诱生的中性粒细胞释放因子刺激骨髓释放中性粒细胞进入血液所致，但伤寒杆菌内毒素使血循环中白细胞减少。③内毒素血症与微循环障碍、休克、弥漫性血管内凝血（DIC）。当病原菌释放的大量内毒素入血时，可导致内毒素血症。内毒素作用于血小板、白细胞、补体系统、激肽系统可诱生白细胞介素 IL-1、IL-6、IL-8、组胺、5-羟色胺、前列腺素、激肽等生物活性物质，使小血管功能紊乱而造成微循环障碍，严重时则导致以微循环衰竭和低血压为特征的内毒素休克。内毒素直接活化凝血系统，也可通过损伤血管内皮细胞间接活化凝血系统，造成血管内广泛凝血，形成微血栓广泛沉积于小血管中致弥漫性血管内凝血；由于广泛凝血消耗大量凝血因子，同时内毒素能直接活化纤溶系统，使血管内的凝血又被溶解，造成皮肤和内脏的出血和渗血，严重者可导致死亡。

3. 细菌侵入的数量和适当的侵入部位

病原微生物引起感染，除必须有一定毒力外，还必须有足够的数量和适当的侵入部位。有些病原菌毒力极强，极少量的侵入即可引起机体发病，如鼠疫杆菌，有数个细菌侵入就可发生感染。而对大多数病原菌而言，需要一定的数量，才能引起感染，少量侵入，易被机体防御机能所清除。

病原菌的侵入部位也与感染发生有密切关系，多数病原菌只有经过特定的门户侵入，并在特定部位定居繁殖，才能造成感染。如痢疾杆菌必须经口侵入，定居于结肠内，才能引起疾病。而破伤风杆菌，只有经伤口侵入，厌氧条件下，才在局部组织生长繁殖，产生外毒素，引发疾病，若随食物吃下则不能引起感染。少数病原菌可以有多种途径进入机体，引起机体多个部位的感染。如结核杆菌。

4. 机体的免疫力

机体抵御细菌感染的能力称为抗细菌免疫。致病菌侵入人体，首先非特异性免疫发挥作用，7～10 天后机体产生特异性免疫，对于胞外菌感染和毒素等主要依靠抗体的特异性体液免疫，而对于胞内菌感染、肿瘤细胞等则主要依靠特异性细胞免疫。无论是非特异性免疫还是特异性免疫、体液免疫还是细胞免疫，它们是相互配合、协助杀灭病原菌。

5. 环境因素

感染的发生虽然主要取决于机体和病原菌，但也与环境因素有密切关系。如自然因素中的气候、季节、温度、湿度及地理条件等均影响传染病的发生与流行，而社会因素中的战争、灾荒、贫困等促使传染病的发生与流行，改善生活条件、开展卫生运动、计划免疫预防接种及实施医疗保健制度等对控制传染病的发生起重要作用。

二、细菌感染的来源与类型

细菌侵入机体生长繁殖并释放毒性物质与机体相互作用引起不同程度的病理过程称为感染（infection），又称传染。

1. 感染的来源

（1）外源性感染　病原体来自于宿主体外，包括病人、带菌者或带菌动物及土壤、水、空气、食物、物品等外环境，通过各种途径进入机体引起感染。细菌感染的传播途径包括呼吸道、消化道、创伤、接触和节肢动物叮咬等。大多数致病菌都只有一条最适合的传播途径，有些病原菌的传播可有多条途径，如结核杆菌。

（2）内源性感染　由宿主体内的正常菌群引起的感染以及潜伏状态存在于体内的致病菌引起的感染。

2. 感染的类型

病原体通过各种适宜的途径进入人体，开始了感染过程。侵入的病原体可以被机体清除，也可定植并繁殖，引起组织损伤、炎症和其他病理变化。感染类型可出现不感染、隐性感染、显性感染、持续性感染和带菌状态等不同表现，这些表现并非一成不变，可以随感染双方力量的增减而移行、转化或交替出现。

（1）不感染　机体免疫力强，或侵入的病原菌毒力弱或数量不足，或侵入的部位不适宜，病原体迅速被机体清除，不发生感染。

（2）隐性感染　机体的免疫力较强，或侵入的病原体毒力较弱、数量不足，仅引起机体发生特异性免疫应答，不出现或只出现不明显的临床症状和体征，称为隐性感染或称亚临床感染。隐性感染后，机体常可获得针对该病原体的相应的免疫力。

（3）显性感染　当机体免疫力较弱或入侵的病原菌毒力较强且数量较多时，则病原微生物在机体内生长繁殖并产生毒性物质致机体组织细胞受到不同程度的损害，生理功能也发生改变，出现明显的临床症状，称为显性感染，即感染病，通常称为传染病。

临床按病情缓急分为急性感染和慢性感染；按感染的部位分为局部感染和全身感染。

① 局部感染　病原菌仅局限于机体某一部位，引起局部病变，如化脓性球菌引起的疖、痈等。

② 全身感染　病原菌及其毒性产物向全身扩散，引起全身中毒症状。临床上常见以下几种情况。

a. 菌血症　病原菌自局部病灶不断侵入血流，但由于机体免疫作用，病原菌不在血中繁殖。如伤寒早期的菌血症。

b. 毒血症　病原菌在局部生长繁殖而不入血，但其产生的毒素入血，引起独特的中毒症状。如白喉、破伤风等。

c. 内毒素血症　血液内或病灶内的革兰阴性菌裂解后释放大量毒素入血，引起内毒素中毒症状。

d. 败血症　病原菌不断侵入血流，并在血中大量繁殖，释放毒素，造成机体严重损害，引起高热、皮肤黏膜出血点、肝脾肿大等全身中毒症状。如金黄色葡萄球菌引起的败血症等。

e. 脓毒血症　指化脓性病原菌由局部侵入血液后，在其中大量繁殖，并通过血流扩散到其他组织和器官，产生新的化脓性病灶。

（4）潜伏感染　宿主体和病原菌在相互作用过程中暂时处于平衡状态，病原菌潜伏于病灶内或某些特殊组织中，一般不出现在血液、分泌液或排泄物中。当机体免疫力下降时，潜伏的病原菌则大量繁殖，引起疾病。

（5）病原携带状态　在隐性或显性感染后，病原体未被机体排除，仍在体内继续存在并不断向体外排菌，称为带菌状态。处于带菌状态的人称为带菌者。在显性感染临床症状出现之前称潜伏期携带者，隐性感染之后称健康携带者；显性感染之后称恢复期携带者，病原携带者的共同特征是没有临床症状但能不断排出病原体，因而在感染性疾病中成为重要的感染源，尤其是健康携带者的危害性最大。

三、医院内感染

1. 医院内感染的概念

医院内感染（nosocomial infections）又称医院获得性感染，广义的概念是指医院内各类人群包括患者、陪护者或医务人员等在医院内活动所发生的感染。但是实际工作中，医院内感染多使用狭义概念，即病人在住院期间发生的感染，住院前获得的感染、住院时正值潜伏期或于住院后发病者不能作为医院内感染；反之，住院期内获得的感染，出院后才发病者，应计为医院内感染。医院内感染已成为当今世界各国各级医院面临的非常突出的公共卫生问题，许多国家将医院内感染率作为评价医院管理水平的重要指标。

2. 医院内感染的分类

医院内感染的感染率高达 9%，按病原体的来源不同可分为外源性感染和内源性感染两类。

（1）外源性感染（又称交叉感染）　指病原体来自于病人体外，通过直接或间接的传播，传播给病人所引起的感染。包括医院内病人之间、病人和医务人员之间直接或间接传播引起的感染，以及病人在医院的诊疗过程中接触污染的医疗用品、诊疗设备或外环境等造成的感染。

（2）内源性感染（又称自身感染）　指病原体来自于病人自身所引起的感染。由于机体免疫力低下、抗生素的不合理使用等使机体正常菌群成为条件致病菌引起的感染最为多见。

3. 医院内感染发生的主要原因

（1）医院内感染的管理制度不健全　缺乏对消毒灭菌效果的监控；医务人员对医院内感染的严重性认识不足，未严格执行消毒隔离及无菌技术。

（2）环境污染严重　病原体来源广泛。医院是病原体汇集的场所，如卫生设施不足或处理不当，感染机会会增加。

（3）易感人群增多　医院内感染的易感人群主要是免疫功能较低的老年人、婴幼儿及患有免疫功能缺陷、免疫功能紊乱的原发病或基础疾病的病人。

（4）抗生素的广泛应用　抗生素的广泛应用导致病人正常菌群失调，耐药菌株增加，从而使内源性感染增加。

（5）介入性诊疗手段的增多　因器械污染、皮肤黏膜损伤所致感染的机会增多，如各种导管、穿刺针、内镜等的使用。

4. 医院内感染的控制措施

（1）建立医院内感染的管理组织。

（2）严格执行无菌操作，加强医院环境的净化。

（3）注意隔离预防。

（4）合理使用抗生素。

（5）注重监控易感人群及医院重点科室。

小　结

1. 病原菌的致病作用与其毒力强弱、进入机体的数量，以及侵入机体的途径有密切的关系。还与机体的免疫状态有关。其毒力主要包括侵袭力和毒素。前者又包括菌体表面结构（荚膜、普通菌毛等）和侵袭性酶类（血浆凝固酶、透明质酸等），后者包括外毒素和内毒素。

2. 全身感染类型的比较

类型	血中细菌	血中毒素	细菌在血中繁殖	化脓病灶
菌血症	＋	－	－	－
毒血症	－	＋	－	－
内毒素血症	＋	＋	－	－
败血症	＋	＋	＋	－
脓毒血症	＋	＋	＋	＋

练习题

一、名词解释

1. 质粒　2. 菌落　3. 正常菌群　4. 条件致病菌　5. 消毒和灭菌　6. 医院内感染
7. 毒血症　8. 败血症　9. 脓毒血症　10. 类毒素

二、填空题

1. 细菌的基本结构有_____、_____、_____、_____。

2. 细菌的特殊结构有_____、_____、_____、_____。

3. 细菌细胞壁的主要成分是_____，G⁺菌细胞壁的特殊成分是_____，G⁻菌细胞壁的特殊成分是_____。

4. G⁻菌细胞壁的外膜从内向外由_____、_____、_____三部分组成，其中_____是 G⁻菌的内毒素。

5. 细菌的运动器官是_____，其黏附作用与细菌的致病性有关。

6. 临床上常以杀死细菌的_____作为判断灭菌的标准。

7. 细菌生长繁殖所需的营养物质有_____、_____、_____、_____，另外有些细菌还需要_____。

8. 大多数病原菌生长繁殖的最适 pH 是_____，最适生长温度为_____。

9. 细菌的合成代谢产物中，与致病性有关的是_____、_____和_____。

10. 高压蒸汽灭菌法要求压力达到_____，温度_____，维持时间为_____。

11. 内毒素中毒引起的症状主要有_____、_____、_____和_____等。

12. 细菌全身性感染分为_____、_____、_____、_____和_____五种类型。

三、选择题

1. 测量细菌大小的单位是（　　）。

A. cm   B. mm   C. nm   D. μm

2. G⁻菌细胞壁内不具有的成分是（　　）。

A. 黏肽   B. 脂多糖   C. 外膜   D. 磷壁酸

3. 有关 G⁺菌细胞壁的特点，错误的是（　　）。

A. 主要成分是肽聚糖   B. 有磷壁酸

C. 对青霉素敏感   D. 有大量脂多糖

4. 对外界抵抗力最强的细菌结构是（　　）。

A. 荚膜   B. 芽孢   C. 鞭毛   D. 细胞壁

5. 细菌核质以外的遗传物质是指（　　）。

A. 核蛋白体   B. 质粒   C. 异染颗粒   D. 性菌毛

6. 大多数病原菌生长繁殖最适宜的酸碱度是（　　）。

A. pH 6.5～6.8   B. pH 7.0～7.2   C. pH 7.2～7.6   D. pH 7.8～8.0

7. 属于专性厌氧菌的是（　　）。

A. 破伤风梭菌   B. 结核分枝杆菌   C. 空肠弯曲菌   D. 大肠埃希菌

8. 属于专性需氧菌的是（　　）。

A. 破伤风梭菌   B. 结核分枝杆菌   C. 空肠弯曲菌   D. 大肠埃希菌

9. 下列细菌中繁殖速率最慢的是（　　）。

A. 伤寒沙门菌   B. 结核分枝杆菌   C. 空肠弯曲菌   D. 大肠埃希菌

10. 卡介苗是根据哪项变异原理制备的？（　　）

A. 形态变异   B. 耐药性变异   C. 结构变异   D. 毒力变异

11. L 型细菌是指（　　）。

A. 细菌的菌落变异   B. 细菌的耐药性变异

C. 细菌细胞壁缺陷   D. 细菌的毒力变异

12. 正常人体的下列哪个部位是无菌的？（　　）

A. 膀胱　　　　　　B. 尿道　　　　　　C. 阴道　　　　　　D. 肠道

13. 水源被细菌污染后常可引起（　　）。

A. 伤口感染　　　　　　　　　　B. 泌尿道传染病感染

C. 消化道传染病感染　　　　　　D. 外科手术感染

14. 杀灭物体上所有微生物的方法称为（　　）。

A. 消毒　　　　　　B. 灭菌　　　　　　C. 无菌　　　　　　D. 无菌操作

15. 杀灭芽孢最常用和有效的方法是（　　）。

A. 紫外线照射法　　　　　　　　B. 干烤法

C. 巴氏消毒法　　　　　　　　　D. 高压蒸汽灭菌法

16. 乙醇作为消毒剂最适宜的浓度是（　　）。

A. 100％　　　　　B. 85％　　　　　C. 75％　　　　　D. 50％

17. 关于紫外线，下列哪项是错误的？（　　）

A. 穿透力强　　　　　　　　　　B. 干扰 DNA 复制

C. 对眼和皮肤有刺激作用　　　　D. 常用于空气、物品表面消毒

18. 常用于饮水、游泳池水消毒的药剂是（　　）。

A. 过氧乙酸　　　　B. 高锰酸钾　　　　C. 石炭酸　　　　　D. 氯

19. 塑料导管可选用下列哪种方法进行消毒？（　　）

A. 煮沸法　　　　　B. 电离辐射　　　　C. 紫外线照射　　　D. 巴氏消毒法

20. 判断消毒灭菌是否彻底的主要依据是（　　）。

A. 使菌体 DNA 变性　　　　　　B. 消灭细菌繁殖体

C. 消灭细菌芽孢　　　　　　　　D. 消灭病原微生物

四、简答题

1. 试述革兰阳性菌和革兰阴性菌细胞壁结构的区别和临床意义。

2. 细菌的特殊结构有哪些？各有什么功能？

3. 影响消毒剂消毒效果的因素有哪些？

4. 简述细菌内、外毒素的特点有哪些？

5. 细菌的致病性取决于哪些因素？细菌所致的全身感染都有哪些类型？

6. 医院内感染的控制措施有哪些？

第三章

免疫学基础

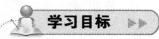
第一节　概　　述

一、免疫的概念

2000 多年前，人类就发现曾在瘟疫流行中患过某种传染病而康复的人，对这种疾病的再次感染具有抵抗力，称之为"免疫"。免疫（immunity）一词源于拉丁文 innunitas，其原意为免除赋税或徭役，被免疫学引申为免除瘟疫。因此免疫在相当长的时间内被看做是机体抵抗和清除病原微生物的功能，即机体抗感染的一种功能。但随着研究的深入，免疫的概念早已超出了抗感染的范畴。现在认为免疫是机体识别和排除抗原异物，维持自身生理平衡与稳定的功能。研究机体免疫系统的结构和功能，理解其识别和清除抗原异物过程和机制的学科，即为免疫学。

二、免疫的功能

在正常情况下，免疫对机体是有利的，它能精确地识别和清除"非己"物质（如侵入的细菌、病毒和体内变异的肿瘤细胞、死亡细胞），而与"自己"物质（自身的组织细胞）和平共处，维持自身生理平衡和稳定；但在某些条件下，免疫功能失调也可对机体造成伤害，发生免疫性疾病。

免疫的功能主要包括三个方面（表3-1）。

表 3-1 免疫功能的生理性和病理性表现

功能	生理性（有利）	病理性（有害）
免疫防御	抵御、清除病原微生物和其他异物的侵害	过高：超敏反应 缺陷：免疫缺陷病
免疫自稳	识别、清除损伤、衰老、死亡细胞和免疫复合物	自身免疫性疾病
免疫监视	清除突变细胞、病毒感染细胞	细胞癌变，形成肿瘤，病毒性疾病

1. 免疫防御

免疫防御（immune defence）是指机体抵御、清除入侵病原微生物及其毒性产物或其他异物的免疫防护功能。这是免疫的最基本功能，即通常所说的抗感染作用。这种功能有缺陷，机体可发生反复感染，出现免疫缺陷病；若反应过高，则引起超敏反应。

2. 免疫自稳

免疫自稳（immune homeostasis）是机体识别、清除损伤、衰老或死亡的细胞和免疫复合物，维持机体内环境相对稳定的功能。当这种功能发生紊乱时，机体可把自身组织成分误认为非己物质而产生免疫应答，导致自身免疫性疾病。

3. 免疫监视

免疫监视（immune surveillance）是指机体识别、清除体内出现的突变细胞和病毒感染细胞的功能。若此功能失调，可导致肿瘤或病毒性疾病的发生和发展。

小 结

免疫是机体识别和排除抗原异物，维持自身生理平衡与稳定的功能。免疫功能发挥作用的过程即识别"自己"和"非己"的过程。对于自身组织成分，正常情况下不发生反应，只有在自身组织成分发生改变被认为是"非己"物质时，才引起反应。对于"非己"物质，则会发生清除反应，以维持机体的平衡与稳定。具体表现即为免疫的三大功能：免疫防御、免疫自稳、免疫监视。免疫功能正常发挥作用时对机体是有利的，若发生异常则会引起免疫性疾病。

第二节 抗 原

一、抗原的概念和特性

1. 抗原的概念

抗原（antigen，Ag）是指能刺激机体免疫系统产生（特异性）免疫应答，并能与免疫应答的产物（抗体或致敏淋巴细胞）在体内或体外结合，发生免疫效应的物质。

2. 抗原的特性

抗原一般具有以下两个重要的特性。

（1）免疫原性 免疫原性（immunogenicity），即抗原刺激机体产生免疫应答，诱导产生抗体或致敏淋巴细胞的能力。

（2）抗原性 抗原性（antigenicity），也称免疫反应性，即抗原与其所诱导产生的抗体或致敏淋巴细胞特异性结合的能力。

同时具有免疫原性和抗原性的物质称免疫原（immunogen），又称完全抗原（complete antigen），即通常所称的抗原，如各种病原生物（细菌、病毒）及其代谢产物、异种动物血清和大多数蛋白质类物质。仅具备抗原性的物质，称不完全抗原（incomplete antigen），又称半抗原（hapten），如多糖、类脂、某些药物（青霉素、磺胺）等。这些小分子物质不能刺激机体产生免疫应答，但能与相应的抗体结合，而且与蛋白质载体结合后可以成为完全抗原。

二、决定抗原免疫原性的条件

抗原是一种物质，此种物质要具有免疫原性，必须具备下列条件。

1. 异物性

异物性是构成抗原免疫原性的首要条件。异物即"非己"物质。抗原对于机体而言是异物，但不是专指体外的异物，而是以免疫细胞在胚胎时期是否接触过该物质而定。通常说的异物包括如下方面。

（1）异种物质　一个物种含有的物质对于另一个物种而言就是异物，如对人来说，马的蛋白质（血清、红细胞）就是异物。从进化的角度来考虑，物种间的亲缘关系越远，结构的差异越大，异物性就越强，该种抗原的免疫原性就越强。如鸡卵蛋白对于鸭是弱抗原，对于马来说就是强抗原。

（2）同种异体物质　异物性不仅存在于不同种属间，也存在于同一个物种的不同个体间。如人类的血型抗原、组织相容性抗原等在不同的个体间存在差异，如果这些抗原输给另一个个体就会引起强烈的免疫反应。

（3）自身物质　正常情况下，自身组织细胞对机体本身没有免疫原性，但在某些异常情况下，因外伤、感染、药物、辐射等使自身结构改变，或在胚胎时期未与免疫活性细胞充分接触的成分也会成为抗原物质。如精子、脑组织、眼晶状体蛋白等因外伤逸出，与免疫活性细胞接触，也会被认为是异物。

2. 一定的理化性质

（1）分子量　一般来说分子量越大，免疫原性越强，凡是具有免疫原性的抗原分子的分子质量都在 10000Da 以上，分子质量低于 4000Da 的物质一般无免疫原性。主要是因为：①分子量越大的物质表面供免疫系统识别的标志就越多，对免疫细胞的刺激也就越强；②大分子物质在体内停留的时间长，不易被迅速降解，能持续刺激免疫细胞。

（2）化学组成　蛋白质是良好的抗原，糖蛋白、脂蛋白和多糖、脂多糖都有免疫原性；脂类和哺乳动物的核成分如 DNA、组蛋白则难以诱导免疫应答。

（3）结构的复杂程度　抗原物质的结构越复杂，免疫原性越强。蛋白质中含有芳香族氨基酸（特别是酪氨酸）则免疫原性强，以非芳香族氨基酸为主的蛋白质免疫原性弱。如明胶分子，相对分子质量达 10 万，但其主要由直链氨基酸组成，在体内容易降解，免疫原性弱；若在明胶分子中引入少量酪氨酸（2%）可增强其免疫原性。再如胰岛素相对分子质量为5734，结构中含有芳香族氨基酸，免疫原性较强。

（4）分子构象和易接近性　分子构象是指抗原分子中一些特殊化学基团的三维结构，它可以决定抗原分子与免疫细胞结合的难易程度。抗原分子的构象与免疫细胞表面的受体越吻合就越容易刺激免疫细胞引起免疫应答，该抗原的免疫原性就越强。

（5）物理状态　一般聚合状态的蛋白质比其单体有更强的免疫原性，颗粒性抗原的免疫原性强于可溶性蛋白。

3. 其他因素

（1）宿主方面　个体遗传基因不同，对同一抗原的刺激是否产生免疫应答以及免疫应答的强度也有差异。年龄、性别、健康状态也会影响免疫应答的强弱，青壮年的应答强度大于幼儿和老年人，雌性应答能力优于雄性，但怀孕动物应答能力受到显著抑制。

（2）免疫方法　抗原进入机体的剂量、途径、次数以及是否使用免疫佐剂和佐剂的类型等都影响免疫应答的强度。

三、抗原的特异性与交叉反应

1. 抗原的特异性

（1）特异性　特异性（specificity）指物质之间的相互吻合性或针对性。抗原的特异性表现在两个方面，即免疫原性的特异性、抗原性的特异性。免疫原性的特异性是指某一特定抗原只能刺激机体产生针对该抗原的特异性抗体或致敏淋巴细胞。抗原性的特异性是指某一特定抗原只与相应的抗体或致敏淋巴细胞特异性结合，出现特定的免疫现象。

特异性是免疫应答最基本、最重要的特点，也是免疫诊断和防治的理论依据。决定抗原特异性的结构基础是抗原分子上的抗原表位。

（2）抗原表位　抗原分子中决定抗原特异性的特殊化学基团，称为抗原表位（epitope），又称抗原决定簇（antigenic determinant，AD）。抗原表位通常由5～15个氨基酸残基、5～7个多糖残基或核苷酸组成。抗原表位的性质、数目、位置和空间构象不同，抗原的特异性就不同。

抗原通过它与相应淋巴细胞表面的抗原受体结合，从而激活淋巴细胞，引起免疫应答。抗原也通过它与相应的抗体或致敏淋巴细胞特异性结合发挥作用。一个抗原表位只能激活一种淋巴细胞，产生一种抗体或致敏淋巴细胞。能与抗体分子结合的抗原表位的总数称为抗原结合价。

2. 抗原的交叉反应

天然抗原物质的结构复杂，具有多种表位。在两种不同的抗原物质间有相同或相似的抗原表位，称为共同抗原，能刺激机体产生相同的抗体，并与之特异性结合。如甲细菌（抗原1）具有A、B两种抗原表位，乙细菌（抗原2）具有A、C两种抗原表位，则A抗原表位是甲、乙两种细菌的共同抗原。因此，甲细菌刺激机体产生的抗血清中含有A、B两种抗体，其中A抗体可以与乙细菌中的A抗原表位在体外发生特异性结合，这种现象称为交叉反应（图3-1）。

四、抗原的分类

1. 根据抗原与机体的亲缘关系分类

（1）异种抗原　异种抗原（heterologous antigen）指来自于另一物种的抗原性物质。如病原微生物及其代谢产物，动物器官、组织及血清，植物蛋白等。

（2）同种异型抗原　同种异型抗原（allo-

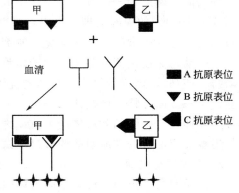

图3-1　交叉反应

genic antigen）指同一种属不同个体间所存在的抗原，亦称同种抗原或同种异体抗原。常见的有人类血型抗原和组织相容性抗原。

（3）异嗜性抗原　异嗜性抗原（heterophil antigen）是一类与种属无关，存在于人、动物及微生物之间的共同抗原。

（4）自身抗原　自身抗原（autoantigen）指引起自身免疫应答的自身组织细胞成分。

2. 根据诱生抗体时是否需要 Th 细胞参与的分类

（1）胸腺依赖性抗原（TD-Ag）　此类抗原刺激 B 淋巴细胞产生抗体需要 Th（辅助性 T 细胞）细胞的辅助，绝大多数蛋白质抗原如病原微生物、血清蛋白、血细胞等均属于 TD-Ag。此种抗原主要刺激机体产生 IgG 类抗体，还能引起细胞免疫和免疫记忆。

（2）胸腺非依赖性抗原（TI-Ag）　胸腺非依赖性抗原刺激 B 淋巴细胞产生抗体不需要 Th 细胞的辅助，不引起免疫记忆。如细菌脂多糖、荚膜多糖等少数抗原属于 TI-Ag。此种抗原刺激机体只产生 IgM 类抗体，不引起细胞免疫和免疫记忆，易产生免疫耐受。

3. 其他分类法

（1）根据抗原的免疫原性和抗原性分类　可分为完全抗原和半抗原。

（2）根据抗原的化学组成不同分类　可分为蛋白质抗原、多糖抗原、多肽抗原、核蛋白抗原等。

（3）根据抗原来源分类　可分为外源性和内源性抗原。外源性抗原来源于细胞外，不是由抗原提呈细胞合成，如吞噬的细胞或细菌等。内源性抗原在抗原提呈细胞内合成，如病毒感染细胞合成的病毒蛋白、肿瘤细胞内合成的肿瘤抗原等。

（4）根据抗原的产生方式不同分类　可分为天然抗原和人工抗原。

（5）根据抗原的物理性质不同分类　可分为颗粒性抗原和可溶性抗原。

五、医学上重要的抗原

1. 异种抗原

异种抗原指来自于另一物种的抗原性物质。与医学关系密切的该类抗原有如下两类。

（1）病原微生物及其代谢产物　病原微生物如细菌、病毒、立克次体等，结构虽然简单，但化学成分复杂，含有蛋白质、多糖、类脂和核酸等多种复杂成分，是多种抗原组成的复合体。其进入机体可以刺激机体免疫系统产生相应的抗体或致敏淋巴细胞并对其加以清除，产生相应免疫记忆效应。

细菌的代谢产物——外毒素，化学成分是蛋白质，具有很强的免疫原性和毒性。外毒素经 0.3%～0.4% 的甲醛处理后失去毒性，但仍保留抗原性，成为类毒素。类毒素可以作为预防细菌外毒素中毒的人工主动免疫制剂。

（2）动物免疫血清　临床上用于防治破伤风、白喉等疾病的抗毒素，通常是用类毒素免疫动物（如马），刺激动物产生相应的抗体（即抗毒素）。这种动物来源的免疫血清对人具有两重性：一方面是特异性抗体，可以中和相应的外毒素；另一方面，这种动物免疫血清对人而言是异种蛋白，能刺激机体产生抗动物血清的抗体。若再次注射同一动物免疫血清就可能引起超敏反应，所以在注射前要做过敏试验。

2. 同种异型抗原

同种异型抗原指同一种属不同个体间所存在的抗原。人类有两大类同种异型抗原。

（1）血型抗原　人类红细胞表面有 20 多种血型抗原系统，在临床上有重要意义的主要有两类。

① ABO 血型抗原　根据人类红细胞表面所含的 A、B 抗原的不同，可将人类血型分为 A 型、B 型、AB 型和 O 型四种。除 AB 型外，A、B、O 型血清中都存在不对应的天然抗体（表 3-2）。不同血型者相互输血时，可因机体对异型红细胞产生免疫应答而导致严重的输血溶血反应。

表 3-2　人类 ABO 血型系统

血型	A	B	AB	O
红细胞膜抗原	A	B	A、B	无
血清中的抗体	抗 B	抗 A	无	抗 A 和抗 B

② Rh 血型抗原　人类红细胞表面具有 D 抗原者称为 Rh 阳性，缺乏 D 抗原者为 Rh 阴性。人类血清中不存在 Rh 抗原的天然抗体。Rh 阴性者经由输血或分娩过程导致他人或胎儿的红细胞进入体内，即 D 抗原进入，可刺激机体产生抗 Rh（抗 D）抗体。此类抗体为 IgG 类，可通过胎盘。当含有抗 Rh 抗体的 Rh 阴性妇女再次怀孕，并且胎儿为 Rh 阳性，母体内的抗 Rh 抗体可经过胎盘进入胎儿体内，与胎儿红细胞表面的 D 抗原结合，引起新生儿溶血。

（2）组织相容性抗原　组织相容性抗原是指存在于人或脊椎动物的所有有核细胞表面、在组织器官移植时与组织相容程度有关的抗原，包括主要组织相容性抗原和次要组织相容性抗原，这两种抗原均受遗传支配。编码主要组织相容性抗原的，是位于同一条染色体片段上的一组基因群，称为主要组织相容性复合体（major histocompatibility complex，MHC）。

人类的主要组织相容性抗原首先在白细胞表面被发现，故称人类白细胞抗原（human leukocyte antigen，HLA）。它是人类最复杂的抗原系统，可分为 Ⅰ、Ⅱ、Ⅲ 类。HLA-Ⅰ、Ⅱ类抗原（人类 MHC-Ⅰ、Ⅱ类分子）的主要功能是参与抗原的加工、提呈和免疫调节过程（Ⅲ类抗原主要是补体成分）。

除同卵双生子外，人群中几乎不可能找到两个 HLA 完全相同的人，因此异体器官移植时，难免会发生移植排斥反应，而反应发生的强度主要取决于供者与受者之间 HLA 型别相符的程度。HLA 在器官移植的配型和法医学的个体鉴定中具有特别重要的意义。

3. 异嗜性抗原

异嗜性抗原是一类与种属特异性无关，存在于人、动物及微生物不同种系之间的共同抗原。如：乙型溶血性链球菌的多糖抗原和蛋白质抗原与人体的心肌、心瓣膜或肾小球的基底膜之间有异嗜性抗原，机体感染乙型溶血性链球菌后，可刺激机体产生相应的抗体，抗体在结合并清除乙型溶血性链球菌的同时，也可与上述组织结合产生免疫反应，造成组织损伤引起免疫性疾病，如风湿性心脏病、心瓣膜炎或肾小球肾炎。再如大肠杆菌 O_{14} 型脂多糖与人结肠黏膜有异嗜性抗原，有可能导致溃疡性结肠炎的发生。

4. 自身抗原

正常情况下，机体对自身成分不产生免疫应答，形成生理性自身免疫耐受。在下列情况下自身成分可成为自身抗原，刺激免疫系统发生免疫应答，引起自身免疫疾病。

（1）修饰改变的自身抗原　在理化和生物学因素（烧伤、电离辐射、药物及感染等）影响下，自身某种成分发生改变，出现新的抗原表位，即修饰改变的自身抗原。

（2）隐蔽的自身抗原　有些自身物质在正常情况下与血流和免疫系统相隔绝，外伤、感染或者手术不慎等原因使其进入血流，成为隐蔽抗原。如甲状腺球蛋白进入血流引起变态性甲状腺炎；眼葡萄膜色素抗原、晶状体蛋白释放，引起交感性眼炎；精子抗原释放，引起男性不育。

（3）自身正常成分　免疫系统功能失调，不能识别"自己"和"非己"，把自身正常成分当成抗原产生免疫应答，也可以引起自身免疫疾病。

5. 肿瘤抗原

肿瘤抗原是细胞在癌变过程中出现的新抗原的总称，可分为肿瘤特异性抗原（tumor specific antigen，TSA）和肿瘤相关抗原（tumor-associated antigen，TAA）。

（1）肿瘤特异性抗原　只存在于某种肿瘤细胞表面而不存在于正常细胞和其他肿瘤细胞表面的新抗原。目前在人类黑色素瘤、乳腺癌等肿瘤细胞的表面可检测出此类抗原。

（2）肿瘤相关抗原　肿瘤细胞和正常细胞组织均可表达的抗原，只是其含量在细胞癌变时明显增高。此类抗原只表现为量的变化而无严格的肿瘤特异性。如肝细胞癌变时，血清中的甲胎蛋白（alpha fetoprotein，AFP）含量显著增高。

研究肿瘤特异性抗原和肿瘤相关抗原有助于肿瘤的诊断和治疗。

小　结

抗原是一种物质，它可以刺激机体产生特异性免疫应答，并能与应答的产物特异性结合。前者为抗原的免疫原性，后者为抗原性，两种特性都具备的物质为完全抗原，只具备抗原性而无免疫原性的物质为半抗原。

判断一种物质能否刺激机体产生免疫应答，需要考虑物质本身的特点、宿主因素、免疫方法等方面，而该种物质是否具有异物性是首要条件。

抗原的特异性是免疫应答最基本、最重要的特点，由抗原分子上的抗原表位决定，表现在两个方面：其一特异性地刺激机体产生免疫应答，其二特异性地结合免疫应答的产物抗体或致敏淋巴细胞。

抗原的分类方法很多，主要以抗原与机体的亲缘关系远近和诱生抗体时是否需要 Th 细胞参与来进行分类。

医学上重要的抗原主要有：异种抗原、同种异型抗原、异嗜性抗原、自身抗原和肿瘤抗原。

第三节　免疫球蛋白

一、抗体和免疫球蛋白的概念

抗体（antibody，Ab）是 B 淋巴细胞接受抗原刺激后增殖分化为浆细胞所产生的一种能与相应的抗原特异性结合的球蛋白。免疫球蛋白（immunoglobulin，Ig）是具有抗体活性或化学结构与抗体相似的球蛋白。所有的抗体都是免疫球蛋白，但不是所有的免疫球蛋白都具有抗体活性，可以说抗体是一个功能概念，而免疫球蛋白则是一个结构概念。抗体主要存在于血清、组织液、外分泌液等体液中，免疫球蛋白除分布于体液（分泌型，sIg）还存在于 B 细胞膜上（膜型，mIg）。

二、免疫球蛋白的分子结构

免疫球蛋白的基本结构如下。

（1）四肽链结构　Ig是由四条多肽链组成的对称结构，各肽链间由数量不等的二硫键连接，形成一个"Y"字形结构，称为Ig单体，是构成免疫球蛋白分子的基本单位（图3-2）。

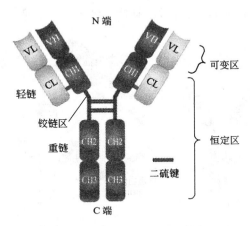

图 3-2　免疫球蛋白的基本结构

两条分子量较大的长链称为重链（heavy chain，H链），两条分子量较小的短链称为轻链（light chain，L链），每条多肽链都有氨基端（N端）和羧基端（C端），同一天然Ig分子中的两条H链和两条L链的氨基酸组成完全相同。

根据重链恒定区的抗原性不同，可将Ig分为五类，即IgM、IgD、IgG、IgA和IgE（图3-3）。

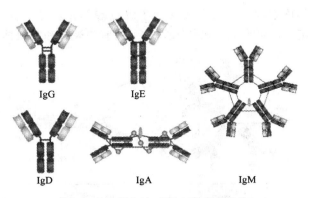

图 3-3　五类免疫球蛋白的基本结构

（2）可变区和恒定区　Ig重链和轻链中靠近N端氨基酸序列变化较大的区域称为可变区（variable region，V区），分别占重链和轻链的1/4和1/2，是与抗原结合的区域；而靠近C端氨基酸序列相对稳定的区域，称为恒定区（constant region，C区），分别占重链和轻链的3/4和1/2（图3-2）。

（3）免疫球蛋白的功能区　Ig中每条多肽链分子可折叠成几个由键内二硫键连接的结构相似、功能不同的球形结构，被称为功能区。轻链有VL和CL两个功能区。IgG、IgA

和 IgD 的重链有 VH、CH1、CH2 和 CH3 四个功能区；IgM 和 IgE 多了一个 CH4 功能区。CH1 和 CH2 之间有一个可转动的结合成球形的区域，称为铰链区（图3-2）。

（4）免疫球蛋白的水解片段　用酶水解 Ig 分子，是研究 Ig 结构和功能的重要方法之一。常用的酶有木瓜蛋白酶和胃蛋白酶。

以水解 IgG 为例进行说明（图 3-4）。木瓜蛋白酶水解 IgG 的部位是重链间二硫键的近 N 端，水解后得到 3 个片段。2 个相同的 Fab 段（抗原结合片段），含有可变区，能与抗原结合；1 个 Fc 段（可结晶片段），具有激活补体、结合细胞、通过胎盘等生物学活性。

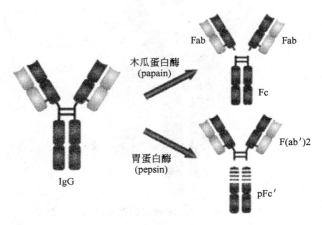

图 3-4　免疫球蛋白的水解片段

胃蛋白酶水解 IgG 的部位是重链间二硫键的近 C 端，水解后得到 1 个具有结合 2 个抗原表位的活性 F（ab'）$_2$ 段和小分子 pFc' 段。F（ab'）$_2$ 段具有结合抗原的能力，又除去了大部分 Fc 段，降低了 Ig 的免疫原性，因而被广泛用作生物制品。如白喉和破伤风抗毒素经胃蛋白酶消化，精制提纯后的制品在使用时可减少超敏反应的发生。

（5）多聚体　机体内浆细胞可以合成富含半胱氨酸的多肽链，称为连接链（J 链）。Ig 单体分子在 J 链的连接下，可形成多聚体 Ig，常见有二聚体和五聚体（图 3-5）。

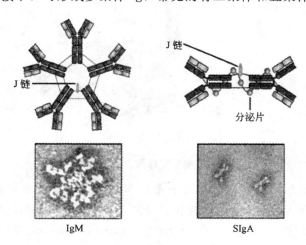

图 3-5　IgM 和分泌型 IgA 的结构

① 二聚体　黏膜上皮细胞可以合成分泌一种被称为分泌片（SP）的多肽链，它具有保护 IgA 免受蛋白水解酶分解的作用。两个 IgA 单体在 J 链的连接下，形成二聚体，二聚体

在通过黏膜上皮细胞的过程中与 SP 结合，被一起分泌到黏膜表面，称为分泌型 IgA（SIgA），可以结合 4 个抗原表位。

　　② 五聚体　五个 IgM 在 J 链的连接下，形成五聚体。理论上可以结合 10 个抗原表位，但由于 5 个单体立体空间位阻的关系，只能结合 5 个抗原表位。

三、免疫球蛋白的生物学活性

　　Ig 的功能与其结构有密切关系，是由免疫球蛋白各功能区的特点决定的，其简图见图 3-6。

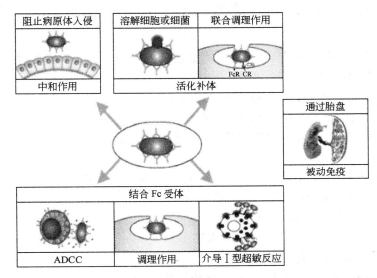

图 3-6　免疫球蛋白的主要生物学功能

1. 特异性结合抗原

　　Ig 的 V 区（Fab 段）能特异性识别和结合抗原，它虽然不能直接杀伤抗原，但能通过抗原抗体的结合而产生一系列的生物学效应来清除抗原。Ig 与细菌外毒素结合后可使外毒素失去毒性，与相应病毒结合后可使病毒失去感染能力，起中和作用。

2. 活化补体

　　抗体与相应抗原结合后，可因构型改变而使其 CH2/CH3 上的补体结合点暴露，从而激活补体系统，发挥补体溶解靶细胞和细菌的作用。

3. 结合细胞 Fc 受体

　　机体很多细胞表面都有 Ig 的 Fc 受体，如 NK 细胞、中性粒细胞和巨噬细胞、肥大细胞。Ig 的 Fc 段能与这些细胞的 Fc 受体结合，引发抗体依赖性细胞介导的细胞毒作用（AD-CC）、调理作用并可介导 I 型超敏反应。

4. 穿过胎盘和黏膜

　　IgG 是人类唯一能通过胎盘的免疫球蛋白，对于胎儿的抗感染具有重要意义。另外，分泌型 IgA 可通过呼吸道和消化道的黏膜，是黏膜局部免疫的最主要因素。

四、各类免疫球蛋白的特性与功能

　　根据重链恒定区的抗原性不同，可将 Ig 分为五类（表 3-3），即 IgM、IgD、IgG、IgA 和 IgE。

表 3-3　五类 Ig 的主要特点和功能

种类	存在形式	形成时间	血清含量	功　　能
IgG	单体	出生后 3 个月	75%~80%	抗菌、抗病毒、抗毒素,是抗感染的主要抗体;能激活补体;是唯一可以通过胎盘的抗体
IgM	五聚体	胚胎发育晚期	5%~10%	抗原结合能力强,激活补体,最早出现的 Ig,是抗早期感染和胎儿感染的重要抗体
IgA	单体/双体	出生后 4~6 个月	10%~15%	分为血清型和分泌型,分泌型 IgA 是局部黏膜抗感染的主要抗体
IgD	单体	较晚	0.2%	mIgD 是 B 细胞成熟的标志,血清 IgD 的功能尚不明确
IgE	单体	较晚	0.001%	介导 I 型超敏反应,可能与抗寄生虫感染有关

1. IgG

IgG 于出生后 3 个月开始合成,3~5 岁接近成人水平,是血清和胞外液中含量最高的 Ig,约占血清总 Ig 的 75%~80%。

IgG 是再次免疫应答产生的主要抗体,其亲和力高,在体内分布广泛,是机体抗感染的"主力军"。IgG 可穿过胎盘屏障,在新生儿抗感染免疫中起重要作用;能通过经典途径活化补体,并可与巨噬细胞、NK 细胞表面 Fc 受体结合,发挥调理作用、ADCC 作用等。

2. IgM

IgM 占血清免疫球蛋白总量的 5%~10%,是个体发育过程中最早合成和分泌的抗体,也是胎儿唯一能自己合成的抗体。单体 IgM 以膜结合型(mIgM)表达于 B 细胞表面,构成 B 细胞抗原受体(BCR)。只表达 mIgM 是未成熟 B 细胞的标志。分泌型 IgM 为五聚体,是分子量最大的 Ig,主要存在于血液中。五聚体 IgM 含 10 个 Fab 段,具有很强的抗原结合能力;含 5 个 Fc 段,比 IgG 更易于激活补体。

天然的血型抗体为 IgM,IgM 也是初次体液免疫应答中最早出现的抗体,是机体抗感染的"先头部队",血清中检出 IgM,提示新近发生感染,脐带血 IgM 升高提示胎儿有宫内感染。

3. IgA

IgA 有血清型和分泌型两型。血清型为单体,主要存在于血清中,占血清免疫球蛋白总量的 10%~15%。分泌型 IgA(secretory IgA,SIgA)为二聚体,合成和分泌的部位在肠道、呼吸道、乳腺、唾液腺和泪腺。SIgA 是外分泌液中的主要抗体类别,在局部黏膜抗感染中发挥重要作用,是机体抗感染的"边防军"。SIgA 在黏膜表面也有中和毒素的作用。新生儿易患呼吸道、胃肠道感染可能与 IgA 合成不足有关。婴儿可从母亲初乳中获得 SIgA,为一重要的自然被动免疫。

4. IgD

正常人血清 IgD 浓度很低,占血清免疫球蛋白总量的 0.2%。IgD 可在个体发育的任何时间产生。IgD 分为两型:血清 IgD 的生物学功能尚不清楚;膜结合型 IgD(mIgD)构成 BCR,是 B 细胞分化发育成熟的标志,未成熟 B 细胞仅表达 mIgM,成熟 B 细胞可表达 mIgD。

5. IgE

IgE 是正常人血清中含量最少的 Ig,血清浓度极低,占血清免疫球蛋白总量的 0.001%,对肥大细胞、嗜碱性粒细胞具有高亲和力。IgE 是引发 I 型超敏反应的主要抗体。此外,IgE 可能与机体抗寄生虫免疫有关。

五、人工制备抗体的类型

抗体在疾病的诊断、免疫防治及其基础研究中发挥着重要作用，人们对抗体的需求也随之增大。人工制备抗体是大量获得抗体的有效途径。目前，将人工制备抗体分为多克隆抗体、单克隆抗体和基因工程抗体三类。

1. 多克隆抗体

天然抗原分子中常含有多种不同抗原特异性的抗原表位，以该抗原物质刺激机体免疫系统，体内多个 B 细胞克隆被激活，产生针对多种抗原表位的抗体并分泌到体液和血清中，即为多克隆抗体（polyclonal antibody，pAb）。这种血清实际上是多种抗体的混合物，特异性低，易发生交叉反应，不易大量制备，应用受到限制。

2. 单克隆抗体

由一个细胞无性增殖后形成的细胞群称为一个克隆。在一个克隆内，所有细胞的生物学特性都完全相同。一个只能识别一种特定的抗原表位的 B 细胞克隆产生的抗体，即为单克隆抗体（monoclonal antibody，mAb）。

单克隆抗体是由杂交瘤细胞产生的。将可产生特异性抗体但短寿的 B 细胞与无抗原特异性但长寿的恶性骨髓瘤细胞融合，产生了杂交瘤细胞，它既有骨髓瘤细胞大量扩增和永生的特性，又具有免疫 B 细胞合成和分泌特异性抗体的能力。人们可以根据自己的需求生产出大量均一同质的单克隆抗体。单克隆抗体结构均一、纯度高、特异性强、效价高、少或无血清交叉反应、制备成本低，已广泛地应用于医学、生物学的各个领域，如检测各种抗原、肿瘤检测和治疗、在器官移植中防止排斥反应等。其发明人 Köhler 和 Milstein 为此获得 1984 年的诺贝尔生理学或医学奖。

3. 基因工程抗体

多克隆抗体和单克隆抗体受到了广泛的应用，但它们都来源于动物，对人体而言是异种蛋白，用于人体可能会产生很强的免疫应答，为此在 20 世纪 80 年代之后基因工程抗体（genetic engineering antibody）出现了。其原理是利用基因重组技术对人源 Ig 的编码基因进行切割、拼接或修饰后，导入受体细胞，获得重新组装的新的 Ig 分子。它既保留了天然 Ig 的特性，又通过基因改造获得了新的生物学特性，具有广泛的应用前景。

小　结

免疫球蛋白是具有抗体活性或化学结构与抗体相似的球蛋白。抗体是 B 淋巴细胞接受抗原刺激后增殖分化为浆细胞所产生的一种能与相应的抗原特异性结合的球蛋白。所有的抗体都是免疫球蛋白，但不是所有的免疫球蛋白都具有抗体活性。

免疫球蛋白是由两条重链（H 链）和两条轻链（L 链）经二硫键连接的四肽链结构，每条肽链可分为可变区和恒定区。根据重链恒定区的抗原性不同，可将 Ig 分为五类，即 IgM、IgD、IgG、IgA 和 IgE，各类 Ig 存在于机体的不同部位，发挥着不同的功能。

Ig 可被木瓜蛋白酶和胃蛋白酶水解为不同的片段。

Ig 的主要功能包括：特异性识别和结合抗原，活化补体，结合细胞 Fc 受体，穿过胎盘和黏膜。

人工制备抗体在疾病诊断、免疫防治及其基础研究中发挥着重要作用。

第四节　补体系统

19世纪末，Bordet通过实验发现，新鲜血清中存在一种不耐热成分，这种成分可辅助特异性抗体介导溶菌作用，Ehrilich认为这是抗体发挥溶菌作用的必要补充条件，故称为补体（complement，C）。后来发现，补体并非单一成分，而是广泛存在于血清、组织液和细胞膜表面的一组经激活后具有酶活性的蛋白质，称为补体系统（complement system）。

补体系统包括30余种组分，在被激活前无生物学功能。多种微生物成分、抗原-抗体复合物以及其他外源性或内源性物质可循三条既独立又交叉的途径，通过连锁的酶促反应方式而激活补体，最终形成攻膜复合物导致靶细胞损伤。补体活化过程中产生多种生物活性物质，它们通过与细胞表面特异性受体结合，发挥调理吞噬、介导炎症、调节免疫应答和清除免疫复合物等生物学功能。补体缺陷、功能障碍或过度活化与多种疾病的发生和发展过程密切相关。

一、补体系统的组成与性质

1. 补体系统的组成

补体系统包括30余种组分，按其生物学功能可分为三类。

（1）补体固有成分　指存在于血浆及体液中、构成补体基本组成的蛋白质，包括：①经典激活途径的C1q、C1r、C1s、C2、C4；②旁路激活途径的B因子、D因子和备解素（properdin，P因子）；③甘露糖结合凝集素激活途径（MBL途径）的MBL、MBL相关丝氨酸蛋白酶（MASP）；④补体活化的共同组分C3、C5、C6、C7、C8、C9。

（2）补体调节蛋白　指存在于血浆中和细胞膜表面，参与补体活化和效应的蛋白质分子，包括P因子、H因子、I因子、C1抑制物、C4结合蛋白等。

（3）补体受体　指存在于不同细胞膜表面、能与补体激活过程所形成的活性片段相结合、介导多种生物效应的受体分子。包括CR1～CR5及C3aR、C4aR、C5aR、H因子受体（HR）等。

2. 补体系统的性质

补体系统各组分均为糖蛋白，多数属β球蛋白，少数属α球蛋白。多数补体成分对热不稳定，经56℃加热30min灭活；室温下很快失活；在0～10℃活性只能保持3～4天；保存应在－20℃以下；紫外线、机械振荡或某些添加剂均可能使补体被破坏。

3. 补体系统的命名

经典激活途径和终末成分按发现的先后顺序命名为C1、C2、C3～C9；其他成分以大写字母表示，如B因子、D因子、H因子等；补体调节蛋白多以其功能命名，C1抑制物、C4结合蛋白等；裂解片段一般在该成分的符号后加小写字母表示，如C3a、C3b；具有酶活性的成分或复合物在其符号上加一横线表示；失活的补体成分则在其符号前冠以"i"表示，如iC3b。

二、补体系统的激活与调节

补体固有成分以非活化形式存在于体液中，只有在某些刺激物作用或特定的固相表面，补体成分才会通过级联酶促反应依次被激活，发挥生物学作用。已发现三条补体激活途径，即经典激活途径、MBL 激活途径和旁路激活途径。它们有共同的终末反应过程（图 3-9）。

1. 经典激活途径

经典激活途径又称为传统途径，是抗体介导的体液免疫应答的主要效应方式。

（1）激活物　IgM 或 IgG 与抗原结合形成的免疫复合物（IC）是经典途径的主要激活物。

（2）激活过程　免疫复合物（IC）与 C1 开始结合，依次激活补体各成分直至 C9，其反应顺序为 C1、C4、C2、C3、C5…C9。按补体在激活过程中的功能，人为地分为三个阶段，即识别阶段、活化阶段和膜攻击阶段。

① 识别阶段　即 C1 识别 IC 而活化形成 C1 酯酶的阶段。C1 是由 C1q、C1r、C1s 组成的多聚体复合物（图 3-7），C1q 与 IC 中抗体分子（IgM 或 IgG）2 个以上 Fc 段的补体结合位点结合可发生构型改变，使与 C1q 结合的 C1r 活化，活化的 C1r 又激活 C1s，从而形成具有丝氨酸蛋白酶活性的 C1 复合物，即 C1 酯酶，在经典激活途径中，一旦形成 C$\overline{1s}$（C1 酯酶），即完成识别阶段，并进入活化阶段。

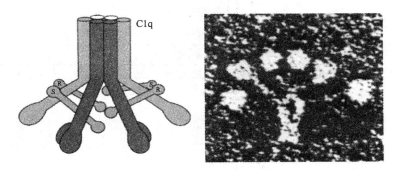

图 3-7　C1 复合大分子结构示意

② 活化阶段　活化的 C1 作用于后续的补体成分，至形成 C3 转化酶和 C5 转化酶的阶段。

活化的 C1（C$\overline{1s}$）使 C4 裂解为 C4a 和 C4b，小分子片段 C4a 释放入液相，大分子片段 C4b 附着于 IC 或抗体结合的细胞表面。接着 C2 在 Mg^{2+} 存在下被 C$\overline{1s}$也裂解为两个片段 C2a 和 C2b。小分子片段 C2a 释放入液相，大分子片段 C2b 与 C4b 结合成 C$\overline{4b2b}$即为经典激活途径的 C3 转化酶。

C3 转化酶水解 C3 产生的小分子片段 C3a 释放入液相，大分子片段 C3b 与细胞表面的 C$\overline{4b2b}$结合，形成 C$\overline{4b2b3b}$复合物即 C5 转化酶（图 3-8）。

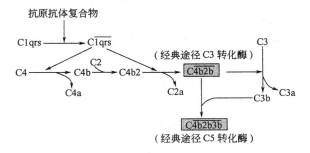

图 3-8　补体经典途径激活过程模式图

③ 膜攻击阶段 C5 转化酶裂解 C5 后，继而作用于后续的其他补体成分，形成攻膜复合物，最终导致细胞受损、细胞裂解的阶段。见补体激活的共同终末反应过程（图 3-9）。

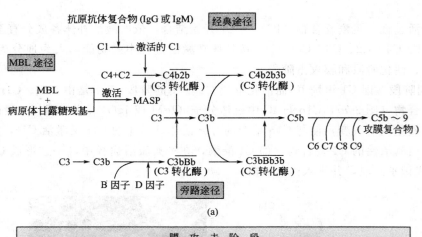

(a)

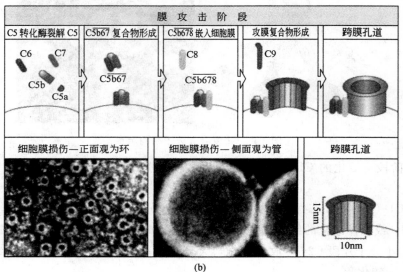

(b)

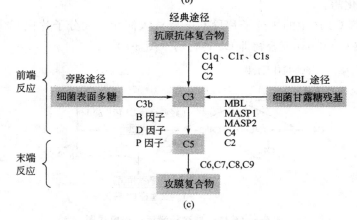

(c)

图 3-9 补体三条激活途径及共同终末反应全过程示意

2. 旁路激活途径

不经 C1、C4、C2 途径，而由 C3、B 因子、D 因子参与的活化过程称为补体活化的旁路途径，又称替代途径。某些细菌、内毒素、酵母多糖、葡聚糖以及其他哺乳动物细胞可为补体激活提供保护性环境和接触表面，从而直接活化 C3，激活旁路途径。旁路途径不依赖于抗体，是最早出现的补体活化途径，是抵御微生物感染的非特异性防线。

在生理条件下，C3 可受蛋白酶的作用，缓慢、持续地产生少量 C3b。C3b 与血清中的 B 因子结合形成 C3bB，血清中的 D 因子可将结合状态的 B 因子裂解为小片段的 Ba 和大片段 Bb。Ba 释放入液相，Bb 仍附着于 C3b，形成 $\overline{C3bBb}$ 复合物，即旁路途径的 C3 转化酶。血清中的备解素 P 因子可与 $\overline{C3bBb}$ 结合并使之稳定。结合于激活物表面的 $\overline{C3bBb}$ 将 C3 水解为 C3a 和 C3b，后者与 $\overline{C3bBb}$ 结合形成 $\overline{C3bBb3b}$，即为旁路途径的 C5 转化酶，可以裂解 C5，进入终末途径（图 3-9）。

3. MBL 激活途径

MBL 途径又称凝集素途径，此途径不需要抗体的参与，由血浆中甘露糖结合的凝集素（mannose-binding lectin，MBL）直接识别多种病原微生物表面的 *N*-氨基半乳糖或甘露糖，进而依次活化 MASP 1（MBL 相关相关丝氨酸蛋白酶）、MASP 2、C4、C2、C3，形成与经典途径中相同的 C3 转化酶与 C5 转化酶的级联酶促反应过程（图 3-9）。MBL 激活途径的主要激活物为含 *N*-氨基半乳糖或甘露糖残基的病原微生物。

4. 补体激活的共同终末反应过程

补体是一种相对独立的固有免疫防御机制，三条途径起点各异，但存在相互交叉，具有共同的终末反应过程（图 3-9）。

三条补体激活途径形成的 C5 转化酶均可把 C5 裂解成 C5a 和 C5b，前者释放入液相，后者结合于细胞表面，并依次与 C6、C7 结合，形成 $\overline{C5b67}$ 复合物插入细胞膜脂质双层中，进而与 C8 高亲和力结合，形成的 C5b～8 可促进 C9 聚合，形成 $\overline{C5b6789n}$ 复合物（*n* 为 12～15），即攻膜复合物（MAC）。插入细胞膜的 MAC 通过破坏局部磷脂双层而形成"渗漏斑"，或形成穿膜的亲水性孔道，最终导致细胞崩解。

三、补体系统的生物学作用

1. 参与宿主早期抗感染免疫

（1）溶解细菌、病毒和细胞的细胞毒作用　补体系统激活后，通过级联反应可在靶细胞

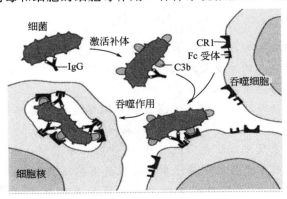

图 3-10　补体的调理作用

表面形成许多 MAC，导致靶细胞溶解，是机体抗细菌和抗病毒的重要防御机制。某些病理情况下，可引起宿主细胞溶解，导致组织损伤与疾病。

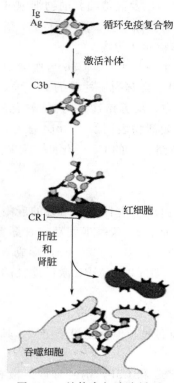

图 3-11　补体参与清除循环
免疫复合物示意

（2）调理作用　补体激活过程中产生的 C3b、C4b、iC3b 均是重要的调理素，可与中性粒细胞或巨噬细胞表面的受体结合。在微生物细胞表面发生的补体激活可促进微生物与吞噬细胞黏附，被吞噬细胞杀伤。补体的调节吞噬作用是机体抵御全身性细菌和真菌感染的主要机制之一（图 3-10）。

（3）引起炎症反应　C3a、C4a 和 C5a 被称为过敏毒素，它们可与肥大细胞或嗜碱粒性细胞表面受体结合，触发细胞脱颗粒，释放组胺等血管活性介质，介导局部炎症反应。C5a 对中性粒细胞等有很强的趋化活性，诱导中性粒细胞黏附，刺激产生氧自由基、前列腺素和花生四烯酸，引起血管扩张、毛细血管通透性增高、平滑肌收缩等。

2. 维持内环境稳定

（1）清除循环 IC　机体血循环中形成的 IC 可沉积于血管壁，通过激活补体可导致炎症反应，造成组织损伤。这些 IC 可被补体的某些成分清除。主要机制为：IC 可激活补体，产生的 C3b 与抗体结合。借此，IC 借助 C3b 与表达补体受体 CR1 和 CR3 的血细胞结合，并通过血流运送至肝脏而被清除（图 3-11）。

（2）清除凋亡细胞　机体产生的凋亡细胞若不及时清除，可能引发自身免疫病。多种补体成分可识别和结合凋亡细胞，并通过与吞噬细胞表面相应受体作用而参与对这些细胞的清除。

3. 参与适应性免疫应答

补体不仅在机体早期抗感染免疫中发挥重要作用，而且还参与适应性免疫的启动、效应和维持。补体通过与适应性免疫相互作用，有助于机体形成完备的免疫应答机制，有效发挥免疫系统的功能。

小　结

补体系统是机体内重要的免疫效应和免疫效应放大系统，不仅是机体发挥天然免疫防御的重要机制，也是体液免疫的主要效应机制之一。补体系统由 30 多种蛋白质组成，可分为固有成分、调节蛋白和补体受体三大类。

补体系统在不同激活物的作用下，可通过经典激活途径、旁路激活途径、MBL 激活途径被激活。

三条途径的共同终末反应过程是形成 MAC，导致细胞崩解，这是机体抗感染的重要防御机制。在补体活化过程中产生的小分子裂解片段具有广泛的生物学效应，它们可通过与靶细胞表面相应受体结合而广泛参与机体的免疫调节和炎症反应，帮助维持机体内环境的稳定。

第五节　免 疫 系 统

机体的免疫功能是由免疫系统来执行的，免疫系统由免疫器官、免疫细胞和免疫分子组成。

一、免疫器官

免疫器官按其发生和功能不同，可分为中枢免疫器官和外周免疫器官，二者通过血液循环及淋巴循环相互联系（图 3-12）。

1. 中枢免疫器官

中枢免疫器官是免疫细胞发生、分化、发育和成熟的场所，人或其他哺乳动物的中枢免疫器官包括骨髓和胸腺。

（1）骨髓　骨髓是人和其他哺乳动物的造血器官，也是各种免疫细胞发生的场所。骨髓中的多能造血干细胞（pluripotent hematopoietic stem cell，HSC）在某些因素的影响下分化为髓样干细胞和淋巴样干细胞。前者进一步分化成熟为粒细胞、单核细胞、树突状细胞、红细胞和血小板，后者则发育为各种淋巴细胞（T 细胞、B 细胞、NK 细胞）的前体细胞。一部分淋巴干细胞及前体细胞进入胸腺发育成 T 淋巴细胞，另一部分在骨髓内继续分化发育为成熟的 B 细胞或自然杀伤细胞（NK 细胞）。

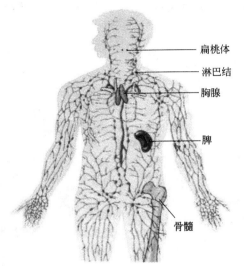

图 3-12　人体免疫器官组成示意

（2）胸腺　胸腺是 T 淋巴细胞分化、发育和成熟的场所，它位于胸骨后、心脏上方，其大小和结构随年龄的不同而有明显差异。从骨髓迁入的淋巴干细胞，在胸腺微环境作用下，90％以上的细胞凋亡，只有少部分细胞分化成熟为具有免疫活性的 T 淋巴细胞，输出胸腺，定居于外周免疫器官。胸腺发育不全或缺失，可导致 T 细胞缺乏和细胞免疫功能缺陷。

2. 外周免疫器官

外周免疫器官是免疫细胞定居、增殖的场所，也是免疫应答发生的部位，包括淋巴结、脾和黏膜相关淋巴组织等。

（1）淋巴结　人体全身约有 500～600 个淋巴结，广泛存在于易受病原微生物和其他抗原性异物侵入的非黏膜部位。淋巴结是成熟的 T 细胞和 B 细胞的主要定居部位，其中 75％为 T 细胞、25％为 B 细胞。在淋巴结内，T、B 淋巴细胞接受抗原刺激后，分化增殖为致敏 T 淋巴细胞和浆细胞，浆细胞分泌的抗体和致敏 T 淋巴细胞进入血液参与免疫应答和淋巴细胞再循环。

（2）脾　脾是胚胎时期的造血器官，自骨髓开始造血后，脾演变成为人体中最大的外周免疫器官，也是最活跃的免疫器官。定居于脾的淋巴细胞中，B 细胞约占总数的 60％，T 细胞约占 40％。脾对清除血液中的病原体、衰老的红细胞和白细胞、免疫复合物以及其他异物有重要意义，是机体产生免疫应答和合成免疫活性物质的重要场所。切除脾将增加机体感染病原微生物的危险。

（3）黏膜相关淋巴组织　黏膜相关淋巴组织（mucosal-associated lymphoid tissue，MALT）主要包括扁桃体、阑尾及消化道、呼吸道和泌尿生殖道下分散的淋巴组织等。这类组织中均分布有各类免疫细胞，包括 T、B 淋巴细胞，是全身免疫系统的重要组成部分。

二、免疫细胞

免疫细胞是免疫系统的功能单元，也是参与免疫应答的细胞的总称。包括造血干细胞、淋巴细胞、抗原提呈细胞（APC）等（图 3-13）。其中能接受抗原刺激而活化、增殖分化，发生特异性免疫应答的细胞称为免疫活性细胞，即 T 细胞和 B 细胞。

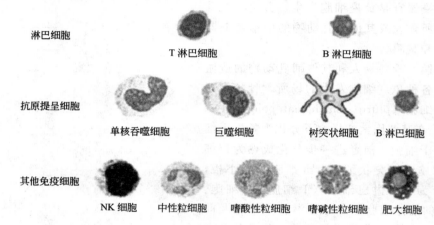

图 3-13　免疫细胞示意

来自多功能造血干细胞的免疫细胞，在发育成熟的过程中，细胞表面会出现不同的表面分子，称为白细胞分化抗原。应用以单克隆抗体鉴定为主的方法，将来自不同实验室的单克隆抗体所识别的同一种分化抗原归为同一个分化群，简称 CD（cluster of differentiation），CD 后的序号代表一类分化抗原分子。目前已经确定的 CD 分子有 300 多种，涉及机体所有组织细胞，而在免疫细胞膜上的 CD 分子是生物信息分子，介导细胞间的相互识别、作用，与免疫细胞的功能有密切的关系。通过检测 CD 分子，可以鉴别细胞和判断细胞的功能。

1. T 淋巴细胞

T 淋巴细胞（T lymphocyte）简称 T 细胞，来源于骨髓中的淋巴样干细胞，在胸腺中发育成熟。"T"即来自于胸腺（thymus）英文的首字母。根据其表面标志和功能特征，T 细胞可分为不同的亚群，各亚群之间相互调节，共同发挥其免疫学功能。

（1）主要表面标志

① TCR-CD3 复合物　T 细胞（抗原）受体（T cell receptor，TCR）是 T 细胞特征性标志，其作用是识别抗原。CD3 以非共价键与 TCR 结合，传导 TCR 识别抗原所产生的活化信号。

② CD4 和 CD8　CD4 和 CD8 均为跨膜蛋白，其功能是辅助 TCR 识别抗原和参与 T 细胞活化信号的传导。CD4 与抗原提呈细胞表面的 MHC-II 类分子结合，CD8 与 MHC-I 类分子结合。成熟的 T 细胞表面只能表达 CD4 或 CD8，即 CD4+ T 细胞或 CD8+ T 细胞。

③ 协同刺激分子　T 细胞表面的主要的协同刺激分子（图 3-14）包括：a. CD28，与 APC 表面的 B7 分子结合；b. CD40L，与 B 细胞表面的 CD40 的结合；c. CD2，配体有 LFA-3（CD58）、CD59、CD48，是人类 T 淋巴细胞表面能结合绵羊红细胞的受体。B 淋巴细胞表面无 CD2 受体，所以 CD2 是鉴定 T 淋巴细胞的主要指标。可以在体外通过 E 花环实验，来检测血液中 T 淋巴细胞的数量和比例。

（2）T 淋巴细胞亚群　T 细胞是不均一的细胞群体，有多种分类方法可将 T 细胞分为不同的亚群。按照 T 细胞表面 CD 分子的不同可分为如下几类。

① CD4$^+$T 细胞　指细胞表面有 CD4 分子的 T 细胞，识别抗原受 MHC-Ⅱ类分子限制。主要包括 CD4$^+$ 辅助性 T 细胞（CD4$^+$ Th 细胞），CD4$^+$ Th 细胞又可分为：a. Th1 细胞，主要分泌细胞因子参与细胞免疫，介导Ⅳ型超敏反应；b. Th2 细胞，辅助刺激 B 淋巴细胞活化增殖，产生抗体。

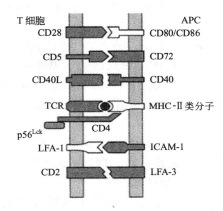

图 3-14　T 细胞与 APC 细胞之间的协同刺激分子

② CD8$^+$T 细胞　指细胞表面有 CD8 分子的 T 细胞，识别抗原受 MHC-Ⅰ类分子限制。活化的 CD8$^+$ T 细胞又称为细胞毒性细胞（CTL 或 Tc），具有溶解、杀伤抗原细胞的功能。

2. B 淋巴细胞

B 淋巴细胞（B lymphocyte）简称 B 细胞，由哺乳动物骨髓中的淋巴样干细胞分化发育而来。

（1）主要表面标志

① BCR　B 细胞（抗原）受体（B cell receptor，BCR）是表达于 B 细胞表面的免疫球蛋白（mIg），与 B 细胞表面的其他分子组成复合物来识别抗原，接受抗原刺激，作为信号传递分子促使 B 淋巴细胞活化，启动体液免疫应答。每一个 B 淋巴细胞表面只含有一种抗原受体，只能识别、结合相应的抗原表位，从而产生针对该抗原表位的抗体。这就是单克隆抗体产生的理论基础。

② 协同刺激分子　抗原与 B 细胞的 BCR 结合，即为 B 细胞活化的第一信号，但仅有第一信号不足以使 B 细胞活化，还需要第二信号。第二信号主要由 Th 细胞和 B 细胞表面的协同刺激分子间的相互作用产生。

B 细胞表面的主要的协同刺激分子包括：①CD40，与活化 T 细胞表面的 CD40L 结合；②CD80 和 CD86，即 B7.1 和 B7.2，与 T 细胞上 CD28 和 CTLA-4 结合。

（2）B 淋巴细胞亚群　根据是否表达 CD5 分子，B 细胞可分为 CD5$^+$ B-1 细胞和 CD5$^-$

B-2 细胞两个亚群。B-2 细胞即通常所指的 B 细胞。

① B-1 细胞　主要识别非蛋白抗原，对 TI 抗原产生应答，不需要 Th 细胞协助，主要产生 IgM 类抗体，无记忆细胞，不具有严格的特异性。

② B-2 细胞　即通常所指的 B 细胞，主要识别蛋白质抗原，在 Th 细胞协助下对 TD 抗原产生应答，抗体的主要类型是 IgG，有记忆细胞形成。

3. NK 细胞

NK 细胞（natural killer cell）又称自然杀伤细胞，属于非特异性免疫细胞，无需抗原刺激就能杀伤某些肿瘤和病毒感染的细胞，在机体抗肿瘤、早期抗病毒、抗胞内寄生菌感染的免疫过程中起重要作用。

另外，NK 细胞表面有 IgG 的 Fc 受体，可以定向识别与 IgG 抗体特异性结合的肿瘤、病毒感染细胞，并将其杀伤。这种作用需要 IgG 抗体作为桥梁，称为抗体依赖性细胞介导的细胞毒作用（antibody dependent cell-mediated cytotoxicity，ADCC）。

4. 抗原提呈细胞

抗原提呈细胞（antigen-presenting cell，APC）是指能够加工、处理抗原并将抗原信息提呈给 T 淋巴细胞的一类细胞，在机体的免疫识别、免疫应答与免疫调节中起重要作用。专职性 APC 能组成性表达 MHC-Ⅱ类分子和 T 细胞活化所需的共刺激分子以及黏附分子，具有显著的抗原摄取、加工、处理与提呈功能，包括树突状细胞（dendritic cells，DC）、单核吞噬细胞、B 淋巴细胞。

（1）树突状细胞　树突状细胞（DC）是由美国学者 Steinman 于 1973 年发现的，因其成熟时伸出许多树突样或伪足样突起而得名。DC 含量很少，广泛地分布于机体的各个部位，是目前所知的功能最强的抗原提呈细胞。

（2）单核吞噬细胞　单核吞噬细胞包括血液中的单核细胞和组织器官中的巨噬细胞（M_φ）。单核细胞来源于骨髓中的前体细胞，进入血液，存留数小时至数日后，移行到全身组织器官，分化为 M_φ。单核细胞和 M_φ 吞噬清除病原微生物的能力很强，可以经吞噬、胞饮等方式摄取抗原，对其进行加工处理，将处理后的抗原肽-MHC-Ⅱ类分子复合物提呈给 $CD4^+$ Th 细胞，发挥专职性 APC 的功能。

（3）B 淋巴细胞　B 细胞是介导体液免疫应答的细胞，也是一类专职性 APC。B 细胞能够通过其膜表面的 BCR 摄取蛋白抗原并将之加工处理成抗原肽，并将抗原肽-MHC-Ⅱ类分子复合物表达于 B 细胞表面，提呈给 $CD4^+$ Th 细胞。

（4）非专职性 APC　除了以上三种专职性 APC 以外，还有一些细胞只有在炎症过程中受到细胞因子诱导才能提呈抗原，被称为非专职性 APC，包括内皮细胞、纤维母细胞、各种上皮及间皮细胞等。

另外，被病毒或胞内寄生菌感染的靶细胞是一类特殊的非专职性 APC，此类细胞均能将内源性蛋白抗原降解、处理为多肽，并以抗原肽-MHC-Ⅰ类分子复合物的形式表达于细胞表面，提呈给 $CD8^+$ T 细胞，被识别和杀伤。

5. 其他免疫细胞

中性粒细胞、嗜酸性粒细胞、嗜碱性粒细胞、肥大细胞、血小板和红细胞等，在免疫应答中也发挥不同的作用。

三、细胞因子

细胞因子（cytokine，CK）是由细胞分泌的，介导和调节免疫、炎症和造血过程的小分子蛋白质。

1. 细胞因子的种类

细胞因子最初根据来源分为两类：淋巴细胞分泌的淋巴因子和单核/巨噬细胞分泌的单核因子。此分类过于简单，现一般根据细胞因子的来源、功能和结构将其分为六类。

（1）白细胞介素 白细胞介素（interleukin，IL）最初是指由白细胞产生又在白细胞间发挥调节作用的细胞因子。后来发现，除白细胞外，其他细胞也可产生白细胞介素，如白细胞介素也作用于其他的靶细胞，但这一名称仍被广泛使用。目前已发现的白细胞介素有30余种。

（2）干扰素 干扰素（interferon，IFN）是最早发现的细胞因子，因其具有干扰病毒的感染和复制的功能而得名。根据来源和理化性质的不同，干扰素可分为Ⅰ型和Ⅱ型干扰素。Ⅰ型干扰素包括IFN-α（有13个亚型）、IFN-β，主要由病毒感染细胞产生。Ⅱ型干扰素即IFN-γ，主要由活化的T细胞和NK细胞产生（表3-4）。

表 3-4 干扰素的类型及主要功能

名称	类型	主要产生细胞	主要功能
IFN-α	Ⅰ型干扰素	淋巴细胞 单核/巨噬细胞	抗病毒，促进MHC-Ⅰ类分子和MHC-Ⅱ类分子表达
IFN-β	Ⅰ型干扰素	成纤维细胞	抗病毒，抗细胞增殖，促进MHC-Ⅰ类分子和MHC-Ⅱ类分子表达
IFN-γ	Ⅱ型干扰素	T细胞、NK细胞	激活巨噬细胞，抗病毒，促进MHC分子表达和抗原提呈，诱导Th1细胞分化，抑制Th2细胞分化

（3）肿瘤坏死因子 肿瘤坏死因子（tumor necrosis factor，TNF）是Garwell等在1975年发现的一种能使肿瘤发生出血、坏死的细胞因子。肿瘤坏死因子分为TNF-α和IFN-β。TNF-α主要由活化的单核/巨噬细胞产生。TNF-β主要由活化的T细胞产生，又称淋巴毒素（lymphotoxin，LT）。

（4）集落刺激因子 集落刺激因子（colony-stimulating factor，CSF）是指能够刺激多能造血干细胞和不同发育分化阶段的造血祖细胞增殖、分化的细胞因子。目前发现的集落刺激因子有粒细胞-巨噬细胞集落刺激因子（GM-CSF）、巨噬细胞集落刺激因子（M-CSF）、粒细胞集落刺激因子（G-CSF）。此外，红细胞生成素（EPO）、干细胞因子（SCF）和血小板生成素（TPO）等也是集落刺激因子。

（5）趋化性细胞因子 趋化性细胞因子（chemokine）对白细胞有趋化和刺激作用，能招募血液中的单核细胞、中性粒细胞、淋巴细胞等进入感染发生的部位。可分为四类：CC趋化性细胞因子、CXC趋化性细胞因子、C趋化性细胞因子、CXXXC趋化性细胞因子。

（6）生长因子 生长因子（growth factor，GF）是具有刺激细胞生长作用的细胞因子。包括转化生长因子-β（TGF-β）、血管内皮细胞生长因子（VEGF）、表皮生长因子（EGF）和成纤维细胞生长因子（FGF）等。

2. 细胞因子的共同特点

多数细胞因子为低分子量的多肽或糖蛋白，以旁分泌或自分泌的形式作用于邻近细胞或产生细胞因子的细胞本身在局部起作用，少数细胞因子可以内分泌的形式作用于远端细胞。细胞因子在较低浓度下即有生物学活性，表现为高效性。一种细胞因子可作用于不同的靶细胞，产生不同的生物学效应，表现为多效性；几种不同的细胞因子可作用于同一种靶细胞，产生相同或相似的生物学效应，表现为重叠性。一种细胞因子可抑制其他细胞因子的功能，表现拮抗性；也可增强另一种细胞因子的功能，表现协同性。

3. 细胞因子的生物学作用

细胞因子具有抗感染、抗肿瘤作用，也具有促进血管生成、刺激造血细胞和调节特异性免疫应答的活性，体内众多的细胞因子构成了一个细胞因子网络，发挥复杂而精细的免疫调节功能。

小　结

机体的免疫功能是由免疫系统来完成的。免疫系统由免疫器官、免疫细胞和免疫分子组成。免疫器官分为中枢免疫器官（骨髓、胸腺）和外周免疫器官（淋巴结、脾和黏膜相关淋巴组织等）。免疫细胞是参与免疫应答的细胞的总称，包括造血干细胞、淋巴细胞、抗原提呈细胞（APC）等，其中最重要的是 T、B 淋巴细胞。T、B 淋巴细胞的表面有许多表面标志，对抗原的识别、结合和活化信号的传递具有重要的意义。免疫分子是指由免疫细胞产生或存在于体内的免疫物质，包括抗体、补体（见第三、第四节）和细胞因子等。细胞因子是由细胞分泌的，介导和调节免疫、炎症和造血过程的小分子蛋白质，分为白细胞介素、干扰素、肿瘤坏死因子、集落刺激因子、趋化性细胞因子和生长因子六类。

第六节　免 疫 应 答

一、概述

1. 免疫应答的概念

免疫应答（immune response，IR）是指机体的免疫活性细胞对抗原的识别，引起自身活化、增殖、分化及产生特异性免疫效应的过程。免疫应答最重要的意义就是：识别、排除"非己"物质，维持机体的生理平衡稳定。

2. 免疫应答的类型

根据机体受抗原刺激产生的反应状态分为：正免疫应答、负免疫应答。

正免疫应答即通常所指的免疫应答，产生特异性免疫效应物质，表现为对抗原的清除；负免疫应答表现为特异性免疫无反应，对抗原发生特异性的"容忍"效应，即免疫耐受。

正常情况下，机体对"非己"抗原产生正应答，表现为抗感染和抗肿瘤，而对自身成分发生负应答。异常情况下，对"非己"抗原可产生过高或过低应答，甚至无应答，前者导致超敏反应，后者导致反复感染。若对自身成分产生正应答，则会发生自身免疫疾病。

根据应答特性的不同分为：非特异性免疫应答、特异性免疫应答。

本节所讨论的免疫应答主要是特异性免疫应答。特异性免疫应答根据参与的免疫活性细胞的类型不同又分为：B 细胞介导的体液免疫应答和 T 细胞介导的细胞免疫应答。

3. 免疫应答的基本过程

外周免疫器官是免疫应答发生的主要场所。抗原通过血流或淋巴循环进入脾脏和淋巴结，被 APC 加工处理后，供 T、B 淋巴细胞识别。淋巴细胞接受抗原刺激后活化、增殖、分化成效应细胞，发挥免疫效应。此过程可分为三个阶段（图 3-15）。

（1）抗原识别、提呈阶段（感应阶段）　抗原提呈细胞（APC）摄取抗原，加工、处理

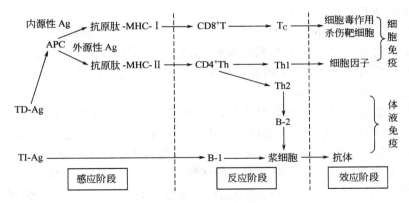

图 3-15　免疫应答的基本过程示意

成抗原肽-MHC 复合物，并提呈给免疫活性细胞识别的阶段。

（2）免疫活性细胞活化、增殖和分化阶段（反应阶段）　是 T、B 细胞接受抗原刺激后活化、增殖、分化的阶段。T 细胞和 B 细胞在特异性地识别抗原后，在多种成分的协调作用下，T 细胞分化为效应性 T 细胞，B 细胞分化成浆细胞。分化途中部分细胞会停止分化，称为记忆性细胞（Tm，Bm），当再次接触同一抗原时能迅速增殖、分化为效应性 T 细胞和浆细胞。

（3）免疫效应成分发挥免疫效应（效应阶段）　浆细胞合成并分泌抗体，发挥特异性体液免疫作用；致敏 T 细胞通过直接杀伤靶细胞的细胞毒作用和释放淋巴因子引起炎症反应，发挥细胞免疫作用；清除抗原以维护机体内环境的稳定。

二、体液免疫应答

外来抗原进入机体后诱导 B 细胞活化、增殖、分化为浆细胞，产生特异性抗体，存在于体液中，发挥重要的免疫效应作用，此过程称为体液免疫应答（humoral immune response）。

体液免疫主要针对外源性抗原产生应答。刺激 B 细胞产生免疫应答的抗原物质有 TD-Ag 和 TI-Ag。TD-Ag 诱导体液免疫应答必须有 APC 和 Th 细胞的参与，刺激 B-2 细胞活化；TI-Ag 直接刺激 B-1 细胞产生体液免疫应答。

1. B-2 细胞对 TD-Ag 的免疫应答

（1）抗原的识别、处理和提呈

① B 细胞识别抗原　抗原物质进入机体后，B 细胞通过 BCR 直接识别天然抗原分子表面的抗原表位，无需 APC 对抗原的加工处理和提呈，故 B 细胞识别抗原无 MHC 限制性。此为 B 细胞活化的第一信号，但仅此是不够的，B 细胞活化需要双信号刺激，获得活化的第二信号则需要 APC 和 CD4$^+$ Th 细胞的辅助。

② APC 处理、提呈抗原　APC 捕获进入机体的抗原，加工处理为抗原肽，并与 APC 内合成的 MHC-Ⅱ类分子结合成抗原肽-MHC-Ⅱ类分子复合物，表达于 APC 的表面，提呈给 CD4$^+$ Th 细胞识别。

③ CD4$^+$ Th 细胞识别抗原肽-MHC-Ⅱ类分子复合物　CD4$^+$ Th 细胞通过 TCR 识别 APC 表面的抗原肽-MHC-Ⅱ类分子复合物中的抗原肽，通过 CD4 识别 MHC-Ⅱ类分子，此为 CD4$^+$ Th 细胞双识别，即 CD4$^+$ Th 细胞识别抗原受到 MHC-Ⅱ类分子的限制。

（2）免疫细胞的活化、增殖、分化

① CD4+ Th 细胞的活化、增殖、分化　CD4+ Th 细胞活化需要双信号刺激。第一信号是双识别，第二信号是 CD4+ Th 细胞表面的 CD28 等分子与 APC 表面的 B7 等分子结合并相互作用后产生协同刺激信号。只有第一信号，没有第二信号，Th 细胞不能增殖，也不能合成细胞因子，进入免疫耐受状态。

在双信号刺激下 CD4+ Th 细胞被活化，开始增殖、分化多种细胞因子受体，也分泌多种细胞因子。在以 IL-12 为主的细胞因子作用下，形成效应 Th1 细胞，效应 Th1 细胞通过多种细胞因子，促进细胞免疫。在以 IL-4 为主的细胞因子作用下，形成效应 Th2 细胞，效应 Th2 细胞分泌多种细胞因子，促进 B 细胞增殖、分化，参与体液免疫。

部分 CD4+ Th 细胞停止活化称为记忆性 T 细胞（T_M），当 T_M 再次接触同一抗原时，可直接活化，产生效应。

② B 细胞的活化、增殖、分化　B 细胞通过 BCR 与抗原表位结合产生了第一信号。效应 Th2 细胞表面的 CD40L 与 B 细胞表面的 CD40 结合，产生 B 细胞活化的第二信号。在双信号刺激下，B 细胞表面表达多种细胞因子受体，与效应 Th2 细胞分泌的 IL-2、IL-4、IL-5、IL-6、TNF 等细胞因子结合，促进 B 细胞增殖、分化为浆细胞（图 3-16）。

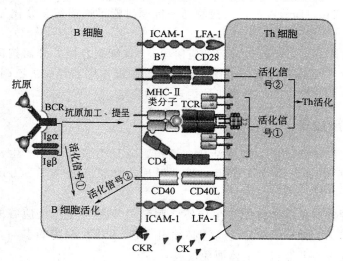

图 3-16　B 细胞与 CD4+ Th 间的相互作用

说明：如图所示，B 细胞既是免疫活性细胞又是抗原提呈细胞

部分 B 细胞中途停止分化，形成记忆性 B 细胞（B_M）。再次接触相同抗原刺激，B_M 可直接分化、增殖为浆细胞产生抗体，此为再次应答的基础。

（3）效应阶段　浆细胞合成、分泌抗体，发挥体液免疫作用。

2. B-1 细胞对 TI-Ag 的免疫应答

TI-Ag 可直接诱导 B 细胞活化、增殖、分化为浆细胞，合成分泌抗体。TI-Ag 有两类，即 TI-1（如细菌脂多糖）和 TI-2（如肺炎链球菌荚膜多糖）。两类抗原激活 B 细胞的机制有所不同，但都不需要 APC 和 CD4+ Th 细胞的辅助即可激活 B 细胞；在免疫应答过程中产生 IgM 抗体，不产生记忆性 B 细胞，只表现为初次应答，没有再次应答。

3. 抗体产生的一般规律

抗体产生的过程包括初次应答和再次应答（图 3-17）。

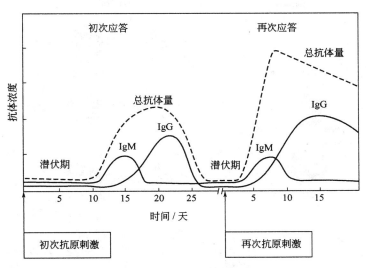

图 3-17　抗体产生规律示意

（1）初次应答　初次应答（primary response）是抗原首次进入机体引起的免疫应答。它的特点是潜伏期长，约 1～2 周血清中才出现抗体；抗体效价低；维持时间短；亲和力低；首先出现 IgM 类抗体，IgM 接近消失时出现 IgG，以 IgM 为主。

（2）再次应答　再次应答（secondary response）是相同抗原再次进入机体引起的免疫应答。它的特点是潜伏期短，约 1～2 天后血清中即出现抗体；抗体效价高，往往比初次应答高 10 倍以上；维持时间长达数月或数年；亲和力高；IgM 含量及体内存在时间与初次应答相似，IgG 明显增高，以 IgG 为主。这是由于初次应答产生了记忆细胞的缘故。

掌握抗体产生的一般规律，在医学实践中具有重要的指导意义。为产生高效价、高亲和力抗体，在疫苗接种或制备免疫血清时应采用再次或多次加强免疫，以获得良好的免疫效果。IgM 产生早、消失快，临床上检测特异性 IgM 抗体可用于感染的早期诊断。病人早期和恢复期特异性抗体 IgG 的效价有助于诊断和评估疾病的归转，一般抗体效价增长 4 倍有诊断意义。

4. 体液免疫应答的生物学效应

体液免疫通过浆细胞产生的抗体发挥生物学效应，如中和作用、调理作用、参与 ADCC 作用、激活补体发挥溶菌溶解靶细胞作用、参与超敏反应等（图 3-18）。

三、细胞免疫应答

T 细胞接受抗原刺激后，转化为效应性 T 细胞释放多种淋巴因子，引起的特异性的免疫反应，称为细胞免疫应答（cellular immune response）。通常由 TD-Ag 诱发，多种免疫细胞参与，基本过程与体液免疫应答相似。

细胞免疫应答的效应主要有两种：效应 Th1 细胞介导的炎症反应、效应 Tc 细胞介导的细胞毒作用，前者主要在抗胞内寄生病原体感染中起重要作用，后者主要杀伤被病毒、某些胞内寄生菌感染的宿主细胞及肿瘤细胞。

1. 效应 Th1 细胞介导的炎症反应

（1）抗原的识别、处理和提呈　APC 捕获进入机体的抗原（胞内寄生病原体），经加工

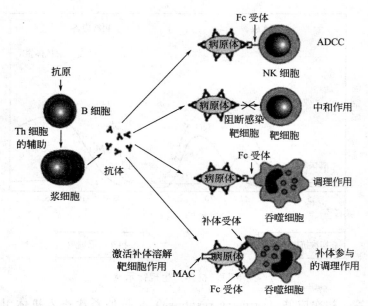

图 3-18　体液免疫应答的生物学效应

处理为抗原肽-MHC-Ⅱ类分子复合物，表达于 APC 的表面，提呈给 CD4$^+$ Th 细胞识别。CD4$^+$ Th 细胞表面的 TCR 识别抗原肽，CD4 识别 MHC-Ⅱ类分子，即为 CD4$^+$ Th 细胞的双识别，是 CD4$^+$ Th 细胞活化的第一信号。

　　（2）免疫细胞的活化、增殖、分化　CD4$^+$ Th 通过 CD28 与 B7 等协同刺激分子结合产生第二活化信号。在双信号刺激下 CD4$^+$ Th 细胞活化，表达多种细胞因子受体，APC 同时被激活，释放 IL-1、IL-12 等细胞因子。在以 IL-12 为主的细胞因子作用下，形成效应 Th1 细胞。

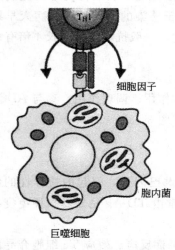

图 3-19　效应 Th1 细胞
介导的炎症反应

　　（3）效应阶段　效应 Th1 细胞通过活化巨噬细胞和释放多种细胞因子，清除胞内寄生病原体。在宿主抗胞内寄生病原体感染中起重要作用（图 3-19）。

　　2. 效应 Tc 细胞介导的细胞毒作用

　　（1）抗原的识别、处理和提呈　内源性抗原（病毒感染细胞所合成的病毒蛋白和肿瘤细胞所合成的肿瘤抗原）被靶细胞自身降解、处理为多肽，并与 MHC-Ⅰ类分子结合，形成抗原肽-MHC-Ⅰ类分子复合物表达于靶细胞表面。

　　CD8$^+$ Tc 细胞通过 TCR 识别抗原肽，CD8 识别 MHC-Ⅰ类分子，此双识别为 CD8$^+$ Tc 细胞活化的第一信号。

　　（2）免疫细胞的活化、增殖、分化　CD8$^+$ Tc 通过 CD28 与 B7 等协同刺激分子结合产生第二活化信号。在双信号刺激下 CD8$^+$ Tc 细胞活化，表达 IL-12 等细胞因子受体，接受以 IL-12 为主的细胞因子的刺激后，增殖、分化为效应 Tc 细胞。

　　（3）效应阶段　效应 Tc 细胞通过细胞毒作用特异性地杀伤靶细胞，杀伤机制有两种：一是释放穿孔素、颗粒酶。效应 Tc 细胞与靶细胞密切接触后，释放穿孔素插入靶细胞膜，形成孔道，使水、电解质迅速进入细胞，导致靶细胞崩解、死亡；颗粒酶也经此孔道进入靶细胞，通过激活凋亡相关的酶系统而介导靶细胞凋亡。二是经 Fas/FasL 途径诱导细胞凋亡。效应 Tc 细胞可表达 FasL，与靶细胞表面 Fas 结合，启动凋亡信号，致使靶细胞凋亡（图 3-20）。

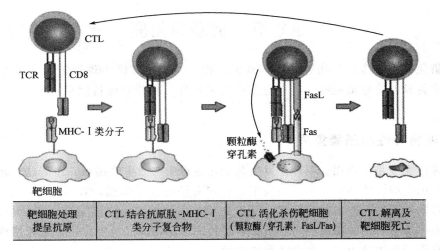

图 3-20 效应 Tc 细胞介导的细胞毒作用

效应 Tc 细胞在杀伤靶细胞的过程中杀伤迅速，靶细胞几分钟之内溶解，效应 Tc 细胞自身不受损伤，杀死细胞后即与其脱离，与其他表达特异性抗原的靶细胞结合，启动新一轮杀伤效应，连续杀伤多个靶细胞。

3. 细胞免疫应答的生物学效应

细胞免疫主要针对胞内寄生菌（如结核分枝杆菌、麻风杆菌）、病毒、真菌和寄生虫感染，具有抗胞内感染的作用。Tc 细胞可特异性杀伤肿瘤细胞，有抗肿瘤的作用。在临床上可参与Ⅳ型超敏反应、移植排斥反应和某些自身免疫病的发生过程，可引起免疫损伤。

小 结

免疫应答是指机体的免疫活性细胞对抗原的识别，引起自身活化、增殖、分化及产生特异性免疫效应的过程，包括 T 淋巴细胞介导的细胞免疫应答和 B 淋巴细胞介导的体液免疫应答。其基本过程包括感应、反应和效应三个阶段。免疫应答的最终目的是清除抗原，维持机体内环境的稳定。

TI-Ag 可直接刺激 B-1 细胞活化、增殖、分化为浆细胞产生抗体，发挥免疫效应。外源性的 TD-Ag 诱导 B-2 细胞活化时则需要 APC 和 Th 细胞辅助。此过程始于 BCR 对 TD-Ag 的识别，是 B 细胞活化的第一信号。APC 将该抗原加工提呈给 CD4[+] Th 识别，使其活化后表达 CD40L，与 B 细胞表面的 CD40 结合，提供 B 细胞活化的第二信号。CD4[+] Th 细胞分泌的细胞因子促进 B 细胞增殖、分化为浆细胞产生抗体，发挥免疫效应。

初次应答和再次应答中抗体产生的规律有所不同，这是利用人工主动免疫来预防传染病的理论基础。

内源性的 TD-Ag 可诱导细胞免疫应答，包括效应 Th1 细胞介导的炎症反应和效应 Tc

细胞介导的细胞毒作用。前者通过刺激 CD4$^+$ Th 细胞活化、增殖、分化为效应 Th1 细胞，通过活化巨噬细胞和释放多种细胞因子，清除胞内寄生病原体。后者通过刺激 CD8$^+$ Tc 活化、增殖、分化为效应 Tc 细胞，通过释放穿孔素、颗粒酶和经 Fas/FasL 途径诱导细胞凋亡，杀伤被病毒、某些胞内寄生菌感染的宿主细胞及肿瘤细胞。

第七节　抗感染免疫

抗感染免疫是机体抵抗病原体及其有害产物，以维持机体生理稳定的一种免疫防御功能。包括非特异性抗感染免疫（固有免疫或先天免疫）和特异性抗感染免疫（适应性免疫）两种。

一、非特异性抗感染免疫

非特异性免疫是生物在长期种系发生和进化过程中与微生物接触，逐渐建立起来的防御功能。主要由组织屏障结构、固有免疫细胞和固有免疫分子组成。其特点是：①与生俱来，并具有相对的稳定性，能遗传给后代，又称先天免疫、天然免疫或固有免疫。②无特异性，对各种病原体均有一定的防御能力，不针对某种抗原起特异的免疫作用，是通过机体的屏障结构、吞噬作用和体液中的免疫分子等实现的。

1. 组织屏障结构的作用

（1）皮肤与黏膜屏障

① 机械性阻挡与排除　由机体上皮细胞组成的皮肤和黏膜组织构成，可有效阻挡病原体侵入体内。

② 分泌杀菌物质　皮肤和黏膜的分泌物中含有多种杀菌、抑菌物质，比如汗腺分泌的乳酸，胃液中的胃酸，唾液、泪液、呼吸道、消化道和泌尿生殖道黏液中的溶菌酶、乳铁蛋白等。

③ 正常菌群拮抗　寄居在皮肤和黏膜表面的正常菌群，可以通过与病原体竞争结合上皮细胞和营养物质，或通过分泌某些杀菌、抑菌物质对病原体产生防御作用。

（2）血脑屏障　由脑内致密的毛细血管内皮细胞层、基底膜和包在外面的神经胶质细胞突起组成，防止病原体侵入中枢神经系统。婴幼儿血-脑屏障尚未发育完善，易患脑炎、脑膜炎等中枢神经系统感染。

（3）胎盘屏障　胎盘屏障是由母体子宫内膜的基蜕膜和胎儿绒毛膜滋养层细胞共同组成。在正常情况下，对胎儿起保护作用。但在妊娠 3 个月内，尚未发育完善。母体感染的某些病原生物（如某些病毒、梅毒螺旋体、弓形虫等）易通过胎盘影响胎儿，可引起严重后果，如流产、死胎、出生后死亡或先天畸形等。

2. 吞噬细胞的抗感染作用

当病原生物突破屏障结构进入体内时，机体内广泛分布的吞噬细胞就会发挥强大的非特异性的吞噬和杀伤作用。病原生物无论以何种途径进入机体，都会遭到吞噬细胞的攻击。

（1）吞噬细胞的种类　人体内的吞噬细胞主要有两大类：一类是小吞噬细胞，主要指血液中的中性粒细胞；另一类是大吞噬细胞，主要指血液中的单核细胞和组织中的巨噬细胞，两者构成机体的单核吞噬细胞系统（MPS）。

（2）吞噬过程（图 3-21）

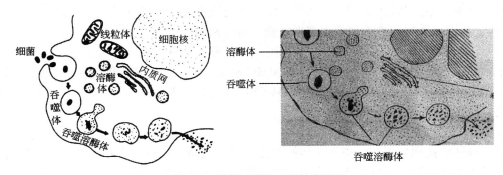

图 3-21　吞噬细胞的吞噬过程示意

① 趋化与黏附　吞噬细胞分布广泛，与病原生物的接触可以是偶然相遇，更有效的是通过趋化因子的吸引作用，使其做定向运动，到达病原生物所在部位。另外，吞噬细胞表面的一些黏附分子有利于其向血管内皮细胞和异物表面黏附。

② 调理与吞入　吞噬细胞表面有抗体受体和补体受体，可通过抗体及补体的调理作用，使病原生物易被吞噬细胞吞入形成吞噬体，后者再与细胞质内的溶酶体融合形成吞噬溶酶体。

③ 杀菌与消化吞噬细胞的杀菌作用　可分为氧化性杀菌和非氧化性杀菌两类，前者主要是通过氧化酶产生的活性氧或一氧化氮直接作用于病原生物，或通过髓过氧化物酶和卤化物的协同作用杀灭病原生物。后者主要是通过酸性环境和杀菌性蛋白的形成来杀灭病原生物。随后，溶酶体中的多种消化酶如蛋白酶、多糖酶、核酸酶、脂酶等可将杀死的病原生物降解，残渣被排出细胞外。

（3）吞噬作用的后果

① 完全吞噬　病原生物经吞噬后被彻底杀死，并被消化、排出的现象称为完全吞噬。例如，中性粒细胞对细胞外寄生的细菌（尤其是化脓性球菌）可完全降解、消化。

② 不完全吞噬　有些病原生物如结核分枝杆菌、伤寒沙门菌、嗜肺军团菌等虽被巨噬细胞吞噬却不被杀死，这种现象称为不完全吞噬。不完全吞噬可使病原生物在巨噬细胞内得到保护，甚至随巨噬细胞游走而扩散，引起更广泛的病变。但是，当巨噬细胞在细胞因子等因素刺激下成为活化的巨噬细胞时，则能杀灭细胞内寄生的病原生物，呈现完全吞噬的结果。

③ 组织损伤　吞噬细胞在吞噬杀灭病原生物的过程中，释放的一些细胞因子和酶类能引起局部炎症反应，导致组织损伤。

3. NK 细胞的抗感染作用

NK 细胞表面没有抗原受体，它可以两种方式完成抗感染作用：①NK 细胞无需抗原的刺激作用便可非特异性地直接杀伤病毒感染细胞和肿瘤细胞，其细胞毒杀伤机制是分泌穿孔素、颗粒酶和致细胞凋亡，且效应的出现远远早于特异性 CTL；②NK 细胞表达 FcrRⅢ（CD16），可通过 ADCC 作用杀伤、溶解病原生物感染的靶细胞。另外，NK 细胞活化过程中释放的细胞因子（如 IFN-γ），可激活巨噬细胞和其他 NK 细胞，增强 NK 细胞的细胞毒作用，从而发挥更好的抗感染效应。

4. γδT 细胞的抗感染作用

γδT 细胞主要分布于黏膜和上皮组织中，是皮肤黏膜局部参与早期抗感染免疫的主要效应细胞。该细胞表面的抗原受体缺乏多样性，只能识别多种病原生物表达的共同抗原成分（如表达于病毒感染细胞表面的病毒蛋白，胞内寄生菌感染后产生的非肽类分子等），与 NK 细胞和 CD8+CTL 细胞的杀伤机制基本相同。非特异性杀伤靶细胞（如病毒感染细胞、胞内寄生菌感染的靶细胞、肿瘤细胞等）无 MHC 限制性。另外，其活化过程中释放的细胞因子如 IL-2、IL-4、IL-5、IL-6、IFN-γ、GM-CSF 等均参与免疫调节，可增加机体的早期非特异免疫防御功能。

5. 体液因子的抗感染作用

（1）补体的抗感染作用　正常人体液中存在多种抗病原生物的物质，其中补体系统是参与非特异性免疫的最重要的免疫效应分子，具有多方面的生物学效应。

① 细胞溶破作用　补体系统被激活后，可形成 MAC，MAC 为一种管状复合体，可在靶细胞表面形成跨膜孔道，最终导致靶细胞的溶解。

② 调理作用　抗原（如某种病原生物）与相应抗体结合形成免疫复合物后，可通过经典途径激活补体，形成多种补体裂解片段，而吞噬细胞表面存在多种补体受体（如 C3b 受体、C4b 受体），免疫复合物可通过结合的补体裂解成分（C3b 或 C4b）黏附到吞噬细胞表面相应受体，从而使吞噬细胞更有效地清除病原生物。这种作用称为调理作用。补体的调理作用也能不依赖抗体，由补体单独完成。

③ 免疫黏附作用　抗原（如革兰阴性菌）与抗体结合形成免疫复合物后，可通过经典途径激活补体，红细胞、血小板表面存在补体受体，免疫复合物可通过补体黏附到红细胞、血小板表面形成较大的颗粒。由于吞噬细胞吞噬颗粒较大的异物时能力更强，因此能更有效地清除免疫复合物。此作用称为免疫黏附作用。

④ 炎症介质作用　病原生物感染必然伴随炎症反应，适度的炎症反应有助于抗病原生物感染。炎症反应的发生有赖于炎症介质的存在。

（2）细胞因子的抗感染作用　细胞因子是主要由单核吞噬细胞和活化的淋巴细胞释放的激素样肽类物质，广泛存在于体液中，能直接或通过免疫调节作用清除病原生物。与固有免疫有关的细胞因子有：白细胞介素、干扰素、肿瘤坏死因子、粒细胞-巨噬细胞集落刺激因子等。

（3）溶菌酶的抗感染作用　溶菌酶是一种不耐热的碱性蛋白质，广泛存在于机体的正常组织和各种体液中，其主要作用是破坏革兰阳性菌细胞壁中的肽聚糖，所以对革兰阳性菌有较好的杀灭作用。革兰阴性菌的肽聚糖外还有脂多糖和脂蛋白包裹，所以对溶菌酶不敏感，但在补体、抗体参与下也可破坏某些革兰阴性菌。

（4）乙型溶素的抗感染作用　乙型溶素是血清中一种对热比较稳定的碱性多肽，在血浆凝固时自血小板释放出来，所以血清中乙型溶素显著高于血浆中水平。其主要作用是破坏革兰阳性菌的细胞膜，对革兰阴性菌无效。

二、适应性免疫的抗感染作用

（1）体液免疫的抗感染作用　指由抗体介导的抗感染免疫应答，其主要作用有：中和病毒、中和外毒素、阻止病原生物黏附相应细胞、增强吞噬细胞的吞噬能力（调理作用），溶菌和溶解、杀伤病原生物感染的细胞，抗体依赖性细胞介导的细胞毒作用（ADCC）等。

（2）细胞免疫的抗感染作用　即由效应 T 淋巴细胞介导的抗感染免疫应答，在清除胞内寄生细菌、真菌、病毒和原虫时起重要作用。细胞免疫的效应细胞主要是 Th1 细胞和

CTL 细胞。Th1 细胞主要通过释放细胞因子，激活巨噬细胞、NK 细胞杀伤病原生物或被病原生物感染的靶细胞。CTL 细胞主要通过两种机制杀伤靶细胞：一种是通过释放穿孔素、颗粒酶直接杀伤靶细胞；另一种是通过启动靶细胞的自杀信号导致靶细胞凋亡。

小　结

　　抗感染免疫是机体抵抗病原体及其有害产物，以维持机体生理稳定的一种免疫防御功能。包括非特异性抗感染免疫（固有免疫或先天免疫）和特异性抗感染免疫（适应性免疫、获得性免疫）两种。

　　非特异性抗感染免疫是机体在长期种系发生和进化过程中与微生物接触，逐渐建立起来的防御功能。包括：屏障功能、吞噬功能、免疫分子组成。其特点是：①生来就有，并具有相对的稳定性，能遗传给后代，又称先天免疫、天然免疫或固有免疫。②无特异性，对各种病原体均有一定的防御能力，不针对某种抗原起特异的免疫作用，对入侵病原体首先起作用。非特异性抗感染免疫是通过机体的屏障结构、吞噬作用和体液中的免疫分子等实现的。

　　适应性免疫的抗感染具有特异性，其方式包括由抗体参与的体液免疫和效应 T 细胞参与的细胞免疫完成，胞外菌感染，主要由抗体发挥抗感染作用，但抗体不能直接杀死细菌。胞内菌感染主要由效应 T 细胞发挥杀伤作用。

练习题

一、名词解释

1. 免疫　2. 抗原　3. 抗原表位　4. 异嗜性抗原　5. 免疫球蛋白　6. 抗体　7. 单克隆抗体　8. 补体　9. 过敏毒素　10. 免疫活性细胞　11. APC　12. ADCC　13. CK　14. 免疫应答　15. 抗感染免疫

二、填空题

1. 免疫功能包括_____、_____、_____。

2. 完全抗原指既有_____又有_____的物质，半抗原仅具备_____而没有_____。

3. 根据抗原刺激机体产生抗体是否需要 Th 细胞协助，可将抗原分为_____和_____。

4. 根据免疫球蛋白重链恒定区抗原性不同，可将其分为_____、_____、_____、_____、_____。

5. 补体三条激活途径为_____、_____和_____，它们的 C3 转化酶分别为_____、_____和_____。

6. 中枢免疫器官是免疫细胞发生、分化、发育、成熟的场所，包括_____和_____；外周免疫器官包括_____、_____和_____。

7. _____是 T 细胞分化、成熟的场所，_____是 B 细胞分化发育的场所。

8. T 细胞的抗原识别受体是_____，B 细胞的抗原识别受体是_____。

9. 细胞因子按结构和功能可被分为_____、_____、_____、_____、_____和_____六类。

10. 免疫应答的三个阶段是_____阶段，_____阶段和_____阶段。

11. Th 细胞活化的双识别为：通过_____识别 APC 表面的_____，通过_____识别 APC 表面的_____。Tc 细胞活化的双识别为：通过_____识别 APC 表面的_____，通过_____识别 APC 表面的_____。

12. 吞噬细胞包括_____、_____，吞噬的结局有_____、_____、_____。其中吞噬细胞吞噬胞内寄生菌后的结局是_____，其结果引起_____。

13. 参与非特异性的免疫细胞主要包括_____、_____、_____。

三、选择题

1. 在现代免疫学中，免疫的概念是指机体免疫系统具有（　　　）。

A. 发现并排除有毒因子的能力　　　　B. 识别和排除抗原性异物的能力

C. 抵抗并清除传染性因子的能力　　　D. 发现和消除恶变细胞的能力

2. 免疫对机体（　　　）。

A. 有利　　　　　　　　　　　　　　B. 有害

C. 有利又有害　　　　　　　　　　　D. 正常情况下有利，某些条件下有害

3. 抗原的免疫原性是指（　　　）。

A. 刺激机体免疫系统，产生抗体的性能

B. 刺激机体免疫系统，产生致敏淋巴细胞的性能

C. 与相应的抗体或致敏淋巴细胞在体内外特异性结合的性能

D. 刺激机体免疫系统，产生抗体和（或）致敏淋巴细胞的性能

4. 下列叙述错误的是（　　　）。

A. 抗原一般具有两个重要的特性：一是免疫原性，二是抗原性

B. 一般而言，自身组织成分没有免疫原性，但在某些异常情况下，也可以转化为抗原

C. 抗原的免疫原性的本质是特异性

D. 一般来说，抗原与机体之间的亲缘关系越远，组织结构特异性越大，异物性越强，其免疫原性就越强

5. 属于同种异型抗原的是（　　　）。

A. ABO 血型抗原　　　　　　　　　　B. 肺炎球菌荚膜多糖

C. 破伤风类毒素　　　　　　　　　　D. 眼晶体蛋白

6. 动物来源的破伤风抗毒素对人而言是（　　　）。

A. 既是抗原又是抗体　　B. 抗体　　　　C. 抗原　　　　　D. 超抗原

7. 属于自身抗原的是（　　　）。

A. ABO 血型抗原　　　　　　　　　　B. 肺炎球菌荚膜多糖

C. 破伤风类毒素　　　　　　　　　　D. 眼晶体蛋白

8. 属于异嗜性抗原的是（　　　）。

A. 大肠杆菌 O14 型的多糖抗原与人结肠黏膜

B. AFP 与乙肝病毒

C. 马血清与破伤风杆菌

D. 类毒素

9. 以下关于 Ig 和 Ab 的叙述，错误的是（　　　）。

A. Ab 都是 Ig　　　　　　　　　　　B. Ig 都具有 Ab 的活性

C. Ab 和 Ig 结构相同　　　　　　　　D. Ab 主要存在于血液和组织液中

10. 一个单克隆抗体分子（　　）。

A. 能和两种抗原表位结合　　　　　　　　B. 只和相应的一种抗原表位结合

C. 能和多种抗原表位结合　　　　　　　　D. 不能和任何抗原表位结合

11. 唯一能通过胎盘的 Ig 是（　　）。

A. IgG　　　　　　　B. IgA　　　　　　　C. IgM　　　　　　　D. IgD

12. 寄生虫感染时水平明显升高的 Ig 是（　　）。

A. IgE　　　　　　　B. IgA　　　　　　　C. IgM　　　　　　　D. IgD

13. 关于 IgM 下述哪项是正确的（　　）。

A. IgM 多聚体可结合 10 个抗原表位　　　B. 天然的血型抗体为 IgM

C. IgG 激活补体的能力比 IgM 强　　　　　D. 在个体发育中合成较晚

14. 新生儿可从母体获得的 Ig 是（　　）。

A. IgG 和 IgE　　　　　　　　　　　　　B. IgA 和 IgG

C. SIgA 和 IgG　　　　　　　　　　　　D. SIgA 和 IgD

15. 介导 I 型超敏反应的抗体是（　　）。

A. IgG　　　　　　　B. IgA　　　　　　　C. IgM　　　　　　　D. IgE

16. 机体抗感染的主要抗体是（　　）。

A. IgG　　　　　　　B. IgA　　　　　　　C. IgM　　　　　　　D. IgE

17. 哪一类 Ig 可用于感染的早期诊断（　　）。

A. IgG　　　　　　　B. IgA　　　　　　　C. IgM　　　　　　　D. IgE

18. 补体经典激活途径中，补体成分激活的顺序是（　　）。

A. C123456789　　　　　　　　　　　　B. C145236789

C. C124536789　　　　　　　　　　　　D. C142356789

19. 三条补体激活途径的共同点是（　　）。

A. 参与的补体成分相同　　　　　　　　　B. 所需离子相同

C. MAC 的形成及其溶解细胞的作用相同　　D. 激活物相同

20. 通过经典途径激活补体的 Ig 是（　　）。

A. IgA、IgG　　　　B. IgE、gM　　　　C. IgM、IgG　　　　D. IgA 、IgM

21. 构成攻膜复合物的补体成分是（　　）。

A. C6b～9　　　　　　B. C4b2b　　　　　C. C3bnBb　　　　　D. C5b～9n

22. 补体系统三种激活途径均必须有哪种成分参加（　　）。

A. C1q　　　　　　　B. C4 和 C2　　　　C. C3　　　　　　　D. B 因子

23. 补体参与的生物学作用是（　　）。

A. 中和毒素作用　　　　　　　　　　　　B. ADCC 作用

C. 特异性抗体介导红细胞溶解　　　　　　D. 沉淀作用

24. 切除胸腺的新生鼠的淋巴结中缺乏何种细胞（　　）。

A. 巨噬细胞　　　　　B. B 淋巴细胞　　　C. T 淋巴细胞　　　D. 干细胞

25. 绵羊红细胞受体（CD2）存在于以下哪种细胞表面（　　）。

A. T 淋巴细胞　　　　B. 中性粒细胞　　　C. B 淋巴细胞　　　D. NK 细胞

26. 既可介导体液免疫又有抗原提呈功能的细胞是（　　）。

A. T 淋巴细胞　　　　B. 中性粒细胞　　　C. B 淋巴细胞　　　D. NK 细胞

27. Th 细胞特有的表面标志是（　　）。

A. CD2　　　　　　　　B. CD3　　　　　　　C. CD4　　　　　　　D. CD8

28. Tc 细胞特有的表面标志是（　　）。

A. CD2　　　　　　　　B. CD3　　　　　　　C. CD4　　　　　　　D. CD8

29. 关于 B-1 细胞和 B-2 细胞，下列叙述错误的是（　　）。

A. B-1 细胞不表达 CD5，B-2 细胞表达 CD5

B. B-1 细胞主要识别非蛋白抗原，B-2 细胞主要识别蛋白抗原

C. B-1 细胞主要对 TI-Ag 应答，B-2 细胞主要对 TD-Ag 应答

D. B-1 细胞主要产生 IgM，B-2 细胞主要产生 IgG

30. 关于细胞因子的共性，下列哪项是错误的（　　）。

A. 重叠性　　　　　　　B. 特异性　　　　　　C. 高效性　　　　　　D. 协同性

31. 哪项不是抗体的免疫功能（　　）。

A. 中和毒素　　　　　　　　　　　　　B. 直接杀伤抗原细胞

C. 调理作用　　　　　　　　　　　　　D. 参与超敏反应

32. 再次应答中抗体迅速大量产生的主要原因是（　　）。

A. 巨噬细胞吞噬抗原　　　　　　　　　B. T 淋巴细胞的辅助作用

C. 树突状细胞的抗原提呈作用　　　　　D. 抗原刺激记忆细胞活化增殖

33. B 细胞活化所需的双信号是（　　）。

A. BCR-抗原表位，CD8-MHC-I 类分子结合

B. BCR-Ag 表位，CD4-MHC-II 类分子结合

C. BCR、CD4 均与 Ag 表位结合

D. BCR-Ag 表位，CD40-CD40L

34. CD4$^+$ Th 细胞活化的第 2 信号分子为（　　）。

A. CD64 与 IgG　　　　　　　　　　　B. CD8 与 MHC-I 类分子

C. CD4 与 MHC-II 类分子　　　　　　　D. CD28 与 B7

35. 下列关于 Tc 细胞杀伤靶细胞的提法，哪项是正确的（　　）。

A. Tc 细胞无需与靶细胞接触　　　　　B. 靶细胞被溶解时，Tc 同时受损

C. Tc 细胞具有特异性杀伤作用　　　　D. 穿孔素诱导靶细胞凋亡

36. 下列哪种抗原的清除依赖细胞免疫（　　）。

A. 胞内寄生菌、肿瘤细胞　　　　　　　B. 胞外寄生菌

C. 胞内寄生菌和外毒素　　　　　　　　D. 外毒素

37. 对杀伤病毒感染的靶细胞起作用的是（　　）。

A. 体液免疫　　　　　　B. 干扰素　　　　　　C. 细胞免疫　　　　D. 补体系统

38. 对机体非特异性免疫叙述错误的是（　　）。

A. 在机体发育和进化过程中形成　　　　B. 对某细菌感染针对性强

C. 对入侵的病原菌最先起到作用　　　　D. 与生俱来，人皆有之

39. 不属于正常体液中的抗菌物质是（　　）。

A. 溶菌酶　　　　　　　B. 补体　　　　　　　C. 抗生素　　　　　　D. 乙型溶素

40. 关于抗感染免疫的叙述，下列错误的是（　　）。

A. 抗体与细菌结合可直接杀死细菌

B. 细胞免疫针对胞内寄生菌的感染

C. 体液免疫针对胞外寄生菌

D. 吞噬细胞和体液内杀菌物质是抗感染的第二道防线

四、简答题

1. 免疫功能异常的表现有哪些?

2. 简述影响抗原免疫原性的主要因素。

3. 简述完全抗原与半抗原的区别。

4. 医学上重要的抗原有哪些?有何重要的意义?

5. 简述 Ig 的基本结构。

6. 比较各类免疫球蛋白的主要特性和作用。

7. 免疫球蛋白有哪些主要生物学功能?

8. 试述补体系统的组成。

9. 补体系统具有哪些生物学作用?

10. 简述免疫系统的组成。

11. 什么是 APC?哪些是专职性 APC?哪些是非专职性 APC?

12. 试比较 B-1 细胞与 B-2 细胞的异同?

13. T 细胞表面主要的协同刺激分子受体有哪些?其配体各是什么?

14. 什么是免疫应答?免疫应答的类型有哪些?

15. 简述抗体产生的一般规律及其意义。

16. 简述 Tc 细胞杀伤靶细胞的机制。

17. 比较体液免疫应答和细胞免疫应答的不同点。

18. 简述抗体的抗感染作用。

19. 简述非特异性免疫的组织屏障及作用。

第四章

临床免疫

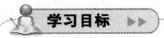 **学习目标** ▶▶

1. 掌握超敏反应的概念，说出其类型和各型的同义名称。
2. 掌握Ⅰ型超敏反应的发生机制、常见疾病和防治原则。
3. 了解Ⅱ、Ⅲ、Ⅳ型超敏反应的发生机制，相关的常见疾病。

第一节 超 敏 反 应

相同抗原再次刺激机体的免疫系统，导致机体组织细胞损伤或（和）生理功能紊乱的特异性病理免疫应答，称为超敏反应（hypersensitivity）。引起超敏反应的抗原称为变应原（allergen）。早期按超敏反应发生的急缓将其分为速发型和迟发型两类，但难以概括所有类型的超敏反应。1963 年，Gell 和 Coombs 根据超敏反应发生的机制和临床特点，将其分为：Ⅰ型（速发型）、Ⅱ型（细胞毒型）、Ⅲ型（免疫复合物型或血管炎型）及Ⅳ型（迟发型或 T 细胞介导型）。前三型属体液免疫范畴，Ⅳ型则属细胞免疫范畴。由于超敏反应的本质是特异性免疫应答，因此，同样具有免疫应答的各项特点。

一、Ⅰ型超敏反应

Ⅰ型超敏反应又称为变态反应或者速发型超敏反应，是由 IgE 抗体和肥大细胞或嗜碱性粒细胞及其介质介导的过敏反应（anaphylaxis），是临床最常见的一型超敏反应。因其有"即刻相"和"迟缓相"两种表现类型，前者常在再次接触相同变应原后几秒钟、几分钟或十几分钟内迅速强烈地发作，如未致死亡则很快消退，故又称速发型超敏反应。其主要特点是：①再次接触相同变应原后反应发生快，消退快；②以生理功能紊乱为主；③具有明显的个体差异性和遗传背景。即刻相极为常见，而迟缓相较为少见。

1. 发生机制

变应原通过各种途径进入机体，某些个体能产生相当量的 IgE 类抗体，通过其 Fc 段与组织中肥大细胞、嗜碱性粒细胞表面的 FcεR 结合，使机体处于致敏状态。当相同的变应原再次进入，与已吸附在肥大细胞、嗜碱性粒细胞表面的相应 IgE 抗体结合，引起肥大细胞、嗜碱性粒细胞释放过敏介质，作用于平滑肌、腺体和小血管及毛细血管，导致平滑肌收缩，腺体分泌增加，小血管及毛细血管扩张和通透性增高，从而出现一系列过敏发作症状（图4-1）。

（1）变应原 主要为蛋白质与某些药物半抗原。通过吸入、食入、注射或接触使机体致敏。常见的变应原有花粉、霉菌孢子、蟑螂、螨类、屋尘、猫狗等动物唾液、皮屑、鸟类羽绒、昆虫分泌物、异种血清、青霉素等药物半抗原以及鱼、虾、蟹、蛋等食品。引起过敏反

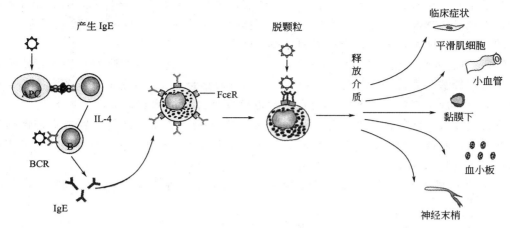

图 4-1 I 型超敏反应症状发生机制

应的变应原的分子质量多在 10～40kDa 之间。

（2）抗体 介导 I 型超敏反应的抗体主要为 IgE。此外，少数可见 IgG4。机体受变应原刺激后 CD4$^+$ Th2 细胞活化，释放 IL-4，辅助相应 B 细胞合成 IgE 抗体。某些特应性易感机体 CD4$^+$ Th2 细胞数量超常，释放过多的 IL-4、IL-6，使 IgE 的合成较正常人增加了 1000～10000 倍。这种特应性受遗传因素控制。IgE 由呼吸道、消化道黏膜固有层中浆细胞产生，并分布于这些黏膜组织、外分泌液及血液内，具有高度的亲同种细胞的特性，与肥大细胞及嗜碱性粒细胞的结合可持续数月或更长。如无变应原刺激，这种结合可逐渐消失。

（3）肥大细胞和嗜碱性粒细胞 肥大细胞主要分布于血管、神经的周围及皮下，嗜碱性粒细胞分布于血液中。胞浆均富含嗜碱性颗粒和脂质小体，颗粒中含组胺等多种活性介质。细胞受刺激而活化后，细胞膜上酶活性改变，使胞内 cAMP 减少或 cGMP 增高，导致膜稳定性降低而出现脱颗粒，并导致膜磷脂代谢活跃，形成许多具有过敏介质活性的花生四烯酸衍生物。胞浆颗粒中脱出的预存介质如组胺等导致 I 型超敏反应的即刻相。而细胞活化后所合成的介质如花生四烯酸代谢产生的脂类介质则导致炎性细胞浸润，引发迟缓相临床症状。

（4）过敏介质 肥大细胞、嗜碱性粒细胞释放的过敏介质有两大类。一类为预先已合成、贮备于胞浆颗粒中，经脱颗粒而释放。另一类为细胞活化后才形成的胞膜磷脂代谢花生四烯酸衍生物。前一类主要有组胺、蛋白水解酶类、趋化因子类和肝素。另一类主要有白细胞三烯（leukotrienes，LTS）、血小板活化因子（PAF）及前列腺素（PGD$_2$）等。

2. I 型超敏反应的特点

① 再次接触变应原后反应发生快、消退亦快。

② 主要由 IgE 介导，IgE 吸附在细胞表面。

③ 不需要补体参加。

④ 有明显的个体差异和遗传背景。

⑤ 通常为生理功能紊乱，而不发生严重的组织细胞损伤。

3. 常见疾病

（1）过敏性休克 过敏性休克是一种最严重的超敏反应性疾病，多在接触变应原后数秒至数分钟内发生，有胸闷、气急及呼吸困难等症状，由于喉头水肿和支气管平滑肌痉挛可导致呼吸道阻塞。全身广泛性毛细血管扩张、通透性增高，导致微循环障碍、有效循环血容量减少，出现肢体冰凉、出冷汗、血压下降甚至休克等严重症状。如不及时抢救可危及生命。常见的变应原有两类，即药物半抗原和异种免疫血清。

① 药物过敏性休克　以青霉素过敏性休克最常见。青霉素或其降解产物如青霉噻唑醛酸、青霉素烯酸、青霉酮酸盐等半抗原与体内蛋白质结合成完全抗原；青霉素制剂中某些大分子杂质也可成为变应原。初次注射青霉素也可发生过敏性休克，其可能原因是：a. 曾使用过青霉素污染的注射器或者其他器材。b. 从空气中吸入青霉素降解产物或青霉菌孢子等而已处于致敏状态。此外，头孢菌素、链霉素、普鲁卡因、氨基比林、板蓝根注射液等许多药物也可引起过敏性休克。

青霉素过敏性休克发生机理〔变应原（免疫原）：青霉素其降解产物与组织蛋白结合〕：

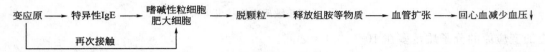

② 血清过敏性休克　曾经注射过动物免疫血清如抗毒素、抗病毒血清而致敏的机体，再次注射后可能发生过敏性休克。近年来由于使用纯化精制抗血清，血清过敏性休克的发生率大大降低。

（2）呼吸道过敏症

① 变应性鼻炎　或枯草热、花粉病、过敏性鼻炎。常见吸入花粉致敏所致，具有明显的季节性和地区性。病变主要在鼻、眼及呼吸道，鼻黏膜苍白水肿、分泌物增加、流涕、喷嚏、眼结膜充血。

② 支气管哮喘　儿科及内科常见。呼吸道平滑肌痉挛造成气道狭窄，有即刻相和迟缓相两种类型。早期大多表现为即刻相反应，急性发作，病人多为特应性体质。过敏介质引起小支气管平滑肌收缩，毛细血管扩张、通透性增加，小支气管黏膜水肿，黏液腺分泌增加，呼气阻力大于吸气，肺泡余气增多，无效呼吸增加。病人感觉胸闷、呼吸困难，局部出现以嗜酸性和嗜中性黏细胞浸润为主的炎症反应。晚期持续哮喘的病理机制中迟缓相反应有重要意义。

（3）消化道过敏症　即食物过敏症，与患者胃肠黏膜表面 SIgA 分泌减少和蛋白分解酶缺乏有关。由于食用了鱼、虾、蟹、蛋、牛乳或其他异种蛋白，引起胃肠道过敏反应，胃肠道平滑肌痉挛。病人主要表现为呕吐、腹痛、腹泻，可出现荨麻疹，严重者也可出现过敏性休克。

（4）特应性皮炎　特应性皮炎也称异位性皮炎，是常见的皮肤变态反应性疾病，约70％的病人有阳性家族史，IgE升高。变应原作用后出现临床表现，以皮疹为主，可出现荨麻疹、红斑、剧烈瘙痒。

4. 防治原则

Ⅰ型超敏反应的防治从两个方面着手：一方面尽可能找出变应原，减少或避免接触；另一方面改变机体异常免疫反应性，切断或干扰发病机制的某一环节，终止其发展。

（1）寻找变应原

① 仔细询问个人及家族过敏史。

② 皮肤试验将高度稀释的变应原给病人皮内注射，20～30min 后观察结果。若局部皮

肤红晕水肿直径超过 1cm 或局部有痒感、周围有伪足样丘疹者，均属阳性，则应避免接触该变应原。

（2）脱敏疗法　对抗毒素免疫血清皮试阳性，但病人又必须注射抗毒素以挽救生命时，可采用脱敏疗法，即短时间内给予多次少量注射，以消耗肥大细胞、嗜碱性粒细胞内的过敏介质。因每次注射引起的介质释放量较少，不致引起严重症状，待过敏介质大量消耗后再给予治疗剂量的抗毒素注射，这样既防止超敏反应的发生、又能达到治疗目的。但该法有两点必须注意：一是该法本身具有一定的风险，只能在必需的情况下慎用；二是这种脱敏是暂时的，待细胞内过敏介质重新合成后，机体又会恢复致敏状态，故间隔一段时间后再用该抗毒素血清时又需做皮试，阳性者仍需行脱敏疗法。

特异性变应原脱敏，是对皮试阳性病人多次少量给予引起阳性反应的变应原皮下注射，通过诱生 IgG 类循环抗体，以竞争变应原与 IgE 抗体的结合，或诱发特异性 Th1 细胞功能增强来抑制 I 型超敏反应。但部分病人经特异性变应原脱敏治疗后仍可恢复对特异变应原的敏感性。

（3）药物抗过敏

① 抑制生物活性介质的释放　如色甘酸二钠、海群生可稳定肥大细胞膜，阻止或减少脱颗粒，以抑制活性介质的释放；肾上腺素等儿茶酚胺类、前列腺素类药物，可通过激活腺苷酸环化酶，以增加 cAMP 合成；甲基黄嘌呤和氨茶碱等，则是抑制磷酸二酯酶，阻止 cAMP 分解，进而提高细胞内 cAMP 浓度，稳定肥大细胞膜。

② 竞争靶细胞受体及生物活性介质拮抗药　苯海拉明、扑尔敏、异丙嗪等药物，能与组胺竞争靶细胞上的组胺受体而影响组胺的作用。多根皮苷町磷酸盐有拮抗白三烯的作用。

③ 改变靶器官的反应性　常用的肾上腺素、麻黄素除解除支气管平滑肌痉挛外，还可减少腺体分泌，可使毛细血管收缩升高血压。葡萄糖酸钙、氯化钙、维生素 C 等可解痉、改变血管通透性和黏膜的炎症反应。

二、Ⅱ型超敏反应

Ⅱ型超敏反应是发生于组织膜结构和细胞膜上的抗原抗体反应，其结果是导致细胞或组织膜的破坏，故又称细胞毒型或细胞裂解型超敏反应。亦属体液免疫范畴，IgG、IgM 参与。

1. 发生机制

（1）变应原　诱发Ⅱ型超敏反应的抗原根据来源不同可分为两类。一类是组织细胞固有的抗原，最常见的是红细胞、白细胞、血小板等血细胞，其他还有某些内分泌细胞和关节滑膜，心瓣膜及心内膜、心包膜，肾小球基底膜及肺泡毛细血管基底膜。靶抗原即存在于上述细胞或组织膜表面。另一类为外来抗原或半抗原吸附在细胞上，或药物、感染因素的作用所导致的修饰的自身抗原。

（2）抗体　主要是 IgG 和 IgM。可以是血清中的天然血型抗体，也可以是由进入体内的异型红细胞、白细胞、血小板，或药物、病原微生物抗原、半抗原与体内细胞成分结合形成的完全抗原刺激机体产生的免疫抗体，还可以是自身抗原刺激机体产生的自身抗体，或是病原微生物感染导致与自身成分有交叉反应的异嗜性抗体。

（3）抗体引起靶细胞或组织损伤的机制　抗体与靶细胞或组织表面靶抗原结合后通过以下三个途径造成细胞裂解和组织损伤（图 4-2）。

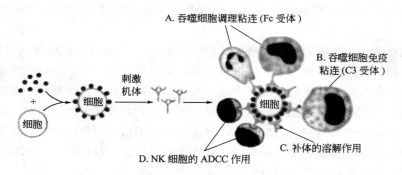

图 4-2　Ⅱ型超敏反应发生机制

① **激活补体**　由补体的溶细胞作用导致组织细胞的破坏。

② **与吞噬细胞结合**　由吞噬细胞的吞噬作用以及吞噬细胞释放的溶酶体酶造成组织细胞损伤；补体活化产生的 C3b 结合到抗原抗体复合物上，也可通过补体的调理作用和免疫黏附作用，促进吞噬细胞的吞噬、杀伤作用。

③ **与具有 FcrR 的大颗粒淋巴细胞等细胞结合**　通过 ADCC 效应导致靶细胞的破坏。

在某些情况下，抗细胞抗体的作用并非导致细胞损伤，而是刺激细胞使之功能亢进，构成Ⅱ型超敏反应的特殊类型——刺激型超敏反应，曾称Ⅴ型超敏反应。甲状腺功能亢进（甲亢），即 Grave 病，即是此型超敏反应的典型例子。

2. Ⅱ型超敏反应的特点

① 抗原位于细胞表面。

② 参与的抗体有 IgG（主要）、IgM、IgA，抗原抗体在细胞表面结合。

③ 需要补体、吞噬细胞、NK 细胞参加。

④ 引起细胞溶解或裂解。

3. 常见的临床疾病

（1）同种异体间的Ⅱ型超敏反应

① **输血反应**　发生于供血者受血者间血型不相符时。如 ABO 血型不符，受血者血清中含针对供血者红细胞 ABO 血型抗原的 IgM 天然血型抗体，可与输入的异型红细胞结合，经补体活化等作用机制，引起一系列病理免疫反应，造成红细胞溶解。接受过多次输血的人，即使输入 ABO 血型相同的血，也会发生由其他红细胞血型抗原或 HLA 同种异型诱生的抗体引起的输血反应。

② **新生儿溶血症**　胎、母血型不符，母体内 IgG 类血型抗体通过胎盘进入胎儿体内，造成胎儿或新生儿红细胞破坏。胎、母 ABO 血型不符相当普遍，却很少发生新生儿溶血病，即使发生，亦很轻，预后好。因为母体内针对胎儿血型抗原的抗体为 IgM，不能通过胎盘进入胎儿体内；而分娩中进入母体的胎儿异型红细胞可被该类天然抗体所结合，难以刺激相应的 IgG 类免疫抗体的产生；即使有微量 IgG 类免疫抗体产生并通过胎盘进入胎儿体内，也会首先被分泌型的游离 ABO 血型抗原所结合，不致作用于红细胞膜上。但由 Rh 血型不符引起的新生儿溶血症，情况就要严重得多。Rh 血型不符的新生儿溶血发生于 Rh 阴性的母亲怀有 Rh 阳性的胎儿时。一般是第 2 胎次及其以上的胎儿或新生儿发病。当第一胎 Rh 阳性胎儿分娩时，胎儿因胎盘剥离出血，胎儿异型红细胞经子宫内膜创面进入母体，刺激 IgG 类的抗 Rh 抗体产生。当再次 Rh 阳性胎儿妊娠时，母体 IgG 抗体通过胎盘进入胎儿体

内，与 Rh 阳性红细胞结合，导致红细胞大量破坏，出现严重的胎儿或新生儿溶血症，如造成脑核黄疸，可致死亡、痴呆等严重后果。预防的方法是首次分娩 Rh 阳性胎儿后 72h 之内给 Rh 阴性的母亲注射 Rh 抗血清，以结合进入母体的 Rh 阳性红细胞，抑制 Rh 阳性红细胞对母体的致敏。

（2）自身免疫性Ⅱ型超敏反应　主要因感染、药物作用致自身抗原形成，或免疫系统功能紊乱、免疫耐受机制被破坏，体内出现致病性自身抗体；或感染的病原微生物异嗜性抗原刺激产生的抗体与自身成分发生交叉反应，导致组织细胞损伤。

① 自身免疫性溶血性贫血　红细胞膜被修饰而出现自身抗原，导致红细胞自身抗体产生。抗体与红细胞结合，或由补体直接溶解红细胞，或结合有抗体、补体的红细胞通过脾脏时被脾脏中的巨噬细胞所捕获、破坏、吞噬、消化，或由 ADCC 作用，将红细胞破坏。

② 自身免疫性受体病　包括甲状腺机能亢进、重症肌无力、胰岛素抵抗型糖尿病，致病原因在于产生了抗甲状腺细胞 TSH（甲状腺刺激素）受体、抗神经肌肉接头处突触后膜上乙酰胆碱受体、抗胰岛素受体的自身抗体。抗乙酰胆碱受体的抗体与该受体结合，在补体参与下导致受体的破坏、数目减少，造成神经肌肉兴奋性传导障碍。抗胰岛素受体的自身抗体与该受体结合后，阻止胰岛素与受体的结合，使胰岛素无法发挥生理作用。但不同的是甲状腺上皮细胞的 TSH 受体与相应 IgG 抗体结合后，可致腺上皮的持续兴奋，大量合成分泌甲状腺素，出现甲状腺机能亢进的症状，故该抗受体抗体曾被称为长效甲状腺刺激素（LATS）。该型超敏反应被称为兴奋型或刺激型超敏反应，是Ⅱ型超敏反应的特殊类型。

③ 肺肾综合征　某些病原体如某些链球菌细胞壁蛋白质与人肺泡基底膜和肾小球基底膜具有异嗜性抗原，其所诱生的抗体也能与肺、肾组织中的共同抗原结合并引起损伤，临床上以肺出血和肾小球肾炎为特征。

④ 急性风湿热　某些病原体如某些链球菌细胞壁蛋白质与人的关节滑膜、心瓣膜等具有异嗜性抗原，其所诱生的抗体可与心脏及关节组织中的共同抗原结合，临床上出现关节炎、心脏瓣膜损伤。

⑤ 急性肾小球肾炎　某些病原体如某些链球菌细胞壁蛋白质与人肾小球基底膜具有异嗜性抗原，其所诱生的抗体也能与肾小球基底膜的共同抗原结合而称为抗肾抗体或抗肾小球基底膜抗体。由于肾小球基底膜损伤导致出现肾小球肾炎症状，大约有 20％的肾小球肾炎属于此型，即抗肾小球基底膜型。

（3）药物过敏性血细胞减少症　药物或其代谢产物为半抗原，结合于血细胞表面成为完全抗原，刺激机体产生抗体。抗体再与吸附在靶细胞表面的半抗原结合，或抗体与游离的药物半抗原结合成复合物后再吸附于血细胞表面，最终结果是导致血细胞的破坏。根据血细胞破坏的种类，可称为药物过敏性血细胞减少症、药物过敏性溶血性贫血、药物过敏性白细胞或粒细胞减少症、药物过敏性血小板减少性紫癜等。

三、Ⅲ型超敏反应

Ⅲ型超敏反应又称免疫复合物型或血管炎型，系由可溶性小分子抗原与体液中 IgG、IgM 或 IgA 抗体结合成中等大小的可溶性免疫复合物，沉积于任何部位的血管基底膜上，通过激活补体或吸引粒细胞、血小板及其他细胞，引起以局部充血、水肿、坏死、中性粒细胞浸润为特征的炎症反应和组织损伤，并出现有关临床疾病（图 4-3）。

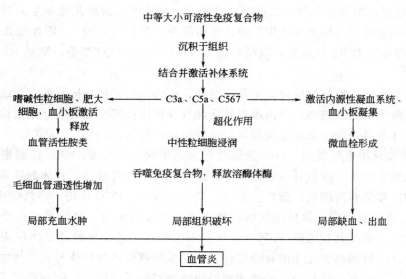

图 4-3　Ⅲ型超敏反应发生机制

1. 发生机制

（1）免疫复合物沉积影响因素

① 可溶性抗原的持续存在　当可溶性抗原长期存留于体内时，可不断形成可溶性免疫复合物。如类风湿关节炎变性免疫球蛋白、系统性红斑狼疮（SLE）核抗原、肿瘤抗原等内源性抗原；又如细菌、病毒、寄生虫、药物等外源性抗原成分，长期刺激机体产生抗体，所形成的循环免疫复合物易沉积到特定的组织和器官而致病。细菌、细胞等颗粒性抗原易于被吞噬清除，不致病。

② 抗原抗体比例和免疫复合物的大小　这是一个主要因素。当抗原稍多于抗体时，形成分子质量约 1000kDa、沉降系数为 19S 的中等体积大小的可溶性免疫复合物，不易被吞噬细胞吞噬，易随血流播散到特定部位沉积下来，形成免疫复合物病；当抗原抗体比例合适时，常形成较大分子的不溶性复合物，易被吞噬细胞清除；当抗原量大大超过抗体量时，形成细小的可溶性免疫复合物，易通过肾小球过滤而排出体外。所以后两种情况都不引起组织损伤。只有在抗原稍多于抗体，形成中等体积的可溶性免疫复合物，又不能及时被清除时，就沉积到特定部位而致病。

③ 机体清除免疫复合物的能力　循环免疫复合物的清除由单核吞噬细胞系统以及结合补体蛋白质的功能完整性所决定。吞噬细胞功能缺陷促进免疫复合物持续存在并继而在组织中沉积。C2、C4 先天性缺陷的病人，因抗原抗体反应所产生的 C3b 不足，或因缺乏补体受体介导的吞噬作用而导致免疫复合物在血流中持续循环。在这种情况下，免疫复合物易于沉积在组织中，激活 C3 旁路，使炎症细胞浸润于免疫复合物沉积的局部。

（2）免疫复合物的致病作用机制

① 抗原抗体复合物激活补体　这是Ⅲ型超敏反应中引起炎症和组织损伤的主要原因。补体被活化后产生许多炎症介质，如 C2a、C4a 具有激肽样作用，舒张小血管，提高其通透性，加重渗出；C3a、C5a 具有过敏毒素作用，引起肥大细胞、嗜碱性粒细胞释放血管活性介质，增加血管通透性，促进炎性渗出；C3a、C5a、$\overline{C567}$ 具有趋化作用，引起以中性粒细胞为主的白细胞集聚浸润；中性粒细胞在吞噬免疫复合物时释出多种蛋白水解酶、激肽形成

酶，造成血管基底膜损伤和炎症反应加重。活化的 C567 可激活 C8、C9，使之结合于膜表面，通过反应性溶解作用使损伤进一步加重。由于Ⅲ型超敏反应以血管基底膜炎症为病理特征，故又称为血管炎型超敏反应。

② 免疫复合物引起血小板聚集　补体活性片段激活血管内凝血系统，引起血小板聚集、活化；肥大细胞、嗜碱性粒细胞释放血小板活化因子，均促使血小板释放血管活性胺并形成血栓，使血流停滞或血管完全被堵塞导致局部组织缺血坏死。

③ IL-1、TNF、IL-6 引起组织损伤　可溶性免疫复合物被 Mφ 吞噬后不易消化，而成为一个持续刺激动因，使 Mφ 活化，释放 IL-1、TNF、IL-6，并作用于血管壁内皮细胞或基底膜上，引起血管炎，加强和延续组织损伤。

2. Ⅲ型超敏反应的特点

① 免疫复合物形成于血循环中。

② 参加的抗体为 IgG（主要）、IgM。

③ 必须有补体参加。

④ 引起以中性粒细胞浸润为主的炎症（组织损伤）。

3. 常见疾病

（1）局部免疫复合物病　多见于抗原进入部位，即抗原高浓度部位。血液中的抗体与向血管内扩散的抗原在血管壁上结合形成复合物，诱发炎症。

① Arthus 反应　这是一种实验性局部免疫复合物病。Arthus 曾于家兔皮下多次注射马血清后局部出现细胞浸润；若再次注射，局部可发生水肿、出血、坏死等剧烈炎症反应，称为 Arthus 反应。这是抗原与血管内抗体结合并沉积在注射部位小动脉壁上，引起血管炎。

② 人类局部免疫复合物病（类 Arthus 反应）　给体内已有高水平抗胰岛素抗体的糖尿病病人注射胰岛素时，于注射数小时后，甚至 1h 内，局部出现水肿和充血或出血坏死，几天后才逐渐恢复，此属于人类的 Artbus 反应。脱粒作业的农民或种蘑菇者吸入霉菌的孢子抗原后，产生相应抗体，当再次吸入孢子抗原时，在肺泡内形成多量的免疫复合物，引起变应性肺泡炎，或称"农民肺"，病理上表现为间质性肺炎，这也是人类肺部局部的免疫复合物病。吸入粉尘中的植物或动物蛋白质抗原也可引起变应性肺泡炎。

（2）全身免疫复合物病

① 血清病　一次（初次）大量注射含抗毒素的马血清后 7～14 天，有人可出现发热、皮疹、关节疼痛肿胀等症状。这是由于体内产生的马血清抗体与尚未排除的抗原（马血清）相结合，形成免疫复合物，沉积于身体各部位所致。近年来抗毒素因精制浓缩，用量减少，血清病的发生率降低。血清病具有自限性，停止注射抗毒素后症状可自行消除。但大量使用青霉素或磺胺类等药物时，可通过类似机制出现血清病样反应，又称药物热。

② 免疫复合物性肾小球肾炎　常见于 A 族溶血性链球菌感染后，形成的中分子可溶性免疫复合物沉积于肾小球基底膜所致。链球菌感染后的肾小球肾炎，属此型的占 80%。其他常见的感染有 HBV、疟原虫、葡萄球菌、肺炎球菌等。系统性红斑狼疮病人出现的肾损害即狼疮性肾炎也属此类，这是由自身抗原与自身抗体形成的免疫复合物所致。

③ 系统性红斑狼疮和类风湿关节炎　均属自身免疫性疾病，体内不断形成自身抗原与自身抗体结合而成的免疫复合物，沉积于全身各处，导致全身性的慢性免疫复合物病。系统性红斑狼疮（SLE）常见的免疫学异常为病人血清中持续出现抗核抗体（ANA）及其各组分如抗双链 DNA 抗体、抗单链 DNA 抗体、抗组蛋白抗体、抗 RNA 抗体等自身抗体，所

形成的复合物可沉积于肾小球基底膜、心包膜、心瓣膜、胸膜、肝脏、中枢神经系统、皮肤血管壁及吸附于血细胞表面，引起肾损害、心包积液、心瓣膜损害、胸膜积液、肝损害、中枢神经系统病、多发性结节及血细胞破坏，也可沉积于关节滑膜引起关节炎。类风湿关节炎病人血清中的自身抗体称为类风湿因子（RF），是针对变性 IgG 的 Fc 段的抗体，属 IgM 类。变性 IgG 与 RF 结合成复合物沉积于关节滑膜，引起关节炎和关节滑膜的损伤。

四、Ⅳ型超敏反应

Ⅳ型超敏反应是因机体的 T 细胞致敏而诱发，再次接触相同抗原数十小时至数天后引发 T 细胞介导的，以单个核细胞浸润为主的炎症性病理损伤，故又称为细胞介导型或细胞参与型超敏反应。由于从再次接触变应原到出现病理反应时间较长，故又称迟发型超敏反应（DTH）。

1. 发生机制

（1）抗原　引起Ⅳ型超敏反应的抗原多为细胞内寄生性微生物（如结核杆菌、布氏杆菌、病毒等）、白假丝酵母菌、组织胞浆菌等真菌及利什曼原虫、疟原虫、弓形体等寄生虫。异种蛋白也可引起此型反应，但一般需与化学物质结合，如苦味酸结合的牛血清白蛋白等。此外，二硝基氯苯、环氧树脂等化学物质，若长期接触，与机体组织蛋白结合，也能介导 DTH。某些药物，如青霉素等，昆虫唾液中某些成分，以及一些植物分泌液，也可使 T 细胞致敏，导致 DTH。

（2）参与的细胞及其病理机制　参与此反应的是 T 细胞，包括 CD4$^+$Th1 细胞和 CD8$^+$CTL 细胞两个亚群。它们识别 APC 表面的 MHC 分子及其所提呈的相应抗原（APC 处理后成为短肽的抗原决定簇），在局部释放一系列促炎症的 Th1 型细胞因子如 IL-2、IFN-7、TNF、IL-3、IL-6、GM-CSF 等，招引并激活巨噬细胞而导致免疫性炎症反应。APC 释放 IL-1，进一步促进以上细胞因子的释放，增强这些细胞因子的作用。因此，Ⅳ型超敏反应的病理特征，表现为以单个核细胞浸润为主的（单核巨噬细胞和淋巴细胞）炎症反应。CD4$^+$Th1 和 CD8$^+$CTL 细胞在炎症局部扩增，并分化成熟，通过释放的细胞因子和细胞因子所作用的效应细胞间接损伤带有抗原的靶细胞，进而使之死亡。CD8$^+$ 效应 CTL 细胞与靶细胞表面相应抗原决定簇结合，通过脱颗粒释放穿孔素和颗粒酶等介质，可直接导致靶细胞破坏，或诱导靶细胞表达凋亡分子（Fas），后者与 CD8$^+$ 效应 CTL 细胞表面 FasL（配体）结合，导致靶细胞凋亡。CD8$^+$CTL 细胞亦可直接杀伤抗原性靶细胞。CD4$^+$Th1 细胞识别可溶性蛋白质抗原；CD8$^+$CTL 细胞识别细胞内微生物抗原，如抗病毒Ⅳ型超敏反应主要是由 CD8$^+$CTL 细胞介导的。Ⅳ型超敏反应中的最终效应细胞是活化的单个核吞噬细胞。

对炎症反应发生最为重要的细胞因子有如下三类。①IL-2：引起抗原活化 T 细胞的分泌性增殖，促进 IL-2、IFN-γ、TNF 和淋巴毒素（LT，即 TNF-β）进一步合成并释放。②IFN-γ：作用于内皮细胞和巨噬细胞，增加 MHC-Ⅱ类分子表达，促进抗原提呈，增强单核巨噬细胞消灭抗原的能力，是 DTH 中最重要的细胞因子。③TNF 和 LT：能直接导致靶细胞坏死，并提高大小静脉内皮细胞结合和活化白细胞的能力，导致炎症反应。

内皮细胞及其黏附分子也有重要作用。上述细胞因子作用于血管内皮细胞，使之表达黏附分子如细胞间黏附分子（ICAM-1）、血管细胞黏附分子（VCAM）、E-选择素等，促使单个核细胞和其他白细胞进入反应区域，扩大和加强炎症反应。

DTH 反应包括三个连续的阶段。①识别相：即在 APC 辅助下 CD4$^+$Th1 和 CD8$^+$CTL 细胞识别变应原。启动 DTH 反应的 APC 可能有三类：第一类是存在于上皮中的特定的 APC 如郎罕细胞，将变应原运输到引流淋巴结与特异性 T 细胞接触，诱其活化；第二类是皮肤中的单核巨噬细胞，它们一旦离开血液进入组织即分化成 DTH 的最终效应细胞；第三类可能是后毛细静脉血管内皮细胞，除作为 APC 启动 T 细胞活化外，还能调节白细胞的浸润。②激活相：即 T 细胞分泌细胞因子和增殖的阶段。③效应相：即炎症反应阶段，可分为炎症和消退两步。

2. Ⅳ型超敏反应的特点

① 由效应 T 细胞介导的免疫损伤。

② 为迟发型。

③ 无明显的个体差异。

④ 引起以单核巨噬细胞浸润为主的炎症（组织损伤）。

3. 常见疾病

（1）接触性皮炎　这是一种由 T 细胞介导的皮肤损伤为主要特征的Ⅳ型超敏反应。当皮肤接触某些化学物质如药物、化妆品、染料、油漆、塑料、农药、二硝基氟（氯）苯等时，这些小分子半抗原与皮肤角质细胞表面的角蛋白结合成完全抗原，刺激 T 细胞分泌细胞因子，介导 DTH。反应多发生在再次接触相同抗原后 24h，48～72h 反应达高峰，表现为皮肤红肿硬结，严重者可形成水疱和坏死。局部病理变化为毛细血管、小静脉血浆渗出、嗜碱性和嗜酸性粒细胞浸润、间隙纤维蛋白沉积等。急性皮炎表现为红肿和水疱，重症者可有剥脱性皮炎；慢性表现为丘疹和鳞屑。

（2）传染性超敏反应　系在某些胞内寄生菌、病毒、真菌感染过程中发生的超敏反应，故称传染性迟发型超敏反应。当细胞内微生物感染，即某些细胞内寄生菌（如结核杆菌等）、病毒、寄生虫和真菌等感染机体后，可诱导 MQ 和 CD8$^+$CTL 细胞产生应答，释放细胞因子如 IL-1、IL-6、IFN-7 和 TNF 等作用于内皮细胞和白细胞，促进白细胞集聚到感染部位，发挥清除作用，同时也导致组织细胞的损伤。结核菌素皮试阳性反应是典型例子，反应于注射后 48h 达高峰，呈红肿硬结，组织变化是以淋巴细胞与单核细胞为主的细胞浸润；结核病时的肺空洞形成、干酪样坏死和全身毒血症及麻风病患者皮肤肉芽肿均与 DTH 有关。天花和麻疹的皮损及单纯疱疹的皮损主要是由于 CTL 细胞广泛损伤病毒感染细胞的 DTH 引起。此类 DTH 是伴随着病原生物的感染而发生的。没有感染就不会有超敏反应，体内有胞内寄生性细菌、病毒及某些真菌和寄生虫存在才会发生这类 DTH，故称之为传染性超敏反应。

（3）移植排斥反应　综上四型超敏反应机制各异，总体可分为以抗体（IgE、IgG、IgM）或免疫复合物介导，和细胞介导两大类型。由于临床表现复杂且无绝对界限，往往同一抗原在不同个体可表现为不同类型，细胞免疫、体液免疫均参与，如青霉素可引起Ⅰ型过敏性休克，结合于血细胞表面可引起Ⅱ型，如与血清蛋白结合可引起Ⅲ型，而青霉素油膏局部应用可引起Ⅳ型反应。同一种变应原以相同途径进入不同个体，则可表现不同的反应。如同是吸入花粉，有人表现呼吸道过敏症，有人表现皮肤过敏症；同是食入动物蛋白，有人表现胃肠道过敏症，有人表现皮肤过敏症。这既与变应原性质和进入途径有关，也与患者的个体差异有关。

五、四种类型超敏反应的比较

各型超敏反应发生机制复杂，表型各异，各型超敏反应的比较见表 4-1。

表 4-1　四种类型超敏反应要点比较

型别	参加成分	发病机理	临床常见病
Ⅰ型(速发型)	IgE	IgE黏附于肥大细胞或嗜碱性粒细胞表面的FcεR上,变应原与细胞表面的IgE结合,靶细胞脱颗粒,释放生物活性介质,作用于效应器官	药物过敏性休克、血清过敏性休克、支气管哮喘、花粉症、变应性鼻炎、荨麻疹、食物过敏
Ⅱ型(细胞毒型)例外:细胞刺激型	IgG、IgM、补体、巨噬细胞、NK细胞	在补体、巨噬细胞、NK细胞等协同作用下溶解靶细胞。抗体使细胞功能活化,表现为分泌增加或细胞增殖等	输血反应、新生儿溶血症、免疫性血细胞减少症、抗膜性肾小球肾炎等。甲状腺功能亢进
Ⅲ型(免疫复合物型)	IgG、IgM、IgA补体、中性粒细胞	中等大小的免疫复合物沉积于血管壁基底膜激活补体,吸引中性粒细胞、释放溶酶体酶,引起炎症反应	血清病、免疫复合物型肾小球性肾炎、系统性红斑狼疮等
Ⅳ型(迟发型)	T细胞	致敏T细胞再次与抗原相遇,直接杀伤靶细胞或产生各种淋巴因子,引起炎症	传染性变态反应、接触性皮炎、移植排斥反应

小　结

　　根据发生机制可将超敏反应分为四种类型,但是临床实际情况是复杂的,有些超敏反应性疾病可由多种免疫损伤引起。

　　Ⅰ型、Ⅱ型、Ⅲ型超敏反应主要由抗体介导,Ⅳ型超敏反应由T细胞介导。前三型属体液免疫范畴,Ⅳ型则属细胞免疫范畴。粒细胞、单核吞噬细胞、NK细胞、淋巴细胞、肥大细胞及补体成分等都可参与各型超敏反应的炎症性损伤,但所起作用大小不尽相同。肥大细胞、嗜碱性粒细胞、嗜酸性粒细胞主要在Ⅰ型超敏反应中发挥作用。补体、吞噬细胞和NK细胞主要在引起以细胞溶解和组织损伤为主的Ⅱ型超敏反应中起作用,补体、血小板、中性粒细胞主要在以充血水肿、中性粒细胞浸润致血管炎性反应和组织损伤为主的Ⅲ型超敏反应中发挥作用。而单核巨噬细胞和淋巴细胞在Ⅳ型超敏反应中发挥主要作用。

第二节　免疫学诊断

　　免疫检测技术已广泛应用于医学研究和临床,常用于感染性疾病、超敏反应性疾病、免疫缺陷病、自身免疫病、肿瘤、移植排斥反应等免疫相关疾病的诊断、病情监测与疗效评价等。临床常用的免疫学检测技术包括抗原、抗体及细胞免疫某些指标的检测。

一、体液免疫检测法

　　体液免疫检测法指用已知的抗体或抗原检测未知的抗原或抗体及其含量的方法。

1. 抗原抗体反应和血清学反应

　　抗原与抗体的结合具有高度特异性,即一种抗原通常只能与由它刺激所产生的相应抗体结合。抗原抗体的特异性结合不仅能在体内进行,也能在体外实现。两者只要知道其中之一,就能检测到相应的另一方。因抗体主要存在于血清中,在体外做抗原抗体检测时一般采用血清进行试验，所以体外抗原抗体反应亦称为血清学反应。

2. 抗原、抗体检测的常用方法

根据抗原的性质、抗原抗体结合反应的现象及参与反应的成分等不同，临床最常用的抗原抗体反应可分为凝集反应、沉淀反应和免疫标记技术三大类。

（1）凝集反应 指细菌、细胞等颗粒性抗原与相应抗体在适当的条件下结合后，出现肉眼可见的凝集物的免疫检测技术。凝集反应分为直接凝集反应和间接凝集反应。

① 直接凝集反应 指细菌、细胞等颗粒性抗原与相应抗体结合后所出现的肉眼可见的凝集现象。直接凝集反应包括：a. 玻片凝集反应常用于人 ABO 血型鉴定、细菌鉴定（图4-4）；b. 试管凝集反应如诊断伤寒、副伤寒的肥达试验等。试管凝集反应不但可测定标本中有无相应的抗体，还可确定其中抗体的相对含量。

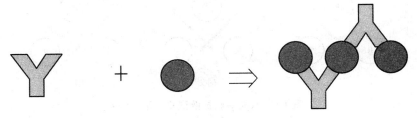

图 4-4　玻片凝集试验

② 间接凝集反应 指将可溶性抗原或抗体吸附于与免疫无关的载体（如红细胞、聚苯乙烯乳胶颗粒等）上，再与相应的抗体或抗原反应，观察有无凝集现象发生（图4-5）。

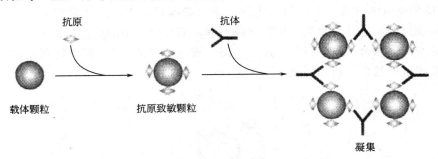

图 4-5　正向间接凝集试验

③ 协同凝集试验 金黄色葡萄球菌 A 蛋白（sPA）能与多种哺乳动物 IgG 抗体 Fc 段结合，可以其作为 IgG 抗体的载体去检测相应的可溶性抗原。常用于流脑、伤寒等传染病的快速诊断。

（2）沉淀反应 沉淀反应指可溶性抗原与相应抗体结合后，在适当条件下出现肉眼可见的沉淀物的免疫检测技术。常用的有单向琼脂扩散试验、双向琼脂扩散试验、火箭免疫电泳试验。

① 单向琼脂扩散试验 将一定量的已知抗体混合于琼脂凝胶中制成琼脂板，将抗原加入琼脂板的孔中，抗原在向四周扩散的过程中与琼脂板中的抗体相遇形成以抗原孔为中心的沉淀环，环的直径与抗原含量呈正相关（图4-6）。该法用于免疫球蛋白（IgG、IgM、IgA）和补体C3等成分的定量测定。

② 双向琼脂扩散试验 将抗原与抗体分别加入琼脂凝胶板的小孔中，二者自由向四周

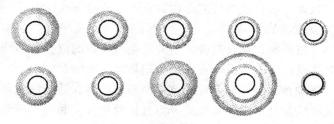

图 4-6 单向琼脂扩散试验（平板法）

扩散，在两者比例合适的相遇处形成沉淀线（图 4-7）。本试验常用于抗原或抗体的检测和分析。

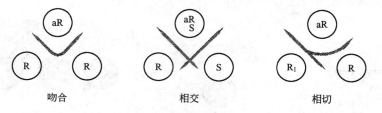

图 4-7 双向琼脂扩散试验（平板法）

为增加双向琼脂扩散试验的敏感性，缩短反应的发生时间，可在琼脂凝胶板两侧通电（抗原孔置阴极，抗体孔置阳极），抗原与抗体相向逆流泳动，最终相遇形成沉淀线。故这种双向琼脂扩散试验又称为对流免疫电泳。

③ 火箭免疫电泳试验　将已知抗体混匀于琼脂糖凝胶中，浇注凝胶板。在板的负极侧打孔加入待测抗原。电泳时凝胶板中的抗体不移动而加样孔中的抗原向正极移动。在移动过程中，抗原与抗体结合，发生沉淀反应，最终形成一个尖的、"火箭"样沉淀峰。沉淀峰的高度与检样中抗原的含量成正相关（图 4-8）。

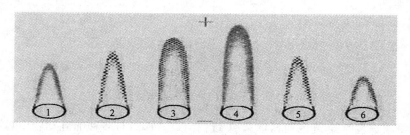

图 4-8 火箭免疫电泳图
①②③④—标准抗原；⑤⑥—标本

（3）免疫标记技术　指用荧光素、胶体金、镧系元素、酶或放射性核素等不改变抗原、抗体特性的物质标记抗体或抗原，去检测对应的抗原或抗体的一类免疫检测技术。此方法具有特异性高敏感、快速的优点，是目前应用最广泛的免疫检测技术。

① 免疫荧光法　用荧光素与抗体连接成荧光抗体，再与待检标本中的抗原反应，置荧光显微镜下观察，如有抗原抗体复合物存在，则可见到复合物散发荧光。

② 酶免疫测定法　将抗原抗体反应的特异性与酶催化作用的高效性相结合，通过酶作用于底物的显色情况来判断结果：可用目测定性，也可以用酶联仪来测定其含量。酶联免疫吸附试验（enzyme-linked immuno sorbent assay，ELISA）是酶免疫测定技术中应用

最广的技术。基本方法是将已知的抗原或抗体吸附（包被）在固相载体表面，然后加入待测标本及酶标抗体（或抗原），最后加入酶的底物进行显色。根据酶分解底物后显色的深浅不同，反映标本中抗原或抗体的含量。ELISA 常用方法分为间接法和双抗体夹心法（见图 4-9）。

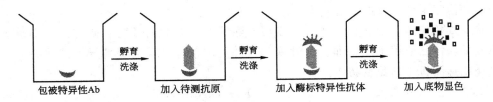

图 4-9　双抗体夹心法

③ 放射免疫测定法　指用放射性核素标记抗原或抗体进行免疫学检测的技术。常用的放射性核素为 ^{131}I 等，可用于测定胰岛素、甲状腺素、孕酮等激素。

④ 其他免疫标记技术　最新的免疫标记技术包括金标记免疫渗滤技术、金标记免疫色谱技术、时间分辨荧光免疫分析技术、化学发光免疫分析技术和电化学发光免疫分析技术等。

二、细胞免疫检测法

细胞免疫测定是用体外或体内试验对机体参与免疫应答的各种细胞进行鉴定、计数和功能测定，以判断机体的免疫状况，对某些与免疫相关疾病的诊断、预后及疗效观察有一定的意义。细胞免疫检测分为体外检测和体内检测两类。

1. 体外进行的常用细胞免疫检测方法

检测人体淋巴细胞的数量与功能是观察机体细胞免疫状态的重要手段，常用病人的外周血作为细胞免疫检测的标本。主要有：①淋巴细胞总数测定；②淋巴细胞亚群测定；③T 细胞功能测定；④吞噬细胞功能测定；⑤细胞因子检测。

2. 体内进行的常用细胞免疫检测方法

体内细胞免疫检测通常用Ⅳ型超敏反应皮肤试验进行。正常机体建立了对某种抗原的细胞免疫后，用相同的抗原做皮肤试验时即出现以局部红肿为特征的迟发型超敏反应。最常用的检测方法有结核菌素试验。皮肤试验方法简便，可用于某些病原生物感染性疾病、细胞免疫缺陷病的辅助诊断和肿瘤病人的疗效观察及预后判断。

小　结

抗原、抗体检测的常用方法如下。

凝集反应，如 ABO 血型鉴定。

沉淀反应，如伤寒、副伤寒的肥达试验。

免疫标记技术 ｛ 免疫荧光法
酶免疫测定法
放射免疫测定法
其他免疫标记技术

第三节 免疫学防治

应用各类生物性或非生物性制剂来建立、增强或抑制机体的免疫应答，调节免疫功能，达到预防和治疗某些疾病的目的，称为免疫学防治。

随着现代免疫学理论和技术的日益发展，除了对传染病的预防和研究已取得巨大成就外，免疫学防治已应用于某些非传染性疾病，并可因某些特殊需要特异性或非特异性地建立、增强或抑制机体的免疫功能。

免疫学防治法分两大类：一类是人工免疫法（artificial immunization），是给机体接种疫苗、类毒素或输入抗毒素、丙种球蛋白等制剂，使机体主动或被动获得特异性免疫，用于防治某些传染病。另一类是免疫调节疗法（immunoregulation therapy），即用生物性或非生物性制剂，特异性或非特异性地建立、增强或抑制机体的免疫功能，用于防治某些非传染性疾病，如超敏反应性疾病、自身免疫病、免疫缺陷病、移植后排斥反应和肿瘤等。

用于免疫学防治的制剂（疫苗、类毒素、免疫血清、细胞免疫调节剂）和免疫诊断制剂（诊断菌液、诊断血清等），都来源于生物体，统称为生物制品（biological product）。

一、免疫预防

免疫预防（immunoprophylaxis）是用免疫学方法使机体具有抵抗疾病（尤其是传染病）的能力。如果这种能力是针对特定病原体的，就称为特异性免疫或者获得性免疫。特异性免疫力可自然获得，也可用人工方式获得。通过抗原刺激机体，使之主动产生抗体或特异性细胞免疫，称为主动免疫（active immunity）；通过输入特异性抗体、现成的外源性免疫效应物质等使机体直接得到的免疫力，称为被动免疫（passive immunity）。特异性免疫的类型及获得方式见图 4-10，人工主动免疫和人工被动免疫的特点见表 4-2。

特异性免疫 ⎰ 自然免疫 ⎰ 自然主动免疫：患传染病、隐性感染
⎱ 　　　　　 ⎱ 自然被动免疫：母体 IgG 抗体通过胎盘传给胎儿、母乳内 SIgA
　　　　　　 人工免疫 ⎰ 人工主动免疫：接种疫苗、类毒素
　　　　　　　　　　　 ⎱ 人工被动免疫：注射丙种球蛋白、抗毒素等

图 4-10 特异性免疫的类型及获得方式

表 4-2 人工主动免疫和人工被动免疫的特点

区别要点	人工主动免疫	人工被动免疫
输入物质	抗原（如疫苗、类毒素）	抗体、效应性细胞和（或）细胞因子制剂
免疫力产生时间	慢（1～4 周）	立即产生
免疫力维持时间	半年～数年	数周～数月
主要用途	特异性预防	治疗或紧急预防

1. 人工主动免疫

（1）人工主动免疫生物制剂　用于人工主动免疫的抗原制品统称为疫苗（vaccine），其中用细菌或螺旋体制成的疫苗，习惯上称为菌苗。疫苗分为以下几种类型。

① 死疫苗（dead vaccine）　用物理或化学方法将病原微生物杀死而制备的制剂，称为死疫苗，又称灭活疫苗。由于死疫苗进入机体后不能生长繁殖，故对人体免疫作用弱。为获得强而持久的免疫力，必须多次接种、用量较大。但死疫苗稳定、易保存、无毒力回复突变

的危险。常用的死疫苗有伤寒、副伤寒、霍乱、百日咳、流脑、乙脑和狂犬病疫苗等。

②　活疫苗（live vaccine）　用人工变异或直接从自然界筛选出来的毒力高度减弱或基本无毒的活病原微生物制成的制剂，称为活疫苗，亦称减毒活疫苗。活疫苗进入人体后可有一定程度的生长繁殖，类似轻度或隐性感染，在体内存留时间长，故一般用量较小，只需接种一次，免疫力维持时间较长。但活疫苗稳定性差，不易保存，有毒力回复突变可能，故其制备和鉴定必须严格。常用的活疫苗有卡介苗、麻疹及脊髓灰质炎疫苗等。

③　类毒素（toxoid）　用 0.3%～0.4%甲醛处理外毒素，使其失去毒性，但仍保留抗原性，即成类毒素。若在类毒素中加入适量的氢氧化铝或明矾等吸附剂，则可制成精制吸附类毒素，在体内吸收较慢，能长时间刺激机体产生足量抗毒素，以增强免疫效果，因此可减少免疫次数和用量。常用的类毒素有白喉、破伤风类毒素。这两种类毒素还可与百日咳杆菌死疫苗制成百白破三联疫苗。

④　新型疫苗　用生物学方法从病原微生物提取有效抗原成分或用人工合成法制备病原微生物的有效抗原成分，或用基因工程技术重组出高效安全和廉价疫苗。新型疫苗有变异活疫苗、亚单位疫苗、合成疫苗、基因工程疫苗、细胞因子基因工程疫苗、抗独特型抗体疫苗等。

（2）应用人工主动免疫注意事项

①　接种对象　免疫防御能力差、与某些病原微生物的接触机会多、疾病及并发症危害大、流行地区的易感者。

②　接种剂量、次数和间隔时间　免疫接种剂量必须按生物制品使用规定进行，过大或过小剂量可造成免疫耐受或不良反应。活疫苗一般一次就可达到预期免疫效果，死疫苗一般需接种 2～3 次，每次间隔 7～10 天。类毒素一般接种 2 次，因其吸收慢，产生免疫力需时稍长，间隔为 4～6 周。

③　接种途径　死疫苗多采用皮下注射；活疫苗常采用皮内注射或皮上划痕，但以自然感染途径接种效果好，如脊髓灰质炎活疫苗以口服为佳，流感、麻疹、腮腺炎疫苗以气雾吸入为好。

④　接种后反应　由于生物制剂质量或接种者身体状况等原因，免疫接种后可能会发生不同程度的局部或全身性反应。常见于接种后 24h 发生，表现为局部红肿、疼痛、淋巴结肿大、全身发热、头痛、恶心等，一般症状较轻，1～2 天后即恢复正常。个别人反应剧烈，甚至出现过敏性休克、接种后脑炎等。

⑤　禁忌证　凡高热、急性传染病、严重心血管疾病或肝肾疾病、活动性结核、风湿病、糖尿病、免疫缺陷病等病人均不宜接种疫苗，以免引起病情恶化或发生异常反应。对正在接受免疫抑制剂治疗的病人则不宜接种活疫苗，以免出现严重疫苗反应。孕妇不宜接种疫苗，以免流产或早产。

2. 人工被动免疫

人工被动免疫生物制剂有如下几类。

（1）抗毒素（antitoxin）　是指能中和外毒素的抗体（也即免疫血清）。是将类毒素免疫马，取其血清浓缩纯化而成，主要用于治疗和紧急预防某些细菌外毒素所致的疾病如白喉、破伤风、气性坏疽、肉毒杆菌引起的食物中毒等。

（2）丙种球蛋白（gammaglobulin）　由正常人血浆或健康产妇胎盘血中提取制成，前者称为正常人丙种球蛋白，含 IgG 和 IgM；后者称为胎盘丙种球蛋白，主要含 IgG。由于多数成人已隐性或显性感染过麻疹、脊髓灰质炎、甲型肝炎等传染病，血清中含相应的抗体，因此丙种球蛋白可用于上述疾病的紧急预防或早期治疗，可达到防病、减轻症状和缩短病程的效果。

（3）人特异性免疫球蛋白 由恢复期病人血清或经疫苗高度免疫的人血清提制而成，如抗破伤风、狂犬病、乙型肝炎等人免疫球蛋白，因含有高效价的特异性抗体，免疫效果好，且超敏反应发生率低，故可用于对动物血清过敏的机体和使用丙种球蛋白疗效不佳的病人。

（4）效应细胞或细胞因子以及单克隆抗体 这类制剂是近年来研制的新型免疫制剂，可望用于肿瘤以及艾滋病等治疗。

3. 应用人工被动免疫制剂注意事项

（1）防止超敏反应 使用抗毒素前，应询问过敏史，并做皮试，阳性者应用脱敏疗法或用人特异性免疫球蛋白。大剂量应用抗血清时，还要注意防止Ⅲ型超敏反应。

（2）早期和足量 只有当病原微生物的代谢产物（如外毒素）还未与组织结合前使用足量抗毒素，中和其毒性，才能达到有效治疗的目的，故使用抗毒素要做到早期和足量。

（3）不滥用丙种球蛋白 多次注射丙种球蛋白，易引起超敏反应。

二、免疫治疗

除了经典的抗毒素疗法外，免疫治疗尚处于一个新的正在探索的阶段。近年来通过分子生物学与生物化学方法人工合成、或经基因工程方法制备了针对多种细胞具有免疫增强或免疫抑制作用的制剂，习惯上称为生物治疗剂。生物治疗剂种类很多，但大多数制剂的临床疗效尚未十分肯定，故对生物治疗剂的使用需慎重，除非有明确疗效，决不能滥用。

1. 特异性抗体的应用

（1）抗毒素 在患白喉、破伤风和肉毒毒素中毒时或受毒蛇及其他有毒昆虫咬伤时，使用抗毒素治疗不失为传统的、行之有效的、不可替代的疗法。

（2）抗肿瘤 将单克隆抗体与抗肿瘤药物（或毒素）相结合，利用抗体的特异性使药物（或毒素）定向集中于肿瘤细胞，不仅可提高杀肿瘤的疗效，而且可降低对宿主细胞的毒性作用，适用于白血病和淋巴瘤的治疗。

（3）其他 抗微生物抗体可用于顽固的抗药性感染、抗人T细胞及其亚群单克隆抗体、抗IL抗体和抗IL受体抗体等，适用于自身免疫病、器官移植后排斥反应等。

2. 非特异免疫增强剂

非特异免疫增强剂是增强、促进和调节机体免疫功能的生物或非生物制剂，又称为免疫调节剂，其中属生物制剂者又称为生物调节剂。

免疫增强剂的副作用一般较轻。卡介苗等局部应用的副作用是引起广泛的炎症反应性的组织损伤，这与其功能相关，难以避免。口服副作用轻，但疗效也降低。其他多糖类药物肌内注射时有一过性发热等，一般不影响治疗。由于现有免疫增强剂的作用都不强，故它们主要用作恶性肿瘤、免疫缺陷病和传染病的辅助治疗。

3. 过继性细胞免疫及治疗

过继性细胞免疫是将供体的淋巴细胞转移给受体，增强其细胞免疫功能。过继性细胞免疫可分为特异性和非特异性两类，前者是用已知抗原（如肿瘤抗原）致敏的淋巴细胞注入受体后，使其获得对该抗原的细胞免疫能力；后者是用未经特殊抗原致敏的正常人淋巴细胞注入受体后，使其获得对多种抗原的免疫能力。根据淋巴细胞的来源与受者的关系，又可分为自身性和同种异型性两类。如输入的是病人自身的淋巴细胞，因 MHC 一致，在体外受到刺激而致敏或活化的淋巴细胞可在体内发挥更强的细胞免疫效应。如肿瘤浸润性淋巴细胞（TIL），是将实体肿瘤手术切除后在体外将其中浸润的淋巴细胞分离，加 IL-2 刺激培养，得以扩增和活化。这些细胞已在体内接受肿瘤抗原刺激，故再输回病人身体后，可对肿瘤细胞发挥较强的、肿瘤抗原特异的、受 MHC-Ⅰ分子限制的杀伤作用，目前已在临床使用。如输入的淋巴细胞来自于同种异型的个体，受者与供者 MHC 不一致时，MHC 限制性的淋巴细胞无法发挥作用，且识别和杀伤异型 MHC 细胞的淋巴细胞还会造成强烈的 GVHR。若用 LAK 细胞，即将肿瘤淋巴细胞与 IL-2 在体外培养增殖后，再输回该肿瘤病人，机体既可获得大量具有抗肿瘤效应的淋巴细胞，又可避免 GVHR。LAK 细胞中主要是 NK 细胞起作用，但 NK 细胞不受 MHC 限制，因此，用正常人淋巴细胞在体外以 IL-2 刺激培养而制成的 LAK 仍输给 MHC 不同的肿瘤病人后，可在病人体内发挥杀肿瘤细胞作用。所以 LAK 细胞又有自体和异体两种。过继性细胞免疫主要用于细胞免疫缺陷和恶性肿瘤的治疗。

小　结

　　免疫预防是用免疫学方法使机体具有抵抗疾病（尤其是传染病）的能力。其产生特异性免疫（或称获得性免疫）的获得方式有主动免疫和被动免疫两种，通过抗原刺激机体，使之主动产生抗体或特异性细胞免疫，称为主动免疫；通过输入特异性抗体、现成的外源性免疫效应物质等使机体直接得到的免疫力，称为被动免疫。特异性免疫力可自然获得，也可用人工方式获得。自然免疫的获得主要是胚胎期从母体获得 IgG 或母乳喂养中获得 IgA 以及生活中接触病原体后自然获得，人工主动免疫物质有疫苗、菌苗、类毒素、新型疫苗等，人工被动免疫物质有抗毒素、丙种球蛋白、人特异性免疫球蛋白等。抗毒素是指能中和外毒素的抗体。

　　免疫检测技术常用于感染性疾病、超敏反应性疾病、免疫缺陷病、自身免疫病、肿瘤、移植排斥反应等免疫相关疾病的诊断、病情监测与疗效评价等。临床常用的免疫学检测技术包括体液免疫检测（抗原、抗体测定）及细胞免疫某些指标的检测。

　　体液免疫检测法的机理是用已知的抗体或抗原检测未知的抗原或抗体及其含量的方法。血清学反应是指在体外进行的抗原抗体反应。血清学试验的常用方法有凝集反应、沉淀反应和免疫标记技术三大类，细胞免疫测定是用体外或体内试验对机体参与免疫应答的各种细胞进行鉴定、计数和功能测定，以判断机体的免疫状况。最常用的检测方法有结核菌素试验。皮肤试验方法简便，可用于某些病原生物感染性疾病、细胞免疫缺陷病的辅助诊断和肿瘤病人的疗效观察及预后判断。

练习题

一、名词解释
1. 超敏反应　2. 变应原　3. 人工主动免疫　4. 血清学试验

二、填空题
1. 根据发病机理，一般将超敏反应分四型，Ⅰ型又称为_____，Ⅱ型又称为_____或_____，Ⅲ型又称为_____，Ⅳ型又称为_____。
2. 补体不参与_____型和_____型超敏反应。

3. 参与Ⅱ型超敏反应的抗体主要是_____和_____类抗体。

4. 诱发超敏反应的抗原称为_____，可以是_____也可以是完全抗原。

5. Ⅰ型、Ⅱ型、Ⅲ型超敏反应由_____介导，Ⅳ型超敏反应由_____介导。

6. 特异性免疫获得的方式有_____和_____两种。

7. 用于免疫治疗的抗体包括_____、_____和_____。

8. 人工主动免疫的制剂主要包括_____、_____和_____等。

9. 凝集反应分为_____和_____两大类。

三、选择题

1. 介导Ⅰ型超敏反应的生物活性物质主要是由下列哪一种细胞释放（   ）。

A. 巨噬细胞　　　　　B. 单核细胞　　　　　C. 肥大细胞　　　　　D. B 细胞

2. 参与Ⅰ型超敏反应的抗体是（   ）。

A. IgE　　　　　　　B. IgD　　　　　　　C. IgM　　　　　　　D. IgA

3. 下列哪一种属于Ⅳ型超敏反应的机制（   ）。

A. 过敏性休克　　　　　　　　　　　B. 血清病

C. 类风湿关节炎　　　　　　　　　　D. 结核菌素皮肤试验阳性

4. 下列哪一项疾病属于免疫复合物型超敏反应（   ）。

A. 过敏性休克　　　　　　　　　　　B. 血清病

C. 新生儿溶血症　　　　　　　　　　D. 链球菌感染后肾小球肾炎

5. 下列哪一种物质可以引起Ⅲ型超敏反应（   ）。

A. 细胞因子　　　　B. 单核吞噬细胞　　　C. 补体　　　　　　D. 肥大细胞

6. 属于Ⅰ型超敏反应的疾病是（   ）。

A. 新生儿溶血症　　　　　　　　　　B. 系统性红斑狼疮性肾炎

C. 接触性皮炎　　　　　　　　　　　D. 荨麻疹

7. 属于Ⅱ型超敏反应的疾病是（   ）。

A. 新生儿溶血症　　　B. 系统性红斑狼疮　　C. 血清病　　　　　D. 接触性皮炎

8. 属于Ⅲ型超敏反应的疾病是（   ）。

A. 新生儿溶血症　　　B. 输血反应　　　　　C. 血清病　　　　　D. 接触性皮炎

9. 属于Ⅳ型超敏反应的疾病是（   ）。

A. 新生儿溶血症　　　B. 支气管哮喘　　　　C. 血清病　　　　　D. 接触性皮炎

10. 下列情况属于人工被动免疫的是（   ）。

A. 通过胎盘、初乳获得的免疫　　　　B. 天然血型抗体的产生

C. 通过注射类毒素获得的免疫　　　　D. 通过注射抗毒素获得的免疫

11. 下列哪项属于人工主动免疫（   ）。

A. 注射丙种球蛋白预防麻疹　　　　　B. 接种卡介苗预防结核

C. 注射抗毒素中和细菌外毒素　　　　D. 静脉化疗药治疗肿瘤

12. 隐性感染后获得的免疫属于（   ）。

A. 过继免疫　　　　B. 人工被动免疫　　　C. 人工主动免疫　　D. 自然主动免疫

13. 胎儿从母体获得 IgG 属于（   ）。

A. 自然被动免疫　　　B. 人工被动免疫　　　C. 人工主动免疫　　D. 自然主动免疫

14. 下列哪种疫苗为活疫苗（   ）。

A. 伤寒疫苗　　　　　B. 百日咳疫苗　　　C. 流脑疫苗　　　　　D. 麻疹疫苗

15. 有关活疫苗的特点哪项是错误的（　　）。

A. 接种量少　　　　　B. 接种次数少　　　C. 易保存　　　　　D. 免疫效果好

16. 关于抗毒素的使用，哪项是错误的（　　）。

A. 可能发生过敏反应　　　　　　　　　B. 治疗时要早期足量

C. 可作为免疫增强剂给儿童多次注射　　D. 对过敏机体应采取脱敏疗法

17. 下列哪项试验不是凝集反应（　　）。

A. ABO 血型鉴定　　　　　　　　　　B. 病毒血凝试验

C. 快速血浆反应素环状卡片试验　　　　D. 肥达反应

18. 沉淀反应与凝集反应相比较，下列哪项是错误的（　　）。

A. 都是抗原抗体的反应

B. 都需要电解质参与

C. 沉淀反应的抗原是可溶性抗原或颗粒性抗原

D. 两种反应均可用来定性或定量检测抗原或抗体

四、简答题

1. 以青霉素引起的过敏性休克为例，说明Ⅰ型超敏反应的机制。

2. 以新生儿溶血症为例，说明Ⅱ型超敏反应的机制。

3. 人工主动免疫与人工被动免疫有哪些重要区别？

第五章
常见病原菌

学习目标 ▶▶

1. 掌握化脓性细菌的分类、致病因素、所致疾病、免疫性及防治原则。
2. 掌握沙门菌、志贺菌的致病性和防治原则，掌握肥达试验，了解肠道杆菌的主要菌属和共同特点，说出大肠埃希菌致病性和卫生学意义。
3. 掌握霍乱弧菌的生物学特性、致病性、所致疾病及防治原则。
4. 掌握破伤风梭菌、产气荚膜梭菌、肉毒梭菌的生物学性状、致病性和防治原则，了解肉毒梭菌所致肉毒食物中毒的特点。
5. 熟悉无芽孢厌氧菌致病性和防治原则。
6. 掌握结核分枝杆菌重要的生物学特性、致病性和防治原则。

第一节　化脓性球菌

病原性球菌主要引起化脓性炎症，又称为化脓性球菌。根据革兰染色不同分为两类：革兰阳性的葡萄球菌、链球菌、肺炎链球菌；革兰阴性的脑膜炎奈瑟菌、淋病奈瑟菌等。

一、葡萄球菌属

葡萄球菌属（*Staphylococcus*）堆积成葡萄串状而得名，是最常见的化脓性细菌，80%以上的化脓性疾病由它引起。医务人员的带菌率高达70%，是医院内感染的重要传染源。

1. 生物学特性

（1）形态与染色　为革兰阳性球菌，直径 $0.4\sim1.2\mu m$，葡萄状排列（图5-1）。在脓汁或液体培养基中，可呈双球或短链状排列。

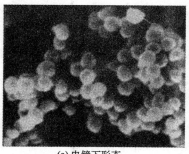
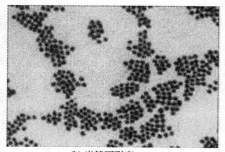

(a) 电镜下形态　　　　　　　　　　　(b) 光镜下形态

图 5-1　葡萄球菌

（2）培养特性　为需氧或兼性厌氧菌。对营养要求不高。在普通琼脂平板上形成圆形凸起、表面光滑、湿润、不透明的中等大小菌落，菌株不同可产生不同的脂溶性色素，形成不同的颜色，如金黄色、白色、柠檬色的菌落，在血琼脂平板上，多数致病菌株的菌落周围可形成透明的溶血环。

（3）抗原构造　有 30 多种。其中最重要是葡萄球菌 A 蛋白（SPA），该抗原存在于葡萄球菌细胞壁表面，是一种蛋白抗原，90％以上的金黄色葡萄球菌有 SPA。SPA 能与人 IgG 的 Fc 段结合。据此，用含 SPA 的葡萄球菌作为载体，结合特异性抗体后，可开展简易快速的协同凝集试验，广泛用于多种微生物抗原的检测。SPA 与 IgG 的 Fc 段结合后的复合物具有抗吞噬作用。

（4）抵抗力　在无芽孢细菌中抵抗力最强。对干燥及热的抵抗力强：在干燥的脓汁、痰中可存活数月，加热至 80℃ 30min 才被杀死。对甲紫敏感，对青霉素、红霉素、庆大霉素等多种抗生素敏感，但易产生耐药性。

（5）分类　根据色素和生化反应的不同，可将葡萄球菌分为金黄色葡萄球菌、表皮葡萄球菌和腐生葡萄球菌。金黄色葡萄球菌多为致病菌，表皮葡萄球菌条件致病，腐生葡萄球菌一般不致病。

2. 致病性

（1）致病物质　金黄色葡萄球菌产生毒素和酶，主要如下。

① 血浆凝固酶　一种能使含有抗凝剂的人和兔血浆凝固的酶。该酶使血浆中的纤维蛋白原转变为纤维蛋白，沉积于菌体表面，阻碍吞噬细胞对细菌的吞噬，并能保护细菌免受血清中杀菌物质的损伤，有利于细菌在体内繁殖。致病性葡萄球菌大多数能产生血浆凝固酶，非致病性葡萄球菌则不能产生，故血浆凝固酶是鉴定葡萄球菌有无致病性的重要指标。

② 溶血素　一种外毒素，能溶解多种哺乳动物的红细胞，对白细胞、血小板和多种组织细胞均有损伤作用。

③ 杀白细胞素　能破坏中性粒细胞和巨噬细胞，可增强细菌侵袭力。

④ 肠毒素　由金黄色葡萄球菌的某些菌株产生，是外毒素，耐热，煮沸 30min 不能完全破坏。

⑤ 表皮剥脱毒素　一种外毒素，可引起婴幼儿和免疫力低下的成年人烫伤样皮肤综合征，患者皮肤呈弥漫性红斑和水疱，继而表皮上层大片脱落，故又称为剥脱性皮炎。

⑥ 毒性休克综合征毒素　具有超抗原活性，可引起机体发热，增加对内毒素的敏感性，引起机体急性发作的多个器官的功能紊乱或毒性休克综合征。

（2）所致疾病

① 化脓性炎症　葡萄球菌可经多种途径侵入机体，引起化脓性炎症。

a. 局部化脓性炎症　如毛囊炎、疖、痈、蜂窝织炎、伤口感染、脓肿。葡萄球菌还可引起内脏器官的感染，如气管炎、肺炎、脓胸、中耳炎、脑膜炎等。由于致病葡萄球菌产生的血浆凝固酶使病灶局部有纤维蛋白的凝固和沉积，限制了细菌向周围扩散，故葡萄球菌感染的病灶较为局限且脓汁黄而黏稠。

b. 全身感染　如果原发病灶处理不当，细菌经淋巴或血流向全身扩散，大量繁殖引起败血症；或转移到肝、肾、肺、脾等器官引起多发性脓肿，即脓毒血症。

② 食物中毒　食入了含有肠毒素的食物，引起胃肠炎。患者以呕吐为主要症状，继而出现腹痛、腹泻。一般发病急，常于食后 1～6h 发病，病程短，1～2 天内恢复。

③ 假膜性肠炎　一种菌群失调症。正常人肠道中有少量金黄色葡萄球菌寄居。长期大

量使用抗生素后，正常菌群被抑制，葡萄球菌因耐药而乘机大量繁殖，产生肠毒素，引起以腹泻为主的急性胃肠炎，排出水样大便和黏膜状物。

④ 烫伤样皮肤综合征　由表皮剥脱毒素引起。

⑤ 毒性休克综合征　主要由毒性休克综合征毒素引起。低血压。

此外，金黄色葡萄球菌的某些菌株可产生毒性休克综合征毒素，导致毒性休克综合征；产生表皮剥脱毒素，引起烫伤样皮肤综合征等。

3. 微生物学检查

（1）采集标本　根据临床类型采取不同标本，例如化脓病灶采取脓汁，败血症患者采取血液，食物中毒患者采取剩余食物、呕吐物及粪便等。

（2）检查方法

① 直接镜检　将标本直接制片—革兰染色—镜检，根据细菌的形态、排列及染色特性可作出初步诊断。

② 分离培养与鉴定　根据菌落形态、血浆凝固酶试验等鉴定是否为致病性葡萄球菌。

4. 防治原则

① 讲卫生，严消毒，防止医院内交叉感染。

② 加强食品卫生监督管理，防止葡萄球菌引起的食物中毒。

③ 合理使用抗生素，选用敏感药物进行治疗，预防耐药菌株形成。

二、链球菌属

链球菌属（*Streptococcus*）是引起化脓性感染的另一大类常见细菌。

1. 生物学特性

（1）形态染色　为革兰阳性球菌，直径 0.5～1.0μm，链状排列（图 5-2），固体培养基或患者标本常呈短链排列，无芽孢，无鞭毛。

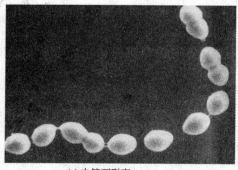 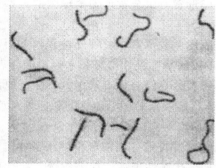

(a) 电镜下形态　　　　　　　　　　　　(b) 光镜下形态

图 5-2　链球菌

（2）培养特性　为兼性厌氧菌，营养要求高，需要在含血清或血液的培养基上才能生长。在血平板上形成灰白、凸起的细小菌落，不同菌株的菌落周围可出现不同的溶血现象，如透明溶血（β溶血）、草绿色溶血（α溶血）和不溶血。

（3）抵抗力　链球菌抵抗力不强，60℃ 30min 可被杀死，在干燥尘埃中可存活数月，本菌对青霉素、红霉素、四环素和磺胺等抗生素敏感，很少发现耐药菌株。

（4）分类　链球菌常用的分类方法有以下两种。

① 根据抗原构造分类　按照链球菌细胞壁中多糖抗原不同，可分为 A、B、C、D 等 20 个群，对人致病的链球菌 90％属于 A 群。

② 根据溶血现象分类

a. 甲型溶血性链球菌　菌落周围有狭窄的草绿色溶血环，又称草绿色链球菌，为条件致病菌。

b. 乙型溶血性链球菌　菌落周围有宽大透明的溶血环，又称溶血性链球菌。A 群链球菌多为乙型溶血性链球菌，致病性强，引起多种疾病。

c. 丙型链球菌　菌落周围无溶血环，又称不溶血性链球菌，无致病性。

2. 致病性

（1）致病物质　化脓性链球菌具有较强的侵袭力，产生多种酶和外毒素。主要如下。

① 菌体表面结构　细胞壁脂磷壁酸具有吸附皮肤和黏膜上皮的功能；M 蛋白具有抗吞噬的重要作用，为该菌重要的侵袭因素。

② 侵袭性酶　有以下几种：透明质酸酶能分解细胞间质的透明质酸；链激酶能激活血液中的溶纤维蛋白酶原为溶纤维蛋白酶，可溶解血块或阻止血浆凝固；链道酶又名脱氧核糖核酸酶（DNA 酶），能分解黏稠脓液中具有高度黏性的 DNA，使脓汁稀薄。上述酶的作用，使链球菌的感染易于扩散。

③ 毒素

a. 链球菌溶血素　有溶解红细胞、杀死白细胞及损伤心肌的作用，主要有溶血素 O（SLO）和溶血素 S（SLS）两种。溶血素 O 对氧敏感，免疫原性强，感染后 2～3 周，85％以上的病人产生抗"O"抗体，病愈后可持续数月甚至数年。临床测定患者血清中 SLO 抗体含量的试验，称抗"O"试验，可作为新近链球菌感染或风湿热及其活动的辅助诊断。溶血素 S 对氧稳定，无免疫原性。

b. 致热外毒素　又称红疹毒素或猩红热毒素，是引起猩红热的主要致病物质。

（2）所致疾病

① 乙型溶血性链球菌所致疾病　90％以上的链球菌感染由此类细菌引起，主要通过空气、飞沫及皮肤传播，传染源为病人和带菌者。引起的疾病可分为化脓性、中毒性和超敏反应三类。

a. 化脓性炎症

Ⅰ. 局部化脓性炎症　由皮肤伤口侵入，引起皮肤及皮下组织化脓性炎症，如疖、痈、蜂窝织炎、丹毒等。经呼吸道侵入，常有急性扁桃腺炎、咽峡炎，并蔓延至周围引起脓肿、中耳炎、乳突炎、气管炎、肺炎等。非消毒接生，经产道感染，造成"产褥热"。由于本菌能产生多种侵袭性酶类，故链球菌引起的化脓性病灶具有明显扩散的倾向，病灶周围界线不清，脓汁稀薄带血性。

Ⅱ. 全身感染　本菌可沿淋巴管或血液扩散，引起淋巴管炎、淋巴结炎、败血症等。

b. 中毒性疾病——猩红热　一种小儿急性呼吸道传染病，临床表现为发热、咽炎、全身弥漫性鲜红皮疹。

c. 超敏反应性疾病　主要有风湿热和急性肾小球肾炎。

风湿热的临床表现以心肌炎和关节炎为主。发病原因不清，可能与 A 群链球菌感染后引起Ⅱ型、Ⅲ型超敏反应有关。

急性肾小球肾炎多见于儿童和青少年，临床表现主要有水肿、蛋白尿等。其发病原因与 A 群链球菌感染后其 M 蛋白引起Ⅱ型、Ⅲ型超敏反应有关。

② 甲型溶血性链球菌所致疾病　甲型链球菌是口腔和上呼吸道的正常菌群。当拔牙或摘除扁桃体时，细菌可乘机侵入血流引起菌血症，若心脏瓣膜已有缺陷或损伤，本菌可在损伤部位繁殖，引起亚急性细菌性心内膜炎。

3. 微生物学检查

（1）标本　可取脓汁、咽喉拭子、血液等标本进行检查。

（2）直接镜检　取脓汁标本涂片，经革兰染色后镜检。

（3）分离培养　将脓汁、咽喉拭子接种到血琼脂平板上，经培养后，根据菌落特点、溶血性进行鉴定。

（4）抗 O 试验　常用于风湿热的辅助诊断，活动性者一般超过 400 单位。

4. 防治原则

① 讲究卫生，及时治疗病人和带菌者，控制或减少传染源。

② 早期彻底治疗咽炎、扁桃体炎，防止风湿热、急性肾小球肾炎的发生。

③ 治疗链球菌感染的首选药物为青霉素。

三、肺炎链球菌

肺炎链球菌（*Strep pneumoniae*），常寄居于正常人的鼻咽腔中。仅少数有致病力，是细菌性肺炎的主要病原菌。

1. 生物学特性

革兰阳性球菌，矛头状或豆荚状成双排列（图 5-3），菌体宽端相对、尖端向外。在体内可形成肥厚荚膜，是其特征之一。本菌营养要求高，在血琼脂平板上菌落细小、扁平，菌落周围有狭窄的草绿色溶血环。

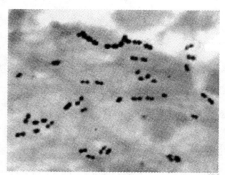
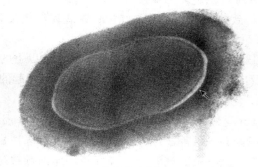

(a) 光镜下形态　　　　　　　　　　　(b) 电镜下形态

图 5-3　肺炎链球菌

2. 致病性

正常人群一般不致病，只形成带菌状态，当机体免疫功能降低时才能引起疾病，属内源性感染。肺炎球菌的荚膜是其主要致病物质。本菌从呼吸道侵入，主要引起人类大叶性肺炎，病人突然发病，恶寒、发热、咳嗽、胸痛、咳痰为铁锈色。尚可引起小儿和老年人的化脓性胸膜炎，并可引起细菌性心内膜炎、中耳炎及关节炎等。

3. 防治原则

① 锻炼身体，增强体质，提高机体免疫力。

② 用荚膜多糖菌苗接种进行特异性预防。

③ 选用青霉素、林可霉素等进行治疗。

四、奈瑟菌属

1. 脑膜炎奈瑟菌

脑膜炎奈瑟菌（*N. meninyitidis*），为流行性脑脊髓膜炎（简称流脑）的病原菌。

（1）生物学特性　革兰阴性双球菌，在急性期或早期患者脑脊髓液中，大多位于中性粒细胞内，菌体呈肾形、成双排列（图 5-4），凹面相对。有微荚膜和菌毛。培养条件要求较高，普通培养基上不生长，在含有血清或血液的培养基上方能生长。本菌为专性需氧菌，初次培养需 5%～10%CO_2，温度要求严格，最适生长温度 37℃。常用加热的血琼脂平板（巧克力色琼脂平板）培养，长出的菌落呈圆形、光滑、湿润、透明、微带灰蓝色。本菌抵抗力弱，对寒冷、日光、热力、干燥、紫外线及一般消毒剂均敏感。对磺胺、青霉素、链霉素、金霉素均敏感，但容易产生耐药性。

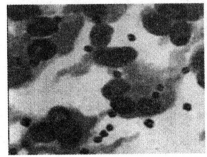
(a) 光镜下形态
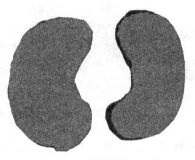
(b) 电镜下形态

图 5-4　脑膜炎奈瑟菌

（2）致病性与免疫性　致病物质有荚膜、菌毛、内毒素，内毒素是主要致病物质。本菌通常寄居于正常人的鼻咽腔中，5%～10% 的健康人鼻咽部带有本菌，带菌者和病人是传染源。

本菌经飞沫传播，也可通过接触病人呼吸道分泌物污染的物品而感染。潜伏期 1～4 天。本病的发生与机体免疫力有密切的关系，当机体抵抗力低下时，侵入鼻咽腔的细菌大量繁殖，并侵入血流，引起菌血症，病人出现恶寒、发热、恶心、呕吐、皮肤上有出血性皮疹。严重者侵犯脑脊髓膜，发生化脓性脑脊髓膜炎，出现头痛、喷射性呕吐、颈项强直等脑膜刺激征。

成人对脑膜炎球菌有较强免疫力，感染后仅 1%～2% 的人表现脑膜炎。儿童免疫力较弱，感染后发病率较高。母体内的抗体可通过胎盘传给胎儿，故 6 个月以内婴儿很少患流脑。

（3）微生物学检查

① 标本　取患者脑脊液、血液及皮疹液检查，带菌者取鼻咽拭子。

② 直接染色检查　将标本接种巧克力平板，置 5%～10%CO_2 培养 24h，取可疑菌涂片染色，并做生化反应和凝集试验鉴定。

（4）防治原则

① 对病人做到早发现、早隔离、早治疗。

② 对易感儿童注射流脑荚膜多糖疫苗，进行特异预防；流行期间可口服磺胺类药物进

行预防。

③ 治疗流脑首选青霉素，也可用红霉素或氨苄西林治疗。

2. 淋病奈瑟菌

淋病奈瑟菌（*N. gonorrhoeae*）又称淋球菌，为严格的人体寄生菌，引起人类淋病。淋球菌常存在于急性尿道炎与阴道炎的脓性分泌物的白细胞中，形态染色类似于脑膜炎球菌（图 5-5）。本菌培养要求高，一般不易培养，需在培养基中加入腹水或血液。抵抗力弱，不耐干燥和寒冷。对一般消毒剂敏感，对磺胺、青霉素较敏感，但易产生耐药性。

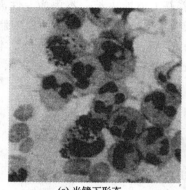
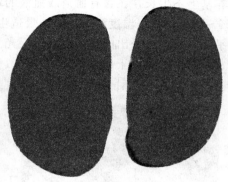

(a) 光镜下形态　　　　　　　　　　(b) 电镜下形态

图 5-5　淋病奈瑟菌

淋球菌的致病机制复杂，其毒力与菌毛、荚膜、脂多糖和外膜蛋白等的菌体表面结构有关。人类是淋球菌唯一的自然宿主，淋病主要由性接触而传播，侵入泌尿生殖系统繁殖，男性发生尿道炎，女性引起尿道炎和子宫颈炎。如治疗不彻底，可扩散至生殖系统；胎儿可经产道感染造成新生儿淋病性急性结膜炎（脓漏眼）。

人类对淋球菌无自然免疫力，均易感，病后免疫力不强，不能防止再感染。防治原则为：加强宣传教育，取缔娼妓；积极治疗患者，首选青霉素。

微生物学检查：取泌尿生殖脓性分泌物或眼结膜分泌物涂片，革兰染色镜检，如在中性粒细胞内发现革兰阴性双球菌，具有诊断价值。

新生儿出生时，不论母亲有无淋病都应立即用1‰的硝酸银滴眼，以防新生儿淋病性结膜炎发生。

小　结

五种常见化脓性球菌的比较

菌名	形态特征	主要致病物质	传播途径	所致疾病	备注
葡萄球菌	G⁺ 球菌，呈葡萄状排列	①血浆凝固酶；②溶血素；③杀白细胞素；④肠毒素；⑤表皮剥脱毒素；⑥毒性休克综合征毒素	①创伤感染；②经口感染；③呼吸道感染	①化脓性炎症；②食物中毒；③假膜性肠炎；④毒性休克综合征；⑤烫伤样皮肤综合征	本菌对青霉素易形成耐药变异

续表

菌名	形态特征	主要致病物质	传播途径	所致疾病	备注
链球菌	G⁺球菌,呈链状排列	①菌体表面结构; ②酶:透明质酸酶、链道酶; ③毒素:链球菌溶血素和致热外毒素	①创伤感染; ②呼吸道感染	①化脓性炎症; ②中毒性疾病——猩红热; ③超敏反应性疾病;风湿热和急性肾小球肾炎	可用抗O试验进行辅助诊断
肺炎链球菌	G⁺球菌,矛头状成双排列	荚膜	呼吸道感染	①主要引起大叶性肺炎; ②其他炎症	
脑膜炎奈瑟菌	G⁻球菌,肾形成双排列	内素素	呼吸道感染	引起流行性脑脊髓膜炎(流脑)	接种流脑疫苗进行特异性预防
淋病奈瑟菌	G⁻球菌,咖啡豆形,成双排列	与菌体表面结构有关	①性接触感染; ②产道感染	①淋病; ②新生儿脓漏眼	对抗生素易形成耐药变异

第二节　肠道杆菌

　　肠道杆菌是一大群寄居在人和动物肠道,生物学性状相似的革兰阴性杆菌;多数为正常菌群,但在宿主免疫力下降或寄居部位改变时也可引起疾病。少数是致病菌,如伤寒沙门菌、志贺菌、致病性大肠埃希菌等。

　　肠道杆菌种类繁多,常见的菌属有埃希菌属、志贺菌属、沙门菌属和变形杆菌属等。其大小形态相似,具有下列共同特点。

　　(1) 形态与结构　均为中等大小 $[(0.5\sim1.0)\mu m \times (1\sim3)\mu m]$ 的革兰阴性杆菌 (图5-6),无芽孢。除志贺菌属外多有鞭毛,致病菌多有菌毛,少数有荚膜或包膜。

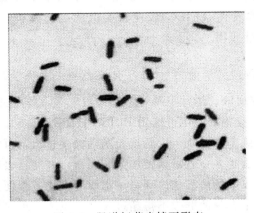

图5-6　肠道杆菌光镜下形态

　　(2) 培养特性　营养要求不高,在普通培养基上生长良好,兼性厌氧或需氧。

　　(3) 生化反应　生化反应活泼,能分解多种糖类和蛋白质,产生不同的代谢产物,用于细菌的鉴别和鉴定。一般大肠埃希菌等非致病菌能分解乳糖,致病菌不分解。因此,能否分解乳糖,可作为肠道致病菌和非致病菌的初步鉴别依据。

　　(4) 抗原构造　主要有菌体 (O) 抗原、鞭毛 (H) 抗原和荚膜或包膜 (K) 抗原,常作为肠道杆菌分类、分型的依据。

（5）抵抗力 弱，对热和一般消毒剂敏感。

一、埃希菌属

大肠埃希菌（*E.coli*）为哺乳类动物肠道的正常菌群，在肠道中能合成各种维生素 B 和维生素 K 等供机体吸收利用，并能产生细菌素，抑制痢疾杆菌等病原菌的生长。该菌可侵入肠道外组织器官，引起肠外感染。有些毒力强的菌株，可直接引起肠内感染。

1. 生物学特性

本属菌具有肠道杆菌的共同特性：有周鞭毛，能运动，多数有菌毛。大肠埃希菌能发酵乳糖产酸，因而在肠道选择培养基（如 SS、麦康凯琼脂平板）上形成有颜色的菌落，以此可与志贺菌、沙门菌等相区别。

2. 致病性

（1）致病物质

① 定居因子 又称为黏附素，似菌毛。具有黏附肠黏膜的功能。

② 肠毒素 是外毒素，引起腹泻，由肠产毒型大肠埃希菌产生。

③ K 抗原 有抗吞噬作用。

（2）所致疾病

① 肠外感染 本菌一般不致病，当人体免疫力低下或细菌侵入肠外组织器官时，可引起化脓性感染，例如尿路感染、膀胱炎、肾盂肾炎，也可引起腹膜炎、胆囊炎等。在婴幼儿、老年人可引起脑膜炎及败血症等。

② 肠内感染 由致病的大肠埃希菌引起，主要表现为腹泻，有以下 5 种类型：a. 肠产毒型大肠埃希菌（ETEC），是旅游者腹泻和婴儿腹泻的重要病因；b. 肠致病型大肠埃希菌（EPEC），引起婴幼儿腹泻；c. 肠出血型大肠埃希菌（EHEC），临床表现为严重的腹痛和血便；d. 肠侵袭型大肠埃希菌（EIEC），症状类似菌痢样腹泻；e. 肠集聚型大肠埃希菌（EAEC），引起婴儿持续性腹泻。

3. 微生物学检查

（1）临床细菌学检查

① 标本 肠外感染取血液、浓汁、脑脊液和中段尿等，肠内感染取粪便。

② 分离 培养生化反应鉴定，也可选用 ELISA 或 PCR 鉴定。

（2）水、食品等卫生细菌学检查 大肠埃希菌随粪便排出，可污染周围环境、水源和食品。样品中检出大肠埃希菌越多，表示粪便污染越严重，并间接表明有肠道致病菌污染的可能。因此在卫生学中，常以大肠菌群作为环境、水源和食物被粪便污染的检查指标之一。我国的卫生标准为：每升水中大肠菌群数不得超过 3 个，瓶装汽水、果汁等每 100ml 大肠菌群数不得超过 5 个。

4. 防治原则

① 良好的卫生习惯有益于防治尿路感染。

② 严格无菌操作可防止医源性感染。

③ 加强饮食卫生可防止肠道感染。

④ 治疗可选用磺胺、庆大霉素、诺氟沙星等，但易产生耐药性。

二、志贺菌属

志贺菌属（*Shigella*）是细菌性痢疾的病原菌，俗称痢疾杆菌，1898 年由 Shiga 首先发现而得名。

1. 生物学特性

本菌属与其他肠杆菌所不同的是细菌无鞭毛，在半固体培养基沿穿刺线生长，动力试验阴性。除宋内志贺菌能迟缓发酵乳糖外，其他志贺菌均不发酵乳糖，在肠道选择培养基上形成无色菌落。

志贺菌属的细菌只有 O 抗原和 K 抗原。O 抗原是分群分型的依据，根据 O 抗原可将志贺菌分为：A 群——痢疾志贺菌，B 群——福氏志贺菌，C 群——鲍氏志贺菌和 D 群——宋内志贺菌。我国以 B 群志贺菌最为常见。

志贺菌属抵抗力弱，加热 60℃ 10min 即可杀死。对消毒剂敏感，对酸敏感。粪便中因其他细菌产酸，志贺菌可在数小时内死亡，故采集标本应及时送检。

2. 致病性

（1）致病物质

① 菌毛　构成细菌的侵袭力，具有黏附作用。

② 内毒素　志贺菌所产生的内毒素可作用于肠壁黏膜，使其通透性增高，促进对毒素的进一步吸收，引起发热、意识障碍、中毒性休克等；作用于肠壁自主神经系统，引起肠功能紊乱，出现腹痛、里急后重等症状；破坏肠黏膜，引起炎症、溃疡，表现典型的黏液脓血便。

③ 外毒素　由 A 群志贺菌产生，又称志贺毒素。具有神经毒性、细胞毒性和肠毒性，可引起神经麻痹、细胞坏死和水样腹泻。

（2）所致疾病　志贺菌引起细菌性痢疾（简称菌痢），经消化道传播，传染源是病人和带菌者。临床分 3 种类型。

① 急性菌痢　发病急，有明显临床症状，如发热、腹痛、腹泻、脓血便和里急后重。病程短，预后良好。

② 中毒性菌痢　以儿童多见，一般无明显肠道症状，发病急骤，突发高热、惊厥、昏迷等，病情凶险，病死率高。各型志贺菌均可引起。

③ 慢性菌痢　病情迁延不愈超过两个月，反复发作。

（3）免疫性　病后免疫力不强，以肠黏膜局部的 SIgA 抗感染为主。可反复感染。

3. 微生物学检查

（1）标本　取患者或带菌者新鲜粪便的黏液脓血便，注意粪尿不能混合，立即送检。不能立即送检的标本应保存于 30％甘油盐水中。中毒性菌痢取肛拭子。

（2）分离培养和鉴定　标本直接接种于肠道选择培养基，挑取无色半透明可疑菌落，进行生化反应和血清学试验，确定菌群与菌型。

（3）快速诊断法　可用荧光菌球法、协同凝集试验等免疫学方法进行诊断。

4. 防治原则

① 早期诊断，早期治疗患者。

② 加强饮水、食品卫生管理，防蝇灭蝇，是预防菌痢的重要措施；在流行季节，口服减毒活疫苗进行特异性预防。

③ 治疗用磺胺、氟哌酸、庆大霉素等有较好的疗效，但易产生耐药性。

三、沙门菌属

沙门菌属（*Salmonella*），1885 年由 Salmon 首次分离成功，故被命名为沙门菌。沙门菌属中的型别繁多，其中仅有少数对人类致病，如伤寒沙门菌，甲、乙、丙型副伤寒沙门菌。其他沙门菌一般仅对动物致病，也可传染给人引起食物中毒或败血症，如猪霍乱沙门菌、鼠伤寒沙门菌和肠炎沙门菌等。

1. 生物学特性

沙门菌属具有肠道杆菌的共同特性。有周鞭毛，能运动，多数有菌毛。不分解乳糖，因而在肠道选择培养基（如 SS、麦康凯琼脂平板）上形成无色的菌落。

沙门菌属抗原构造复杂，主要有菌体抗原（O 抗原）和鞭毛抗原（H 抗原），是分群、分型的主要依据。少数沙门菌属细胞壁表层有 Vi 抗原，即为毒力抗原，有抗吞噬作用。

2. 致病性

（1）致病物质

① 侵袭力　菌毛可黏附于肠黏膜上皮细胞；菌体外的 Vi 抗原，具有抗吞噬作用。

② 内毒素　是沙门菌主要的致病物质。可引起宿主体温升高，白细胞下降，大量内毒素可导致中毒症状和休克。

③ 肠毒素　由某些沙门菌如鼠伤寒沙门菌所产生，引起急性胃肠炎。

（2）所致疾病　沙门菌主要通过消化道传播，引起下列疾病。

① 伤寒和副伤寒　由伤寒和副伤寒沙门菌感染引起的疾病，又称肠热症。传染源为患者及带菌者。伤寒由伤寒杆菌，副伤寒由甲、乙、丙型副伤寒杆菌引起。两者症状相似，前者症状较重，病程较长。细菌经口感染侵入小肠黏膜下层被吞噬细胞吞噬后在细胞内繁殖，1～2 周潜伏期后→病程第 1 周（菌血症、高热）→病程第二周（全身症状明显，肝、脾、淋巴结肿大）→病程第三周（胆囊中细菌随胆汁入肠道，一部分随粪便排出，另一部分可再次侵入肠壁淋巴组织引起Ⅳ型超敏反应，导致局部坏死，溃疡）→第四周（恢复）。病程第一周末、第二周始，血清中有抗体出现，且随病程的进展而逐渐增高，但抗体对胞内寄生的细菌不起作用。

② 食物中毒　由于食入大量猪霍乱沙门菌、鼠伤寒沙门菌、肠炎沙门菌等污染的食物而引起。主要症状为发热、恶心、呕吐、腹痛、腹泻等。病程短，2～3 天可康复。

③ 败血症　多见于儿童或免疫力低下的成人，常由猪霍乱沙门菌、丙型副伤寒沙门菌、鼠伤寒沙门菌、肠炎沙门菌等引起，病菌侵入肠道后很快进入血流，引起败血症。患者表现为高热、寒战、贫血等症状。

（3）无症状带菌者　伤寒或副伤寒病愈后 1 年或更长时间内，部分患者的粪便或尿液仍然排菌，成为无症状带菌者，是重要的传染源。带菌者不宜从事饮食业和保育工作。

（4）免疫性　伤寒或副伤寒沙门菌为胞内寄生菌，机体对病原菌的杀灭和清除，主要依靠细胞免疫，病后免疫力牢固。

3. 微生物学检查

（1）沙门菌的分离与鉴定

① 标本　伤寒、副伤寒可根据病程不同采集不同的标本，第 1～2 周可取外周血；第 2～3 周可采集粪便或尿液；全程可采集骨髓。食物中毒取患者粪便、呕吐物或可疑食物，败血症取血液培养。

② 分离培养和鉴定　将标本接种于肠道选择培养基上进行分离培养，挑取无色半透明菌落进行生化反应和血清学鉴定。

（2）血清学试验　常用肥达试验，用已知伤寒沙门菌 O 抗原、H 抗原和甲、乙、丙型副伤寒沙门菌 H 抗原与病人血清做半定量凝集试验，测定患者血清中相应抗体的含量，以辅助诊断伤寒或副伤寒。一般伤寒沙门菌 O 凝集效价≥1：80，H 凝集效价≥1：160，副伤寒沙门菌 H 凝集效价≥1：80 时，有诊断意义。病程中，抗体效价随病程延长而逐渐增高者有诊断价值。

4. 防治原则

① 及时发现、隔离、治疗患者及带菌者，控制传染源。

② 加强饮水和食品卫生管理，切断传播途径；接种伤寒、副伤寒疫苗为其特异性预防措施。

③ 治疗首选氯霉素，也可用氨卡西林、复方新诺明、呋喃唑酮等药物治疗。

四、变形杆菌属

变形杆菌属（*Proteus*）为革兰阴性杆菌，呈多形性。有鞭毛，在普通琼脂平板上呈扩散生长，形成波纹状菌苔，称为迁徙生长现象。

本属菌中某些菌株，如 X_{19}、X_2、X_k 的菌体抗原（OX_{19}、OX_2、OX_k）与某些立克次体之间有共同抗原成分，故临床上应用这些菌株代替立克次体抗原，检测立克次体病患者血清中抗体的效价，以辅助诊断立克次体病。这种凝集反应称为外-斐试验。

变形杆菌存在于人和动物的肠道中，在自然界分布广泛。本菌属为条件致病菌，在一定条件下引起泌尿道感染、创伤感染、婴儿腹泻、食物中毒等。

小　结

主要肠道杆菌的致病性比较

细菌	主要致病因素	所致疾病	备　注
大肠埃希菌	①条件致病； ②肠毒素	①肠外感染； ②肠内感染：腹泻	为粪便污染的卫生学指标
沙门菌属	内毒素	①伤寒,副伤寒； ②食物中毒； ③败血病	肥达试验可辅助诊断伤寒、副伤寒
志贺菌属	内毒素、外毒素	细菌性痢疾	取黏液脓血便快速送检

第三节　螺　形　菌

螺形菌是一类菌体弯曲细菌，包括弧菌属、弯曲菌属和螺杆菌属。对人致病的主要有霍乱弧菌、空肠弯曲菌和幽门螺杆菌。

一、霍乱弧菌

霍乱弧菌（*V. cholerae*）是霍乱的病原菌。霍乱是一种烈性肠道传染病，发病急、传播快、病死率高，为我国甲类法定传染病，在人类历史上曾发生过多次大流行，属国际检疫传染病。

霍乱弧菌有两个生物型，古典生物型和埃托（El Tor）生物型，属于 O1 群弧菌。1992年起在印度、孟加拉国发现一个新的流行株 O139 群并很快传遍亚洲，我国部分地区也有病例发生，这是首次由非 O1 群霍乱弧菌引起的流行。

霍乱因始发于气候炎热的印度而被列为热带病，因带菌者的移动而波浪式地蔓延到气候较冷的俄罗斯和北欧的一些地区，如英国的伦敦及德国的汉堡等地。目前认为，印度恒河下游三角洲是古典型霍乱的地方性疫源地，印尼的苏拉维西岛是埃托型霍乱的地方性疫源地。在 19 世纪，新交通工具如轮船、火车的发展，以及城市人口稠密、卫生条件的恶劣等因素推助了霍乱的流行。迄今为止，霍乱已发生了 7 次全球性大流行。

1. 生物学特性

（1）形态和染色　革兰染色阴性，呈弧形（图 5-7），一端有一根鞭毛，运动活泼。取患者米泔水样粪便做悬滴法观察，可见弧菌运动活泼，呈"穿梭"样运动，涂片染色检查弧菌为"鱼群状"排列。

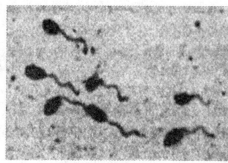 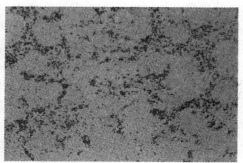

(a) 电镜下形态　　　　　　　　　　(b) 光镜下形态

图 5-7　霍乱弧菌

（2）培养特性　专性需氧菌，耐碱不耐酸，常用 pH 8.8～9.0 的碱性蛋白胨水和碱性琼脂平板进行分离培养。

（3）抗原构造　有 O 抗原和 H 抗原。依据 O 抗原不同，可将霍乱弧菌分为 155 个血清群，霍乱弧菌的古典生物型和埃托生物型均属 O1 血清群，O1 群和 O139 群引起霍乱。

（4）抵抗力　本菌在自然水中可存活 1～3 周。对热、干燥、日光、酸和消毒剂敏感，55℃湿热 15min、100℃ 1～2min 可杀死细菌，在正常胃酸中仅存活 4min，以 1∶4 比例的含氯石灰处理病人排泄物或呕吐物，0.5% 含氯石灰澄清液或 0.1% 高锰酸钾浸泡水果、蔬菜均可达到消毒目的。

2. 致病性

（1）致病物质

① 鞭毛和菌毛　鞭毛有助于细菌穿过肠黏膜表面的黏液层；菌毛黏附于肠壁上皮细胞。

② 霍乱肠毒素　为外毒素，是目前已知最强烈的致腹泻毒素，由 A、B 两个亚单位组成。A 亚单位是其毒素的活化中心，B 亚单位是毒素的结合部分，后者可与小肠黏膜上皮细胞结合，把 A 亚单位带入细胞内发挥毒性作用，导致肠黏膜上皮细胞的分泌功能亢进，肠液大量分泌，引起严重呕吐与腹泻。

（2）所致疾病　引起霍乱。人是霍乱弧菌的唯一易感者，传染源是患者或带菌者，通过污染的水源或食物经口感染。细菌通过胃到达小肠后，在小肠黏膜表面迅速繁殖，霍乱弧菌并不侵入细胞内，其产生的肠毒素是主要致病因素。典型的临床表现为剧烈的呕吐、腹泻，粪便呈米泔水样。由于严重吐、泻导致水、电解质大量丢失，出现循环衰竭，引起代谢性酸中毒，严重者可因肾功能衰竭、休克而死亡。

病后可获得牢固的免疫力，以体液免疫为主，肠道黏膜分泌的 SlgA 起主要作用。

3. 微生物学检查

标本主要采集米泔水样粪便或呕吐物。注意粪、尿不能混合，快送快检，若不能及时送检，应将标本存放于保存液中，标本要严密包装，专人运送。

（1）直接镜检可初步诊断。

（2）分离培养　生化反应和血清学试验。

（3）快速诊断法　可用荧光菌球法、协同凝集试验等免疫学方法进行诊断。

4. 防治原则

① 加强检疫，做好疫情报告；做好饮水、食物、粪便的卫生管理。

② 及时发现、隔离、治疗病人。接种霍乱死疫苗，提高人群免疫力。

③ 治疗以及时补充液体和电解质为主，并同时使用四环素、氯霉素等抗生素。

二、副溶血性弧菌

副溶血性弧菌（*V. parahemolyticus*）革兰染色阴性，常呈弧状、杆状等，有多形性；菌体一端有单鞭毛，运动活泼，无芽孢。本菌是一种嗜盐性弧菌，在 3.5％ NaCl 培养基中生长良好，在无盐培养基中不能生长。

本菌抵抗力弱。对热、酸敏感，加热 56℃ 30min 或 1％ 食醋经 5min 可被杀死。淡水中存活不超过 2 天。但在海水中能生存 47 天以上，冰冻海鱼中生存数月。

副溶血性弧菌引起食物中毒，人因食入被本菌污染的海产品或咸菜、咸肉、咸蛋等盐渍食物而感染。引起的主要症状有腹泻、腹痛、呕吐、水样便或发热等，病程短，恢复较快，病后免疫力不强，可重复感染。

预防应注意食品卫生，对海产品、盐渍食品应当加热后食用，治疗可选用抗生素和磺胺类药物。

弧菌都是有鞭毛的革兰阴性菌，呈弧状或杆状。通常经消化道传播，引起腹泻、呕吐等症状。主要有霍乱弧菌和副溶血性弧菌，二者比较见本节小结。

三、空肠弯曲菌

1. 生物学特性

空肠弯曲菌（*C. jejuni*）形态细长，菌体轻度弯曲似逗点状。大小为 $(0.2\sim0.5)\mu m \times (1.5\sim5.0)\mu m$，一端或两端有单鞭毛，呈直线或螺旋形运动。无芽孢，无荚膜，革兰染色阴性。微需氧，需在 5％ O_2、10％ CO_2 和 85％ N_2 的环境下生长，最适生长温度是 42℃，此温度可抑制其他细菌的生长。营养要求高，需血液溶解液或血清。在血琼脂平板上培养 48h，出现两种菌落；一种为圆形、凸起、不溶血、边缘整齐、有光泽的单个菌落；另一种为灰白、湿润、有光泽、溶血、边缘不整齐呈蔓延生长的菌落。生化反应不活泼，不发酵糖类，氧化酶阳性，马尿酸盐分解试验阳性。本菌抗原构造分为菌体 O 抗原、鞭毛 H 抗原。

根据 O 抗原不同，可将空肠弯曲菌分为 42 个血清型。本菌抵抗力弱。培养物放置冰箱中很快死亡，56℃5min 即被杀死。干燥环境中仅存活 3h，室温可存活 2~24 周。对一般消毒剂敏感。

2. 致病性与免疫性

空肠弯曲菌为禽类肠道正常寄生菌，人通过接触禽和患者粪便，或通过其污染的食物和水源传播。空肠弯曲菌的致病物质已检测到的有黏附素、细胞毒性酶类和肠毒素，主要引起婴幼儿急性胃肠炎，可爆发流行或集体食物中毒。空肠弯曲菌对胃酸敏感，经口食入至少 10^4 个细菌才有可能致病，该菌在小肠内繁殖，侵入小肠上皮细胞引起炎症。本菌可通过肠黏膜进入血液引起败血症或其他器官感染。临床表现为痉挛性腹痛、腹泻、血便或果酱样便、量多，伴有头痛、全身不适、发热。该菌也可穿过肠黏膜进入血液引起败血病或其他器官感染。

3. 微生物学检查

可用粪便、剩余食物等标本涂片、镜检，查找革兰染色阴性弧形或海鸥状弯曲菌；或用悬滴法观察动力。分离培养可直接用选择培养基，在微需氧环境下 42℃培养，根据马尿酸水解试验等生化反应及 PCR 法进行鉴定。

4. 防治原则

目前尚无特异性疫苗，预防主要是注意饮水和食品卫生，加强人、畜、禽类的粪便管理。治疗可用红霉素、氨基糖苷类抗生素、氯毒素等。

四、幽门螺杆菌

幽门螺杆菌（*Helicobacter pylori*）是螺杆菌属的代表菌种，由 Warren 于 1983 年首次从胃活检组织中分离培养成功。它与胃炎、十二指肠溃疡、胃溃疡、胃腺癌和胃黏膜相关 B 细胞淋巴瘤（MALT）的发生关系密切。

1. 生物学特性

菌体弯曲成弧形、S 形、螺旋形或海鸥状，大小为（0.5~1.0）$\mu m \times 3.5 \mu m$，最长可达 $6\mu m$。新鲜培养物中菌体长，弯曲度小，呈多形态。传代培养后，菌体可变成杆状或圆球体形，着色不均匀。菌体一端或两端有 2~6 根鞭毛，运动活泼，革兰染色阴性。幽门螺杆菌为微需氧菌，营养要求高，需在含血液或血清等培养基上生长，最适生长温度为 37℃，最适 pH 为 6.0~7.0，此外还需一定的温度（相对湿度 98％）。本菌生长缓慢，37℃培养 3~4 天后才可形成针尖状、圆形、光滑、无色透明的菌落。在血琼脂平板上轻度溶血，因生长缓慢，为抑制其他细菌生长，常在培养基中加入万古霉素、多黏菌素 B 等。生化反应不活泼，不分解糖类。氧化酶和过氧化氢酶阳性。尿素酶丰富，可迅速分解尿素释放氨，是鉴定该菌的主要依据之一。

2. 致病性与免疫性

幽门螺杆菌与慢性胃炎、胃和十二指肠溃疡关系密切。在胃炎和胃溃疡患者的胃黏膜活检标本中，本菌的检出率高达 80％~100％。另据研究，该菌与胃黏膜相关 B 细胞淋巴瘤（MALT）及胃腺癌密切关联，成人感染率达 50％以上。其致病机制尚不清楚。目前认为本菌的黏附物质、尿素酶、蛋白酶和细胞毒等作用可能与致病有关，如尿素酶可迅速分解食物中的尿素产氨，中和胃酸，形成碱性微环境，缓解局部胃酸的杀菌作用，同时氨对组织细胞也有毒性作用。有人认为本菌感染后，可能通过Ⅳ型和Ⅱ型超敏反应造成组织损伤。人体感染本菌后可产生特异性抗体，并能维持数年之久。

3. 微生物学检查

通过纤维胃采集胃镜、十二指肠病变处黏膜组织标本，直接涂片，革兰染色镜检找到典型形态的螺杆菌即可初步诊断。将活检组织接种于选择培养基上，置微氧 37℃ 湿润环境中培养 72h 长出菌落，并依据菌落特点进行鉴定。尿素酶试验及 PGH 可用于本菌感染的快速诊断。

4. 防治原则

目前尚无有效的预防措施。重组尿素酶幽门螺杆菌疫苗正在研制中。治疗可用抗菌疗法，常采用多种抗菌药物与胶体铋制剂及抑酸剂联用的方法。

小　结

霍乱弧菌与副溶血性弧菌的比较

细菌名称	培养要求	致病要点
霍乱弧菌	嗜碱（pH8.8～9.0）	引起霍乱（剧烈腹泻，米泔样便）
副溶血性弧菌	嗜盐（3.5％NaCl）	引起食物中毒（腹泻，可有洗肉水样便）

第四节　厌氧性细菌

厌氧性细菌是一大群必须在无氧环境中才能生长的细菌。分为厌氧芽孢梭菌和无芽孢厌氧菌两大类。

厌氧芽孢梭菌为革兰阳性杆菌，能形成芽孢，芽孢直径大多宽于菌体，使菌体膨大呈梭状，故名梭菌。均能产生强烈的外毒素，使人致病，并引起特定临床症状。常见的厌氧芽孢梭菌有破伤风梭菌、产气荚膜梭菌和肉毒梭菌。

一、破伤风梭菌

破伤风梭菌（*C. tetani*）是引起破伤风的病原菌。

1. 生物学特征

为革兰染色阳性杆菌，菌体细长，芽孢圆形，直径比菌体宽，位于菌体顶端，使细菌呈鼓槌状，是本菌典型的形态特征（图 5-8）。有周鞭毛，无荚膜。

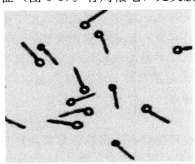

图 5-8　破伤风梭菌光镜下形态

本菌为专性厌氧菌，常用疱肉培养基培养。芽孢抵抗力强，在土壤中可存活数十年，耐煮沸 1h，繁殖体对青霉素敏感。

2. 致病性

（1）致病条件　破伤风梭菌及其芽孢广泛存在于土壤中，主要经伤口感染。伤口的厌氧微环境是细菌繁殖和致病的重要条件。一般是窄而深的伤口，有泥土或异物污染，易形成厌氧环境；或坏死组织、凝血块多，伴有需氧菌或兼性厌氧菌的混合感染也是厌氧环境的形成条件。

（2）致病物质及所致疾病　本菌能产生破伤风痉挛毒素和破伤风溶血毒素。破伤风痉挛毒素是主要致病物质，是一种神经毒素，毒性极强，化学成分为蛋白质，用甲醛脱毒后成为类毒素，可用于预防接种。

痉挛毒素对脑干神经细胞和脊髓前角神经细胞有高度的亲和性，毒素进入细胞后能抑制正常存在的抑制性介质和抑制性神经元的协调作用，导致伸肌与屈肌同时强烈收缩，骨骼肌强直痉挛，造成破伤风特有的牙关紧闭、苦笑面容、角弓反张等症状，严重者可因呼吸肌痉挛窒息而死亡。破伤风的潜伏期平均为 7～14 天，潜伏期越短，死亡率越高。

3. 微生物学检查

一般不进行涂片镜检和分离培养，根据典型的症状和病史可作出临床诊断。

4. 防治原则

破伤风一旦发生，治疗效果不佳，故预防极为重要。

① 正确处理伤口，及时清创扩创，用 3% 双氧水消毒伤口，并使用抗生素抑制或杀死伤口内的破伤风梭菌和混合感染的细菌，防止伤口内形成厌氧微环境。

② 人工主动免疫。我国目前对 3～6 个月的儿童接种白百破三联疫苗，其中含有白喉类毒素、百日咳菌和破伤风类毒素。对军人和其他易受伤的人群进行破伤风类毒素的预防接种。

③ 人工被动免疫。对伤口深且污染者注射破伤风抗毒素（TAT）做紧急预防。TAT 亦可用于破伤风病人的特异性治疗，原则是早期足量。

④ 使用青霉素或红霉素进行抗菌治疗。

二、产气荚膜梭菌

产气荚膜梭菌（*C. perfringens*）广泛分布于自然界以及人和动物的肠道中，是气性坏疽的主要病原菌，污染食品时可引起食物中毒。

1. 生物学特性

产气荚膜梭菌为革兰阳性大杆菌，芽孢呈椭圆形，位于菌体中央或次极端，不大于菌体宽度（图 5-9）。在人和动物创伤组织中形成明显的荚膜，无鞭毛。

本菌为专性厌氧菌，能分解多种糖类产酸产气。在牛乳培养基中能分解乳糖产酸，使牛奶中的酪蛋白凝固，同时产生大量的气体，将凝固的酪蛋白冲成蜂窝状，气势凶猛，称为"汹涌发酵"。此现象是本菌的特点。

2. 致病性

（1）致病物质　产气荚膜梭菌能够产生多种外毒素和侵袭性酶类。主要如下。

① α-毒素（卵磷脂酶）　是最重要的毒素，能分解细胞膜上的磷脂，溶解红细胞或组织细胞等，引起溶血、组织坏死、血管内皮损伤，使血管通透性增加，而致出血、水肿和局部

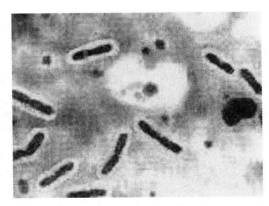

图 5-9 产气荚膜梭菌光镜下形态

组织坏死。

② 侵袭性酶类 有胶原酶、透明质酸酶和 DNA 酶等，有利于细菌扩散。

（2）所致疾病

① 气性坏疽 多见于创伤感染，其致病条件与破伤风梭菌相同。本菌在伤口局部繁殖产生多种毒素和酶，造成局部组织进行性坏死、恶臭。表现为局部水肿、胀痛剧烈，触摸有捻发音，严重者可引起毒血症、休克、死亡。

② 食物中毒 某些菌株可产生肠毒素，食入被该菌污染的食物可引起食物中毒。潜伏期短，出现剧烈腹痛、腹泻、便血等症状，1～2 天自愈。

3. 微生物学检查

（1）标本 创伤分泌物、坏死组织。

（2）直接镜检。

（3）分离培养。

（4）ELLSA 法检测。

4. 防治原则

（1）正确处理伤口 及时清创、扩创，用 3％双氧水清洗伤口，防止伤口内形成厌氧微环境。

（2）治疗原则 以感染局部尽早施行扩创手术、清除坏死组织为主要措施，并使用大剂量青霉素以杀灭病原菌。早期可使用多价抗毒素血清，高压氧舱可抑制厌氧菌的生长与毒素产生。

三、肉毒梭菌

肉毒梭菌（*C. botulinum*）广泛分布于土壤和动物粪便中。食物被本菌污染后，在厌氧条件下产生肉毒毒素，食入毒素可引起食物中毒，死亡率极高。

1. 生物学特性

为革兰阳性大杆菌，无荚膜，有周鞭毛，芽孢椭圆形，比菌体宽，位于次极端，使菌体呈网球拍状（图 5-10），专性厌氧菌，常用疱肉培养基培养。

本菌芽孢抵抗力强，干热 180℃ 5～15min，或 121℃ 30min 可被杀死。肉毒毒素不耐热，煮沸 1min 被破坏。

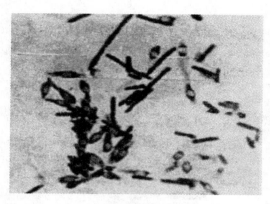
图 5-10　肉毒梭菌光镜下形态

2. 致病性

（1）致病物质　肉毒毒素是其主要的致病物质，是已知毒性最强的物质，比氰化钾强10000倍，$0.1\mu g$ 能使人致死。该毒素为嗜神经毒素，能选择性作用于脑神经核、外周神经肌肉接头以及自主神经末梢，阻碍乙酰胆碱释放，影响神经冲动传递，导致肌肉松弛性麻痹。

（2）所致疾病　本菌主要引起食物中毒。感染方式为食人被肉毒毒素污染的食物，如发酵豆制品（臭豆腐、豆瓣酱、豆豉）、发酵面制品、罐头、火腿、香肠等，引起肉毒中毒。其特点是很少引起消化道症状，而以神经症状为主，如眼睑下垂、眼球肌麻痹、复视、斜视、吞咽困难，严重者可因呼吸肌及心肌麻痹而死亡。

3. 防治原则

① 加强食品的管理和监督，食品的加热消毒是关键。

② 尽早根据症状作出诊断，注射多价肉毒抗毒素血清进行治疗。同时加强护理和对症治疗。

四、无芽孢厌氧菌

无芽孢厌氧菌存在于人体口腔、上呼吸道、肠道及泌尿生殖道等处，与兼性厌氧菌共同构成人体正常菌群，并且在数量上占绝对优势。在一定条件下成为条件致病菌。因其感染广泛，感染类型多，对多种抗生素不敏感，细菌学诊断较困难，应给予充分的重视。

无芽孢厌氧菌包括革兰阳性球菌、杆菌与革兰阴性球菌、杆菌四类。临床上以革兰阴性无芽孢厌氧杆菌引起的感染最为多见，如革兰阴性的脆弱类杆菌、产黑色素类杆菌以及核梭杆菌等。其中以脆弱类杆菌的感染在临床上占首位。

1. 致病性

（1）致病条件　包括：①寄居部位改变；②机体的免疫功能下降；③菌群失调；④局部厌氧微环境的形成。

（2）致病物质　主要有荚膜和菌毛、透明质酸酶、胶原酶等侵袭性酶、内毒素等。

（3）所致疾病　为内源性感染，无特定病型，大多为化脓性感染，形成局部炎症、脓肿、组织坏死，亦可入血引起菌血症、败血症。

（4）感染特征　多呈慢性感染，具有下列特征：①发生口腔、鼻窦、胸腔、腹部、女性生殖道及盆腔等的炎症、脓肿及其他深部脓肿；②分泌物为血色或棕黑色，有恶臭；③使用氨基糖苷类抗生素长期治疗无效；④分泌物直接涂片可见细菌，但普通培养无细菌生长。

2. 防治原则

现尚无特异的预防方法。手术时应防止体内无芽孢厌氧菌污染创口。外科清创引流是预防厌氧菌感染的重要措施，大多数无芽孢厌氧菌对青霉素、氯霉素、头孢菌素敏感，甲硝唑对厌氧菌感染也有很好的疗效。对氨基糖苷类抗生素不敏感。

小　结

三种厌氧芽孢梭菌的比较

细菌	形态特征	致病物质	传播途径	引起的疾病	防治原则
破伤风梭菌	G⁺大杆菌,芽孢圆形,大于菌体,位于菌体顶端,形如鼓槌状	破伤风痉挛毒素	创伤感染	破伤风(肌肉痉挛)	①正确处理伤口;②人工主动免疫;③人工被动免疫
产气荚膜梭菌	G⁺大杆菌,芽孢椭圆形,位于菌体中央或次极端,不大于菌体宽度	多种毒素及酶	创伤感染,经口感染	气性坏疽(局部伤口坏死严重,病情凶险),食物中毒	①正确处理伤口;②多价抗毒素治疗
内毒梭菌	G⁺大杆菌,芽孢椭圆形,比菌体宽,位于次极端,使菌体呈网球拍状	肉素毒素	经口感染	食物中毒(肌肉麻痹)	①加强食品监管;②多价抗毒素治疗

第五节　分枝杆菌属

分枝杆菌属（*Mycobacterium*）是一类菌体细长、稍弯曲的杆菌，有分枝生长的趋势。本属细菌细胞壁中含有大量脂质，不易着色，因此常用抗酸染色法染色，因能抵抗盐酸酒精的脱色作用故又称抗酸杆菌。分枝杆菌的种类繁多，对人有致病作用的主要有结核分枝杆菌和麻风分枝杆菌。

一、结核分枝杆菌

结核分枝杆菌（*M. tuberculosis*）俗称结核杆菌，1982年由郭霍（Koch）发现，是引起人和动物结核病的病原菌，可侵犯身体各器官。结核病在今天仍是一种重要的传染病。世界卫生组织（WHO）指出，全球每年约有900万结核病例发生，至少300万人死亡。我国每年受感染人数达4亿人，活动性肺结核患者600万人，每年因结核病死亡人数达25万人。

1. 生物学特性

（1）形态与染色　细长略带弯曲的杆菌（图5-11），约（1.0～4.0）μm×（0.3～0.6）μm。生长繁殖过程中呈分枝状或聚集成团，在陈旧培养物中可出现多形性。本菌无芽孢及鞭毛，近年来在电镜下观察发现本菌具有荚膜。结核分枝杆菌G⁺，但通常难以着色。常用抗酸染色法，在加温条件下经5%苯酚复红染色后不易被3%盐酸酒精脱色，以亚甲基蓝复染后，仍为红色，其他非抗酸菌和细胞杂质等均呈蓝色。抗酸性是鉴别结核分枝杆菌有价值的指标。

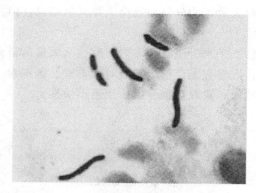

图 5-11　结核分枝杆菌光镜下形态

（2）培养特性　专性需氧，最适生长温度 35～37℃，最适 pH6.5～6.8。营养要求高，常用罗氏培养基培养。该菌生长速率缓慢，分裂一代需要 18～20h，培养 2～4 周才形成肉眼可见的菌落。菌落干燥、表面粗糙，呈乳白色或米黄色的颗粒状或菜花状。

（3）菌体的化学成分　结核分枝杆菌的细胞壁内含有大量脂质及多糖和蛋白质。

（4）抵抗力　结核分枝杆菌的抵抗力较强。尤其耐干燥，在干燥的痰液中可存活6～8个月，黏附在灰尘上可保持传染性 8～10 天。耐酸碱，在 3％盐酸、6％硫酸或 4％氢氧化钠中 30min 仍然具有活力，所以常用酸、碱来处理标本中的杂菌。但结核分枝杆菌对湿热、紫外线及 75％乙醇等抵抗力较弱。在 60℃液体中加热 30min、日光直接照射数小时或 75％乙醇消毒数分钟即可被杀死。

（5）变异性　结核分枝杆菌因环境条件改变而易发生形态、菌落、毒力、免疫原性、耐药性等方面的变异。卡介苗（BCG）即为牛型结核杆菌的变异株，保持了免疫原性，减低了毒性，广泛用于结核病的预防。结核分枝杆菌的多重耐药性近年来有上升的趋势。

2. 致病性

结核分枝杆菌既不产生内、外毒素，也不产生侵袭结构酶类。其致病性可能与细菌在组织细胞内大量繁殖，菌体成分和代谢产物的毒性以及机体对菌体成分产生的免疫损伤有关。

（1）致病物质　与荚膜、脂质及蛋白质等关系密切

① 荚膜　主要成分是多糖。有抗吞噬及保护菌体的作用。

② 脂质　脂质大约占细胞壁干重的 60％，主要成分有磷脂、索状因子、蜡质 D、硫酸脑苷脂等。磷脂可使结核杆菌在吞噬细胞内长期存活，促进结核结节的形成，索状因子可引起慢性肉芽肿，蜡质 D 诱发机体产生迟发型超敏反应，硫酸脑苷脂有助于细菌在吞噬细胞内长期存活。

③ 蛋白质　免疫原性强，与蜡质 D 结合能使机体发生超敏反应，并可促进结核结节的形成。

（2）所致疾病　结核分枝杆菌是结核的病原菌。细菌主要通过呼吸道感染，也可经消化道或受损伤的皮肤等多种途径侵入机体，分别引起肺结核、肠结核、皮肤结核等，偶可引起肾、脑膜等处的结核病。在结核病中以肺结核最为多见。由于感染结核分枝杆菌的毒力、数量及感染时机体的免疫状态不同，肺结核可分为原发感染和继发感染两类。

① 原发感染　初次感染，多发生于儿童。结核分枝杆菌初次经呼吸道侵入肺泡后，被巨噬细胞吞噬，在其中生长繁殖，并最终导致细胞裂解，释放出的大量细菌在肺泡内

形成以中性粒细胞及淋巴细胞浸润为主的渗出性炎症，称为原发病灶。初次感染的机体缺乏特异性免疫能力，原发灶内的结核杆菌可经淋巴管扩散至肺门淋巴结，引起淋巴管炎和肺门淋巴结肿大。原发病灶、淋巴管炎及肺门淋巴结肿大称为原发综合征。原发感染大多能形成纤维化和钙化而自愈。极少数患者因免疫力低下，细菌可经血流、淋巴管扩散，扩散至骨、关节、肾、脑膜等其他部位，引起全身粟粒性结核或结核性脑膜炎等。感染灶易扩散为其特点。

② 继发感染　再次感染，多发生于成人或较大儿童。感染可为潜伏于原发病灶内的细菌（内源性感染），也可为再次从外界吸入的细菌（外源性感染）。由于此时机体已建立了特异性的细胞免疫，感染灶局限为其特点，但因同时诱发Ⅳ型超敏反应，局部组织的损伤重。易形成结核结节，使病灶局限化，很少累及淋巴结。易发生干酪样坏死，甚至液化形成空洞，痰中出现大量细菌，是重要的传染源。

3. 免疫性

（1）有菌免疫　人群中结核杆菌的感染率很高，但发病率较低，这种现象说明机体对结核有一定的免疫力，结核的这种免疫力属于有菌免疫或传染性免疫。即机体的抗结核免疫产生在结核的感染过程中，一旦机体内的结核分枝杆菌被杀灭，免疫力也随之消失。机体对结核分枝杆菌产生保护性细胞免疫的同时，在菌体成分结核菌素和蜡质 D 的作用下也诱发机体产生了Ⅳ型超敏反应。

（2）结核菌素试验　是用结核菌素进行皮肤试验来测定机体对结核分枝杆菌是否存在Ⅳ型超敏反应的一种体内试验。

① 原理　结核的免疫属于有菌免疫，感染过结核分枝杆菌的机体在注射结核菌素后会发生Ⅳ型超敏反应，局部表现为红肿、硬结。未感染过结核分枝杆菌的机体不会发生Ⅳ型超敏反应。

② 试剂　常用的结核菌素有两种，一种为旧结核菌素（OT），另一种为纯蛋白衍生物（PPD），目前主张用 PPD，每 0.1ml 含 5 个单位（U）。

③ 方法　受试者前臂掌侧皮内注射 0.1ml PPD，48~72h 后观察结果。注意局部有无硬结，不能单独以红肿为标准。

④ 结果及意义

a. 阴性反应　注射部位红肿、硬结小于 0.5cm。表明机体未感染过结核分枝杆菌，对结核分枝杆菌无免疫力，但应考虑以下情况：感染初期、严重的结核病患者或正患其他传染性疾病、老年人或使用免疫抑制剂者。

b. 阳性反应　注射部位红肿、硬结在 0.5~1.5cm。表明机体感染过结核分枝杆菌或接种过卡介苗（BCG），对结核分枝杆菌有一定免疫力。

c. 强阳性反应　注射部位硬结超过 1.5cm。表明机体可能有活动性结核，应进一步追查病灶。

⑤ 应用　结核菌素试验主要用于以下几个方面：a. 选择卡介苗接种对象以及卡介苗接种后免疫效果的测定；b. 婴幼儿（未接种过卡介苗）结核病的辅助诊断；c. 测定机体细胞免疫的功能状态；d. 结核病的流行病学调查。

4. 微生物学检查

（1）标本采集　根据感染部位不同，采集不同标本。如痰、便、尿、脓汁、脑脊液、胸水、腹水等。

（2）检查方法　标本直接涂片行抗酸染色镜检，检查结核分枝杆菌，必要时可做人工培养、生化反应和动物试验进行鉴定。

5. 防治原则

（1）预防接种　卡介苗接种是预防结核病的有效措施之一。目前，我国规定婴幼儿出生后即接种卡介苗，7 岁时再复种一次。一周岁内婴儿可直接接种，一周岁以上应先做结核菌素试验，阴性者均应接种。接种后免疫力可维持 3～5 年。

（2）治疗　治疗原则是早发现、早治疗，联合用药可提高疗效并减少耐药性。目前常用药物有异烟肼、利福平、链霉素、乙胺丁醇等。

二、麻风分枝杆菌

麻风分枝杆菌是麻风病的病原体。

1. 生物学特性

麻风分枝杆菌尚不能进行人工培养。与结核分枝杆菌同为胞内寄生菌，在形态、染色等方面相似。当细胞内有大量麻风分枝杆菌存在时，细胞浆呈泡沫状，称为泡沫细胞或麻风细胞，可与结核分枝杆菌相区别。

2. 致病性与免疫性

在自然界中只有人类感染麻风。麻风患者是麻风病唯一的传染源。其鼻咽部的分泌物、痰、汗、泪、乳汁、精液及阴道分泌物中均可排出病菌，主要经直接接触通过破损的皮肤黏膜及呼吸道传播。本病潜伏期长、发病慢、病程长，病菌主要是侵犯皮肤、黏膜及神经末梢，晚期可侵犯深部组织和内脏器官，形成肉芽肿。

感染后是否发病，主要取决于机体的细胞免疫水平。临床类型有瘤型、结核样型、界线类和未定类。

3. 微生物学检查

因为麻风分枝杆菌尚不能进行人工培养，常用方法是从患者鼻黏膜和皮肤病变处取材，涂片后抗酸染色镜检麻风分枝杆菌。活体组织切片检查也是较好的诊断方法。

4. 防治原则

麻风病目前尚无特异性预防方法。早发现、早隔离、早治疗是主要的防治措施。治疗药物主要有砜类、利福平等。

小　结

结核分枝杆菌和麻风分枝杆菌的要点

细菌	生物学特性	传播方式	所致疾病	防治原则
结核分枝杆菌	分散排列,抗酸染色阳性。生长缓慢,营养要求高,菌落粗糙,抵抗力强	呼吸道、消化道、皮肤黏膜等多种途径	引起肺结核、肺外结核	隔离排菌者,接种卡介苗;早发现,早治疗,联合用药,彻底治愈
麻风分枝杆菌	束状排列,抗酸染色阳性。人工培养未成功	破损的皮肤黏膜等直接接触、呼吸道传播	引起皮肤、神经、脏器等麻风病变	早发现,早隔离,早治疗

第六节　动物源性细菌

一、布鲁菌属

布鲁菌属（Brucella）是一类革兰染色阴性的短小杆菌，有6个生物种（牛布鲁菌，羊布鲁菌，猪布鲁菌，犬布鲁菌，绵羊附睾布鲁菌，沙林鼠布鲁菌）、19个生物型，使人致病的是前四个生物种，因最早由美国医师David Bruce首先分离出来，故得名。哺乳动物中牛、羊、猪等家畜最易感染，常引起母畜流产。人类与病畜接触或食用其染菌肉类、乳制品等可引起感染，称为布鲁菌病。我国流行的主要是羊布鲁菌（B. melitensis）、牛布鲁菌（B. abortus）和猪布鲁菌（B. suis），尤以羊布鲁菌最常见。

1. 生物学性状

革兰阴性小球杆菌或短杆菌。无鞭毛，无芽孢，光滑型菌株有荚膜。培养特性为专性需氧。初次分离培养时需 $5\%\sim10\%$ CO_2。生长缓慢，营养要求高，最适生长温度为 $35\sim37℃$，最适 pH 为 $6.6\sim6.8$。血琼脂平板上无溶血现象。布鲁菌含有两种抗原物质：A 抗原和 M 抗原。布鲁菌对日光、热、常用消毒剂等均很敏感。日光照射 $10\sim20$min、湿热 $60℃10\sim20$min、在普通浓度的来苏尔溶液中数分钟即被杀死。但其在外界环境中的抵抗力较强，在水中可生存 4 个月，在土壤、皮毛和乳制品中可生存数周至数月。对常用的广谱抗生素较敏感。

2. 致病性与免疫性

（1）致病物质　内毒素是主要的致病物质。荚膜与侵袭酶（透明质酸酶、过氧化氢酶等）有利于细菌通过完整皮肤、黏膜进入宿主体内，并在机体脏器内大量繁殖和快速扩散入血。此外布鲁菌还可引起Ⅳ型超敏反应。

（2）所致疾病　布鲁菌感染家畜引起流产，畜病还可表现为睾丸炎、附睾炎、乳腺炎、子宫炎等。

人类感染主要通过接触病畜及其分泌物或被污染的畜产品，经皮肤黏膜和消化道、呼吸道等多种途径受染。布鲁菌侵入机体后，即被吞噬细胞吞噬，因其荚膜能抵抗吞噬细胞的裂解而成为胞内寄生菌，并经淋巴管到达局部淋巴结，生长繁殖形成感染灶。当布鲁菌在淋巴结中繁殖到一定数量后，突破淋巴结屏障侵入血流，出现发热等菌血症症状。此后，布鲁菌随血流侵入肝、脾、淋巴结及骨髓等处，形成新的感染灶。血液中的布鲁菌逐渐消失，体温也逐渐正常。细菌在新感染灶内繁殖到一定数量时，再度入血，又出现菌血症而致体温升高。如此反复患者呈现不规则的波浪状热型，临床上称为波浪热。因布鲁菌为胞内寄生菌，抗菌药物及抗体等均不易进入细胞内，因此，本病较难根治，易转为慢性，反复发作。感染布鲁菌后，患者布鲁菌素皮肤试验常呈阳性。因此认为布鲁菌的致病与迟发型超敏反应有关。

（3）免疫性　机体对布鲁菌的免疫，主要是巨噬细胞的杀菌作用。布鲁菌以细胞免疫为主，病后产生 IgM、IgG 类抗体。机体感染布鲁菌后可产生一定免疫力，且各菌种有交叉感染。一般认为此免疫力为无菌免疫，当体内有布鲁菌存在时，对再次感染有较强免疫力。同时血液中也有抗体产生，发挥调理作用。此外感染布鲁菌也可引起Ⅳ型超敏反应，故病程中免疫保护和病理损伤往往交织存在。

3. 微生物学检查

急性期取血，慢性期取骨髓。将材料接种双相肝浸液培养基（一半为斜面，一半为液体）置37℃、5%～10% CO_2 环境中培养。大多在4～7天形成菌落，若30天时仍无菌落生长可报告为阴性。可通过菌落特点、涂片染色镜检、CO_2 的要求、H_2S 产生、染料抑菌试验及玻片凝集等确定型别。

发病1周后，可用试管凝集试验测定血清 IgM 抗体。抗体效价≥（1∶160）～（1∶320）为阳性，1∶200有诊断意义，但当大于或等于1∶100时应重复进行试管凝集试验，需要在37℃水浴16～20h后观察结果。对慢性患者可进行补体结合试验测 IgG，一般以1∶10为阳性诊断标准，一般发病三周后出现 IgG 抗体。将布鲁菌素0.1ml注入受试者前臂掌侧皮内24～48h观察结果。局部出现红肿，直径1～2cm为弱阳性，大于2～3cm者为阳性，大于3～6cm为强阳性。若红肿在4～6h内消退者为假阳性。皮试阳性可诊断慢性或曾患过布鲁菌病。

4. 防治原则

控制和消灭家畜布鲁菌病、切断传播途径和免疫接种是三项主要的预防措施。免疫接种以畜群为主。人群接种对象是牧场、屠宰场工作人员及有关职业的人群，如兽医等。用冻干减毒104M株活疫苗做皮上划痕法接种，有效期约1年。急性期患者以抗生素治疗为主，慢性期患者除继续用抗生素治疗外，还可用特异性菌苗进行脱敏治疗。

二、鼠疫耶尔森菌

鼠疫耶尔森菌（*Y. pestis*），俗称鼠疫杆菌，是鼠疫的病原菌。鼠疫是一种人兽共患的自然疫源性烈性传染病，人类鼠疫多为疫鼠的跳蚤叮咬而感染，临床上表现为发热、毒血症和出血倾向等，是我国法定的甲类传染病。直至19世纪末，鼠疫耶尔森菌才被分离和命名。此菌引起的是啮齿类动物中的自然疫源性疾病，传染性强，病死率高，易酿成大流行，从公元6～19世纪发生过3次大流行。

1. 生物学性状

为革兰阴性短粗杆菌，大小为（0.5～1.0）μm×（1.0～2.0）μm。一般分散存在，偶尔成双或呈短链排列。无鞭毛，可与本属其他细菌相区别。不形成芽孢。在死于鼠疫的新鲜动物内脏制备的涂片或印片中，可见吞噬细胞内、外形态典型的菌体，且有荚膜。兼性厌氧。最适生长温度27～30℃，最适 pH 为6.9～7.1。鼠疫耶尔森菌抗原构造复杂，至少有18种。鼠疫耶尔森菌对理化因素抵抗力较弱，湿热70～80℃ 10min或100℃ 1min死亡，干热160℃ 1min死亡，5%来苏尔或石炭酸、0.2%升汞可在20min内杀死痰液中的病菌。在自然环境的痰液中能存活36天，在蚤粪、土壤中能存活一年左右。

2. 致病性与免疫性

鼠疫耶尔森菌毒力很强，少数几个细菌即可使人致病。1μg鼠毒素即可致鼠死亡。鼠疫是自然疫源性传染病，鼠疫耶尔森菌主要寄生于啮齿类动物，传播媒介以鼠蚤为主。蚤因吸吮了受染动物的血液而变为有传染性。病菌在蚤肠内大量繁殖，直至蚤前胃腔全被菌堵塞，而使食物无法通过，饿蚤极力吸血时，先将前胃内容物从吻注入宿主伤口，然后吸血，由此造成传播。在人类鼠疫流行之前，往往先有鼠类鼠疫流行，大批病鼠死亡，鼠蚤失去原宿主而转向人类，引起人类鼠疫。人患鼠疫后，尚可通过人蚤或呼吸道途径在人群间流行。

临床上常见的有腺型、败血症型和肺型三种类型。

（1）腺型鼠疫　最常见，多发生于流行初期。病菌通过疫蚤叮咬的伤口进入人体后，被吞噬细胞吞噬，在细胞内繁殖，并沿淋巴管到达局部淋巴结，引起出血坏死性淋巴结炎。多见于腹股沟淋巴结。

（2）败血症型鼠疫　可原发或继发。前者常因机体抵抗力弱，病原菌毒力强，侵入体内菌量多所致；后者多继发于腺型鼠疫，病菌侵入血流所致。此型病情凶险，发病初期体温高达 39～40℃，皮肤黏膜出现出血点，若抢救不及时，可在数小时至 2～3 天发生休克而死亡。死者皮肤常呈黑紫色，故有"黑死病"之称。

（3）肺型鼠疫　由于吸入带菌尘埃飞沫可直接造成肺部感染（原发型），或由腺型鼠疫、败血症型鼠疫继发而致。患者高热，咳嗽，痰中带血及大量病菌，可在 2～3 天内死于休克、心力衰竭等。

被鼠疫耶尔森菌感染后，能够获得牢固持久的免疫力，再次感染者罕见。病菌的消灭主要依靠吞噬细胞的吞噬作用、相应抗体的调理吞噬和中和毒素等作用。持久的免疫则主要依靠细胞免疫作用。

3. 防治原则

（1）预防　预防措施包括土埋病死动物，喷杀疫区跳蚤，提醒人们不要进入疫区。确诊患者应立即以"紧急疫情"向卫生防疫机构报告。对可疑病人应立即隔离，对接触了病人的任何人员，尤其是面对面接触过患此病伴咳嗽患者的人员，应给予预防性治疗，即用四环素口服，每天 2g，用药 5～10 天。病人隔离应直至痰细菌培养阴性为止。对于常和此菌接触的工作人员，预防接种是有效的，并且是必需的。

（2）治疗　鼠疫耶尔森菌感染应早期足量使用抗菌药物治疗。氨基糖苷类抗生素及磺胺类药物均有效。腺型鼠疫可选用链霉素，每天 2g，肌内注射。加用四环素，口服，每天 2g。肺鼠疫、败血症型鼠疫宜联合用药。庆大霉素可替代链霉素做静脉注射。对于肾功能损害或其他原因不能使用链霉素、庆大霉素的病人，可用氯霉素静脉注射，每天 3g。用药 3 天内迅速热退，但淋巴结内细菌仍有存活，热退后药物可适当减量，持续用药 10 天。单一药物有效，无需联合用药。

三、炭疽芽孢杆菌

2001 年美国"9·11"事件后，发生了许多炭疽恐怖事件，引起美国人民的极大恐慌，也使世界各国政府和研究人员认识到了炭疽杆菌检验、预防、治疗研究的重要性。

炭疽芽孢杆菌（*Bacillus anthracis*）简称炭疽杆菌，因引起炭疽而得名。炭疽就是被炭疽杆菌感染的皮肤发生丘疹、小疱、广泛水肿进而形成坏死、溃疡，溃疡表面覆盖一层黑痂。

1. 生物学性状

（1）形态染色　炭疽杆菌菌体粗大，两端平截或凹陷，是致病菌中最大的细菌。排列似竹节状，无鞭毛，无动力，革兰染色阳性，本菌在氧气充足、温度适宜（25～30℃）的条件下易形成芽孢（图 5-12）。

在活体或未经解剖的尸体内，则不能形成芽孢。芽孢呈椭圆形，位于菌体中央，其宽度小于菌体的宽度。在人和动物体内能形成荚膜，在含血清和碳酸氢钠的培养基中，孵育于 CO_2 环境下，也能形成荚膜。形成荚膜是毒性特征。

炭疽杆菌受低浓度青霉素作用，菌体可肿大成圆珠状，称为"串珠反应"。这也是炭疽

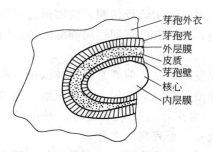

图 5-12　炭疽芽孢杆菌的芽孢

杆菌特有的反应。

（2）培养特性　本菌专性需氧，在普通培养基中易培养，易繁殖。在培养过程中，最适温度为 25～30℃，最适 pH 为 7.2～7.4，在琼脂平板上培养 24h，长成直径 2～4mm 的粗糙菌落。菌落呈毛玻璃状，边缘不整齐，呈卷发状，有一个或数个小尾突起，这是本菌向外伸延繁殖所致。在 5%～10%绵羊血液琼脂平板上，菌落周围无明显的溶血环，但培养较久后可出现轻度溶血。菌落特征出现的最佳时间为培养 12～15h。菌落有黏性，用接种针钩取可拉成丝，称为"拉丝"现象。在普通肉汤中培养 18～24h，管底有絮状沉淀生长，无菌膜，菌液清亮。有毒株在碳酸氢钠平板、20% CO_2 培养下，形成黏液状菌落（有荚膜），而无毒株则为粗糙状。大量的炭疽杆菌繁殖在一起可以形成炭疽杆菌菌落。

（3）抵抗力　繁殖体抵抗力不强，易被一般消毒剂杀灭，而芽孢抵抗力强，在干燥的室温环境中可存活 20 年以上，在皮毛中可存活数年。牧场一旦被污染，芽孢可存活 20～30年。经直接日光曝晒 100h、煮沸 40min、140℃干热 3h、110℃高压蒸汽 60min 以及浸泡于10%甲醛溶液 15min、新配苯酚溶液（5%）和 20%含氯石灰溶液数日以上，才能将芽孢杀灭。炭疽芽孢对碘特别敏感，对青霉素、先锋霉素、链霉素、卡那霉素等高度敏感。

（4）抗原结构

① 荚膜多肽抗原由 D-谷氨酸多肽组成，抗原性单一，若以高效价抗荚膜血清与具荚膜炭疽杆菌作用，在其周边外发生抗体的特异性沉淀反应，镜下可见荚膜肿胀。

② 菌体多糖抗原由等分子量的乙酰基葡萄糖胺和 D-半乳糖组成，能耐热，与毒力无关。这种抗原没有特异性，能与其他需氧芽孢杆菌、肺炎球菌 14 型及人类 A 血型物质发生交叉反应。

③ 外毒素复合物炭疽杆菌具有外毒素，包含水肿因子、保护性抗原（因子）及致死因子。三种成分均具有抗原性，不耐热，是致病的物质基础之一。

2. 致病性与免疫性

（1）致病性　人类主要通过工农业生产而感染。机体抵抗力降低时，接触污染物品可发生下列疾病。

① 皮肤炭疽　最常见，多发生于屠宰、制革或毛刷工人及饲养员。本菌由体表破损处进入体内，开始在入侵处形成水疖、水疱，脓疱，中央部呈黑色坏死，周围有浸润水肿，如不及时治疗，细菌可进一步侵入局部淋巴结或侵入血流，引起败血症死亡。

② 纵隔障炭疽　少见，由吸入病菌芽孢所致，多发生于皮毛工人，病死率高。病初似感冒，进而出现严重的支气管肺炎，可在 2～3 天内死于中毒性休克。

③ 肠炭疽　由食入病兽肉制品所致，以全身中毒症状为主，并有胃肠道溃疡、出血及

毒血症，发病后 2~3 日内死亡。

上述疾病若引起败血症时，可继发"炭疽性脑膜炎"。炭疽杆菌的致病性取决于荚膜和毒素的协同作用。

（2）免疫性　注射炭疽外毒素中保护性抗原于机体，能形成抗毒素免疫，对受染炭疽有保护作用。但单纯的荚膜抗体对机体没有保护作用。病后可获得较强的免疫力。

3. 防治

人、畜炭疽的抗生素治疗目前主要是依据有限的临床治疗、动物（特别是非灵长类）实验治疗以及试管药敏试验等文献资料。炭疽杆菌对青霉素、庆大霉素、红霉素、环丙沙星、强力霉素、氧氟沙星、四环素、克林霉素、利福平、万古霉素、氯霉素、磺胺类抗菌药物均敏感，对头孢噻肟和头孢他啶、氨曲南耐药。美国疾病控制中心建议采用环丙沙星或多西环素两者之一加另外 1~2 种敏感药物治疗炭疽杆菌感染。

小　结

动物源性细菌是人畜共患病的病原菌，即由一种病原菌同时可引起动物和人类的某些传染病，称为人畜（兽）共患病，其中绝大多数是以动物作为传染源的称为动物源性疾病（zoonosis）。由于人类直接接触病畜或其污染物及媒介动物叮咬等途径感染而致病，这些病主要发生在畜牧区或自然疫源地。动物源性细菌主要有布鲁菌、鼠疫耶尔森菌和炭疽芽孢杆菌。

第七节　其他致病菌

一、白喉棒状杆菌

白喉棒状杆菌（*C. diphtheriae*），俗称白喉杆菌，是白喉的病原菌。白喉是一种急性呼吸道传染病，患者咽喉部出现灰白色的假膜。该菌能产生强烈外毒素，进入血液可引起全身中毒症状。

1. 生物学特性

（1）形态与染色　菌体细长微弯，一端或两端膨大呈棒状。排列不规则，常呈"V"、"L"、"Y"形或栅栏状。革兰染色阳性，亚甲基蓝染色菌体着色不均匀，出现深色颗粒。用 Neisser 或 Albert 等法染色，这些颗粒与菌体着色不同，称为异染颗粒，有鉴别意义，异染颗粒的主要成分是核糖核酸多偏磷酸盐，是细菌储存高能磷酸键的场所。细菌衰老异染颗粒因被消耗而不明显。

（2）培养特性　需氧或兼性厌氧，营养要求较高。

① 血琼脂平板　形成颗粒状细小菌落，呈灰白色，边缘不整齐。

② 含有凝固血清的吕氏血清平板　生长迅速，形态典型，异染颗粒明显。

③ 含 0.03%~0.04% 亚碲酸钾的血琼脂平板　能吸收亚碲酸盐，并将其还原为元素碲，菌落呈黑色。其他细菌的生长受碲盐抑制，故该培养基可作为白喉棒状杆菌的选择与鉴别培养基。根据在该培养基上的生长情况，可将白喉棒状杆菌分成轻型、重型和中间型等生物型，各型的生物学意义尚不清楚。

2. 致病性与免疫性

（1）致病物质　重要致病物质是白喉毒素。白喉棒状杆菌基因组中无编码外毒素的基因，只有那些携带 β 棒状杆菌噬菌体的溶原性白喉棒状杆菌，因获得噬菌体编码白喉毒素的 *tox* 基因，才产生白喉毒素。用胰酶消化毒素可获得 A、B 两个片段，A 片段相对分子质量 24000，含有 1 个催化区，为毒性片段；B 片段相对分子质量 38000，含 1 个受体结合区和 1 个跨膜区，为结合片段。许多真核细胞，特别是心肌和神经细胞上都有该毒素的受体。毒素通过 B 片段与宿主细胞受体结合，然后被内化，经跨膜区介导，使 A 片段释放到细胞质内。

（2）所致疾病　在白喉流行地区，无症状的携带者常见，主要为鼻咽部带菌。传染源为患者和带菌者，细菌随飞沫或污染的物品传播。易感者主要经呼吸道感染，也可因皮肤破损或伤口经接触感染。呼吸道感染后细菌在鼻咽部黏膜生长繁殖并分泌毒素，引起局部炎症、水肿及全身中毒症状。

在细菌和外毒素的作用下，局部黏膜上皮细胞坏死、组织充血水肿，炎症细胞浸润，纤维蛋白原渗出，形成灰白色膜状物，称假膜。假膜在咽部与黏膜下组织紧密粘连，不易拭去。若假膜扩展至气管、支气管黏膜，容易发生脱落，导致呼吸道阻塞，引起呼吸困难，甚至窒息。

白喉棒状杆菌一般不侵入血流，但在局部产生的白喉毒素则可经血流与易感的组织细胞结合，引起各种临床症状，如心肌炎、软腭麻痹、声嘶、肾上腺功能障碍和周围神经炎等。白喉早期致死的主要原因是窒息，而心肌受损多为晚期致死的原因。

此外，该菌偶尔可侵犯眼结膜、外耳道、阴道和皮肤创口等，在感染部位也能形成假膜。

二、流感嗜血杆菌

流感嗜血杆菌（*Haemophilus influenzae*），简称嗜血杆菌，以前称费佛杆菌（或译为拜菲尔菌）或流感杆菌，属弧菌科嗜血杆菌属。是一种没有运动力的革兰阴性杆菌。它是于 1892 年由费佛博士在流行性感冒的瘟疫中发现。流感嗜血杆菌最初被误认为是流行性感冒的病因，但直至 1933 年，当发现流行性感冒的病毒性病原后，才消除了这种误解。不过，流感嗜血杆菌仍会导致其他不同种类的病症。

1. 生物学特性

短小球杆菌，大小为 $(1.0 \sim 1.5)\mu m \times (0.3 \sim 0.4)\mu m$。长期培养后可呈球杆状、长杆状、丝状等多形态。属嗜血杆菌属。无芽孢、鞭毛，有毒株在新鲜培养基上生长 6～18h 后可见明显荚膜，陈旧培养物中则常消失。革兰染色阴性。

本菌为需氧菌，最适生长温度为 37℃，最适 pH 为 7.6～7.8。生长需要血液中的 V 和 X 因子，在加热过的血琼脂平板上生长较好，培养 18～24h 后呈现无色透明小菌落，表面光滑，边缘整齐。48h 后转变为较大的灰白色菌落。当流感杆菌与金黄色葡萄球菌在血琼脂平板上共培养时，因后者能生成较多的 V 因子供流感杆菌生长，使葡萄球菌周围的流感杆菌菌落较大，而离葡萄球菌菌落越远则流感杆菌菌落越小，此称为卫星现象，有助于细菌的鉴定。

一般分解葡萄糖产酸，不发酵乳糖；还原硝酸盐；有荚膜菌株产生吲哚；不溶血；产生自溶酶，可被胆汁溶解；抵抗力较弱，50～55℃ 30min 被杀死，对一般消毒剂极敏感，在干燥痰中生存时间不超过 48h。

2. 致病性与免疫性

流感杆菌产生内毒素，在致病过程中起重要作用。无外毒素。多糖荚膜有抗吞噬作用。可产生 IgA 蛋白酶，水解局部的分泌型 IgA 而使细菌发挥致病作用。

流感杆菌寄居于正常人的上呼吸道中，绝大多数是无荚膜的。所致人类疾病可分为原发性外源性感染和继发性内源性感染两类。原发性感染为强毒株引起的急性化脓性感染，常见的有脑膜炎、鼻咽炎、急性气管炎、化脓性关节炎和心包炎等。继发性感染常发生在流感、麻疹、百日咳及肺结核等感染之后，如支气管肺炎和中耳炎等。

体液免疫为主。病后有特异性抗体产生，能增强吞噬作用及补体溶菌作用。

3. 微生物学诊断及防治

标本可采集脑脊液、鼻咽分泌物、痰及血液等。脑脊液检材行涂片染色镜检，若可疑菌较多，可直接用特异性血清进行荚膜肿胀试验，阳性即可确诊。脑脊液沉渣及其他检材接种于巧克力平板和血平板上进行分离培养，依可疑菌落的形态、培养特性、卫星现象及荚膜肿胀试验等可以鉴定。

快速诊断方法有荧光抗体染色、对流电泳、乳胶凝集试验及 ELISA 等。

荚膜多糖菌苗接种 18 个月以上小儿有较好的抗体反应，一年内保护率在 90％ 以上。

治疗可用氨苄青霉素、氯霉素等。特异性免疫血清与磺胺类药物合用对脑膜炎治疗非常有效。

三、百日咳鲍特菌

百日咳鲍特菌（*Bordetella pertussis*）俗称百日咳杆菌，是人类百日咳的病原菌。

1. 生物学性状

百日咳杆菌为卵圆形短小杆菌，大小为（0.5～1.5）μm×（0.2～0.5）μm，属鲍特菌属（*Bordetella*），无鞭毛、芽孢。革兰染色阴性。用甲苯胺蓝染色可见两极异染颗粒。专性需氧，初次分离培养时营养要求较高，需用马铃薯血液甘油琼脂培养基（即鲍-金氏培养基）才能生长。经 37℃ 2～3 天培养后，可见细小、圆形、光滑、凸起、银灰色、不透明的菌落，周围有模糊的溶血环。液体培养呈均匀混浊生长，并有少量黏性沉淀（图 5-13）。

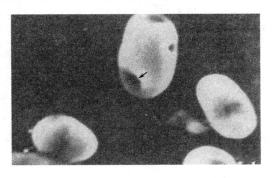

图 5-13　百日咳杆菌表面的凹陷（↑），金属镀膜，×41000

生化反应弱，一般不发酵糖类，但分解蔗糖和乳糖，产酸不产气，不产生 H_2S 和吲哚，过氧化氢酶试验阳性。

本菌常发生光滑型到粗糙型的相变异：Ⅰ 相为光滑型，菌落光滑，有荚膜，毒力强；Ⅳ 相为粗糙型，菌落粗糙，无荚膜，无毒力。Ⅱ、Ⅲ 相为过渡相。一般在疾病急性期分离的细菌为Ⅰ相，疾病晚期和多次传代培养可出现Ⅱ、Ⅲ或Ⅳ相的变异。发生这种变异时，细菌形态、菌落、溶血性、抗原结构和致病力等均出现变异。

百日咳杆菌含有耐热的菌体（O）抗原和不耐热的荚膜（K）抗原。前者为鲍特菌属共同抗原，后者仅存于百日咳杆菌。

本菌抵抗力弱，56℃ 30min、日光照射1h可致死亡。对多黏菌素、氯霉素、红霉素、氨苄青霉素等敏感，对青霉素不敏感。

2. 致病性与免疫性

与致病性有关的物质除荚膜、细胞壁脂多糖外，尚有多种生物学活性因子。百日咳外毒素是主要的致病因子，能诱发机体的持久免疫力，并有多种生物活性，如提高小鼠对组胺、5-羟色胺的敏感性，促进白细胞增多，抑制巨噬细胞功能，损伤呼吸道纤毛上皮细胞导致阵发性痉挛咳嗽等。细菌破裂后还能在宿主细胞浆中查到一种热不稳定性毒素和其他几种抗原成分，可引起纤毛上皮细胞炎症和坏死。

百日咳杆菌引起人类百日咳。病人，尤其是症状轻微的非典型病人是重要的传染源。主要经飞沫传播。易感儿童接触病人后发病率接近90%，一岁以下患儿病死率高。百日咳潜伏期1~2周。发病早期（卡他期）仅有轻度咳嗽。细菌此时在气管和支气管黏膜上大量繁殖并随飞沫排出，传染性最大。1~2周后出现阵发性痉挛性咳嗽（痉挛期），这时细菌释放毒素，导致黏膜上皮细胞纤毛运动失调，大量黏稠分泌物不能排出，刺激黏膜中的感受器产生强烈痉咳，呈现出特殊的高音调鸡鸣样吼声。形成的黏液栓子还能堵塞小支气管导致肺不张和呼吸困难、紫绀。此外可伴有呕吐、惊厥。4~6周后逐渐转入恢复期，阵咳减轻，趋向痊愈，但有1%~10%的病人易继发溶血性链球菌、流感杆菌等的感染。本病病程较长，故名百日咳。在致病过程中，百日咳杆菌始终在纤毛上皮细胞表面，并不入血。

感染百日咳后可出现多种特异性抗体，免疫力较为持久。仅少数病人可再次感染，再发的病情亦较轻。黏膜局部的分泌型IgA具有阻止细菌黏附气管黏膜细胞纤毛的作用，其抗感染作用比血清中的抗体更重要。

3. 微生物学诊断

以分离培养为主，卡他期分离阳性率可达91.5%，而恢复期仅约26%。标本采用鼻咽试子或咳皿法，在鲍-金氏培养平板上孵育，根据菌落形态、涂片染色镜检作出初步诊断。确诊可用分离菌与Ⅰ相免疫血清做血清玻片凝集或免疫荧光染色。

4. 防治原则

隔离病人，隔离期自发病起七周。

预防以主动免疫为主，在我国常用白百破（白喉类毒素、百日咳杆菌Ⅰ相灭活菌苗、破伤风类毒素，DPT）三联菌苗，接种对象为一岁以下幼儿。接种后能显著降低发病率和死亡率。但目前使用的死菌苗有一定的副作用，在安全性、免疫原性方面均有进一步改进的必要。

治疗可用红霉素、氨苄青霉素等。

四、铜绿假单胞菌

铜绿假单胞菌（*P. aeruginosa*）原称绿脓杆菌。在自然界中分布广泛，为土壤中存在的最常见的细菌之一。各种水、空气及正常人的皮肤、呼吸道和肠道等处都有存在。此菌存在的重要条件是潮湿的环境。

1. 生物学特性

铜绿假单胞菌是一种常见的条件致病菌（图 5-14），属于非发酵革兰阴性杆菌。菌体细长且长短不一，有时呈球杆状或线状，成对或短链状排列。菌体的一端有单鞭毛，在暗视野显微镜或相差显微镜下观察可见细菌运动活泼。

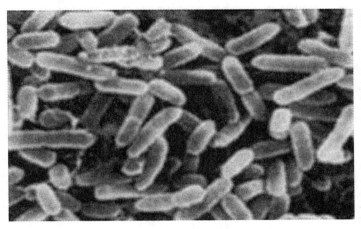

图 5-14　铜绿假单胞菌形态图

本菌为专性需氧菌，生长温度范围 25～42℃，最适生长温度为 25～30℃，特别是该菌在 4℃不生长而在 42℃可以生长的特点可用以鉴别。在普通培养基上可以生存并能产生水溶性的色素，如绿脓素（pyocyanin）与带荧光的水溶性荧光素等。在血平板上会有透明溶血环。

此菌为条件致病菌，是医院内感染的主要病原菌之一。患代谢性疾病、血液病和恶性肿瘤的患者，以及术后或某些治疗后的患者易感染本菌。经常引起术后伤口感染，也可引起褥疮、脓肿、化脓性中耳炎等。本菌引起的感染病灶可导致血行散播而发生菌血症和败血症。烧伤后感染了铜绿假单胞菌可造成死亡。

铜绿假单胞菌对化学药物的抵抗力比一般革兰阴性菌强大。1：2000 的洗必泰、度米芬和新洁尔灭，1：5000 的消毒净在 5min 内均可将其杀死。0.5%～1%醋酸也可迅速使其死亡，有些菌株对磺胺、链霉素、氯霉素敏感，但极易产生耐药性。

2. 治疗

及时隔离治疗患者，同时提高医院内的消毒水平以及医疗操作的规范和安全，能够切实降低铜绿假单胞菌的院内感染水平。治疗可选用多黏菌素 B、庆大霉素等。青霉素对此菌无效，一些半合成的青霉素类抗生素，比如阿洛西林和哌拉西林对铜绿假单胞菌也有很强的抗菌作用，其有效率约为 80%。磷霉素对其也有效，联合用药可减少耐药菌株的产生。

五、嗜肺军团菌

1976 年，美国一退伍军人组织宾州军团在费城召开会议时暴发了一次肺炎流行，有 221 人发病，造成 34 人死亡。当时病因不明，被称为军团病。1977 年分离到本病的病原体，次年命名为军团病杆菌，简称军团菌，属军团菌科军团菌属（*Legionella*）。

1. 生物学性状

杆状，大小为（2～20）μm×（0.3～0.9）μm。革兰染色微弱阴性（图 5-15）。通常采用

Gimenez 染色法或 Dieterle 镀银染色法染色。抗酸染色常阴性。无芽孢、无荚膜，但有菌毛和一至数根鞭毛，能运动。在不同生长阶段形态亦不同，如菌丝状、短菌丝状、杆状等。细胞壁内含有大量支链脂肪酸，占总脂肪酸量的 68％以上。此特点与分枝杆菌相似，而与其他革兰阴性杆菌显著不同。

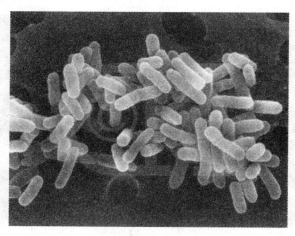

图 5-15 嗜肺军团菌（SEM×22,810）

营养要求特殊，常接种于复合培养基中，生长环境中必须含半胱氨酸和铁。需氧，2.5％～5％ CO_2 能促进生长。最适生长温度为 35℃，最适 pH6.1。生长缓慢，3 天后才可见圆形菌落，直径 1～2mm，颜色多变，有光泽、湿润、半透明，有特殊臭味。

大多数军团菌产生明胶酶和 β-乳酸酶，过氧化氢酶阳性，尿素酶阴性，不还原硝酸盐。一般不发酵糖类。嗜肺军团菌可分解马尿酸盐。

军团菌目前已发现有 34 个种 53 个血清型。嗜肺军团菌是当前流行的主要菌种，至少有 15 个血清型。

军团菌在自然界中抵抗力很强，尤以水中为最，自来水中可生存一年左右。对化学消毒剂尚敏感，0.05％苯酚 1min 或碘 10mg/kg 1min 即致死。对酸有抵抗力，对 pH2 的盐酸可耐受 30min。

2. 致病性与免疫性

军团病多发于夏秋季，既可暴发流行也可散发。临床表现有两种类型：①军团病，也称肺炎型。潜伏期为 2～6 天，症状以高热、呼吸系统症状及全身中毒性表现为特点。常有干咳或少量黏液痰，亦可见血丝、咯血。胸痛、腹泻常见。病人可因休克、呼吸衰竭、肾功能衰竭而死亡。病死率约为 16％。胸片出现肺部点状和结节状浸润，尸检常见大叶性肺炎或大叶融合性肺炎。②庞提亚克热，又称流感样型。病情温和，有自限性，以肌痛、发热、头痛为特点。无肺部炎症表现，胸片检查无异常，预后良好，无死亡病例。

嗜肺军团菌为胞内寄生菌，其致病性直接依赖于胞内寄生能力。当细菌侵入体内后，一般先被中性细胞和巨噬细胞吞噬，但不能将细菌杀死，反而有利于扩散。经过7～10 天后，机体免疫系统产生了对病菌的特异性细胞免疫，与非特异性免疫相互配合，抑制胞内细菌繁殖并增强 NK 细胞活性杀伤感染细胞。此外，特异性抗体也有一定作用，能起调理素作用并激活补体，增加巨噬细胞的吞噬作用。

3. 微生学诊断

标本为痰、胸水、血液或肺活检组织。可用 Dieterle 镀银法着染标本涂片，亦可用特异性荧光抗体对标本直接进行检查。分离培养用缓冲的活性炭酵母浸液（BCYE）琼脂培养基，根据菌落特征、形态染色、生化反应等作出鉴定。此外，也可用特异性核酸探针和聚合酶链反应（PCR）方法进行诊断。

4. 防治原则

目前尚无嗜肺军团菌特异性疫苗。加强水源管理及人工输水管道和设施的消毒处理，防止军团菌造成空气和水源的污染，是预防军团菌病扩散的重要措施。

治疗可首选红霉素，亦可选用螺旋霉素和利福平等药物。

小　结

本节介绍了其他类型较常见的致病菌，有白喉棒状杆菌、流感嗜血杆菌、百日咳鲍特菌、铜绿假单胞菌及嗜肺军团菌。掌握这些细菌的致病特点和防治原则对将来临床课程的学习有很大的帮助。

练习题

一、名词解释

1. 病原性球菌　2. 抗"O"试验　3. 肥达试验　4. 外-斐试验　5. 结核菌素试验
6. 白喉杆菌异染颗粒　7. 琼脂平板毒力试验　8. 卫星现象　9. 百日咳毒素
10. B-G 培养基　11. 白百破三联疫苗

二、填空题

1. 葡萄球菌引起的疾病主要有＿＿＿＿、＿＿＿＿、＿＿＿＿等。
2. 链球菌感染后引起的超敏反应性疾病主要有＿＿＿＿和＿＿＿＿。
3. 脑膜炎奈瑟菌通过＿＿＿＿传播，引起的疾病是＿＿＿＿。
4. 根据色素、生化反应的不同将葡萄球菌分为＿＿＿＿葡萄球菌、＿＿＿＿葡萄球菌和＿＿＿＿葡萄球菌。
5. 志贺菌属分为痢疾志贺菌＿＿＿＿、＿＿＿＿、＿＿＿＿和＿＿＿＿四群，其中＿＿＿＿群在我国最常见。
6. 志贺菌的主要致病物质有＿＿＿＿、＿＿＿＿、＿＿＿＿。
7. 肥达反应中一般伤寒沙门菌 O 凝集效价＿＿＿＿、H＿＿＿＿，副伤寒沙门菌 H＿＿＿＿，才有诊断价值。
8. 人患伤寒、副伤寒后可获得＿＿＿＿免疫力，其免疫以＿＿＿＿为主。
9. 霍乱弧菌有一根＿＿＿＿，运动活泼，生长最适宜 pH 为＿＿＿＿，常选用＿＿＿＿蛋白胨水或＿＿＿＿琼脂平板培养。
10. 副溶血性弧菌引起的疾病是＿＿＿＿。
11. 常见致病的厌氧芽孢梭菌有＿＿＿＿、＿＿＿＿和＿＿＿＿。
12. 对受伤机会较多的人群可定期接种破伤风＿＿＿＿，对伤口较深或有泥土污染者应肌注破伤风＿＿＿＿进行紧急预防。
13. 在牛奶培养基中有汹涌发酵现象的细菌是＿＿＿＿。
14. 结核分枝杆菌革兰染色＿＿＿＿，但不易着色，常用＿＿＿＿染色。
15. 结核分枝杆菌细胞壁中含有大量脂类，所以对外界环境抵抗力＿＿＿＿，但对＿＿＿

_____、_____、抵抗力较弱。

16. 检测机体对结核是否具有免疫力，常用的体内皮肤试验是_____。

17. 结核分枝杆菌在培养时营养要求_____，生长速率_____。

18. 麻风分枝杆菌的传播方式主要是_____，引起_____。

19. 布氏杆菌感染动物主要引起_____，感染人类可导致_____。

20. 牛布氏杆菌在初次分离需提供_____，_____培养基可促其生长，培养的最大特点是_____，实验室传代保存的细菌一般在培养_____ h后达到对数生长期。

21. 布氏杆菌的免疫为_____免疫，抗布鲁菌以_____免疫为主。布氏杆菌感染刺激产生的细胞免疫与_____交织存在。

22. 需氧芽孢杆菌属中_____能产生肠毒素引起食物中毒，_____一般不致病，有时可成为实验室污染的主要细菌。

23. 鼠疫杆菌革兰染色_____，菌体两端_____，_____荚膜，在陈旧培养物中形态常呈_____。

24. 鼠疫杆菌在肉汤培养液中生长 48h 后可形成_____，稍加摇动可出现_____状下沉。

25. 鼠疫杆菌的典型菌落是_____型，其 S 型菌株的毒性_____。

26. 人类炭疽因侵入途径的不同分为_____、_____和_____三种临床类型。

三、选择题

1. 链球菌不能引起下列哪种疾病（　　）。
A. 脓疱疮　　　　B. 猩红热　　　　C. 淋病
D. 淋巴管炎　　　E. 风湿热

2. 判断葡萄球菌有无致病性的标志之一是（　　）。
A. 透明质酸酶　　B. 链激酶　　　　C. 链道酶
D. 血浆凝固酶　　E. 以上都不对

3. 乙型溶血性链球菌感染后，病灶扩散趋势明显主要是因为（　　）。
A. 溶血毒素和杀白细胞素
B. 透明质酸酶、链道酶、链激酶
C. 红疹毒素和链激酶
D. 链激酶、溶血毒素、链激酶
E. 血浆凝固酶

4. 下列哪种疾病是一种菌群失调症（　　）。
A. 假膜性肠炎　　B. 风湿热　　　　C. 急性肾小球肾炎
D. 脓疱疮　　　　E. 流脑

5. 对青霉素易产生耐药性的细菌是（　　）。
A. 链球菌　　　　B. 金黄色葡萄球菌　　C. 肺炎链球菌
D. 脑膜炎奈瑟菌　E. 淋病奈瑟菌

6. 下列哪种糖发酵试验可鉴别肠道致病菌和非致病菌（　　）。
A. 葡萄糖　　　　B. 乳糖　　　　　C. 甘露醇
D. 蔗糖　　　　　E. 麦芽糖

7. 引起婴儿腹泻的主要病原体是（　　）。

A. 痢疾志贺菌　　　　　B. 伤寒沙门菌　　　　　C. 葡萄球菌

D. 肠致病性大肠埃希菌　　　　　E. 链球菌

8. 一般不致病且能合成维生素 B、维生素 K 的细菌是（　　）。

A. 变形杆菌　　　　　B. 大肠埃希菌　　　　　C. 伤寒沙门菌

D. 痢疾杆菌　　　　　E. 猪霍乱沙门菌

9. 有迁徙生长现象的细菌是（　　）。

A. 痢疾志贺菌　　　　　B. 伤寒沙门菌　　　　　C. 变形杆菌

D. 乙型副伤寒沙门菌　　　E. 大肠埃希菌

10. 霍乱病人大便或呕吐物的特征是（　　）。

A. 水样　　　　　B. 蛋花样　　　　　C. 果酱样

D. 米泔水样　　　　　E. 黏液样

11. 霍乱患者产生"米泔水样"粪便由哪种因素引起（　　）。

A. 鞭毛　　　　　B. 内毒素　　　　　C. 菌毛

D. 霍乱肠毒素　　　　　E. 菌体蛋白

12. 吃海产品或盐渍物品引起食物中毒的细菌是（　　）。

A. 霍乱弧菌　　　　　B. 大肠埃希菌、　　　　　C. 痢疾志贺菌

D. 副溶血性弧菌　　　　　E. 链球菌

13. 毒性最强的毒素是（　　）。

A. 破伤风痉挛毒素　　　B. 肉毒毒素　　　　　C. 肠毒素

D. 红疹毒素　　　　　E. 溶血素

14. 能引起气性坏疽的细菌是（　　）。

A. 沙门菌　　　　　B. 产气荚膜梭菌　　　　　C. 肉毒梭菌

D. 破伤风梭菌　　　　　E. 无芽孢厌氧菌

15. 肉毒梭菌所致食物中毒的主要表现是（　　）。

A. 胃肠道症状　　　　　B. 败血症　　　　　C. 肌肉麻痹

D. 肌肉痉挛　　　　　E. 化脓性感染

16. 需在厌氧条件下生长繁殖的细菌是（　　）。

A. 破伤风梭菌　　　　　B. 炭疽芽孢杆菌　　　　　C. 葡萄球菌

D. 志贺菌　　　　　E. 白喉棒状杆菌

17. 结核分枝杆菌最常见的传播途径是（　　）。

A. 呼吸道传播　　　　　B. 消化道传播　　　　　C. 接触传播

D. 创伤传播　　　　　E. 以上均不是

18. 与结核分枝杆菌毒力有关的物质是（　　）。

A. 内毒素　　　　　B. 外毒素　　　　　C. 蜡质

D. 鞭毛　　　　　E. 菌毛

19. 结核菌素试验的发生机制是（　　）。

A. Ⅰ型超敏反应　　　　　B. Ⅱ型超敏反应　　　　　C. Ⅲ型超敏反应

D. Ⅳ型超敏反应　　　　　E. 结核分枝杆菌的毒性

20. 关于结核分枝杆菌的生物学特性表述错误的是（　　）。

A. 营养要求高　　　　　B. 生长繁殖速率慢　　　C. 菌落粗糙

D. 对酒精不敏感　　　　E. 革兰染色阳性

21. 下列哪种细菌是动物源性细菌（　　　）。

A. 结核杆菌　　　　B. 产气荚膜梭菌　　　C. 炭疽杆菌　　　D. 霍乱弧菌

22. 下列哪项是需氧芽孢杆菌（　　　）。

A. 炭疽杆菌　　　　B. 产气荚膜杆菌　　　C. 肉毒杆菌　　　D. 破伤风杆菌

23. 感染动物后引起母畜流产的病原是（　　　）。

A. 布氏杆菌　　　　B. 炭疽杆菌　　　　C. 鼠疫杆菌　　　D. 钩端螺旋体

24. 在厌氧环境中不能形成芽孢的是（　　　）。

A. 肉毒梭菌　　　　　　　　　　B. 产气荚膜梭菌

C. 膜梭菌　　　　　　　　　　　D. 炭疽芽孢杆菌

25. 下列除哪项外，都能引起人与动物共患病（　　　）。

A. 布氏杆菌　　　　B. 炭疽杆菌　　　　C. 鼠疫杆菌　　　D. 淋球菌

26. 下列哪项不是炭疽杆菌的感染途径（　　　）。

A. 经皮肤感染　　　B. 经呼吸道感染　　　C. 经消化道感染　　D. 经血感染

27. 炭疽芽孢杆菌对人体损害多见于（　　　）。

A. 肺炭疽　　　　　B. 肠炭疽　　　　　C. 炭疽性脑膜炎　　D. 皮肤炭疽

28. 关于炭疽芽孢杆菌的形态学特征，描述错误的是（　　　）。

A. 致病菌中最大的细菌

B. 两端平切，竹节状排列，革兰阳性大杆菌

C. 荚膜

D. 鞭毛

29. 炭疽芽孢杆菌的鉴定试验还可选用（　　　）。

A. 芽孢染色　　　　　　　　　　B. 革兰染色

C. 青霉素串珠试验　　　　　　　D. 抗酸染色

30. 可能通过皮肤接触感染的是（　　　）。

A. 炭疽杆菌　　　　　　　　　　B. 蜡样杆菌

C. 破伤风梭菌　　　　　　　　　D. 鼠疫杆菌

31. 导致炭疽病死亡的原因是（　　　）。

A. 荚膜　　　　　B. 菌体抗原　　　　C. 内毒素　　　　D. 炭疽毒素

32. 波浪热是下列哪一种细菌的临床表现（　　　）。

A. 绿脓杆菌　　　　B. 结核杆菌　　　　C. 鼠疫杆菌　　　D. 布氏杆菌

33. 布氏杆菌引起的疾病是（　　　）。

A. 波浪热　　　　　B. 肠热症　　　　　C. 猩红热　　　　D. 炭疽

34. 分离布氏杆菌最常用的标本是（　　　）。

A. 尿　　　　　　　B. 粪便　　　　　　C. 乳汁　　　　　D. 血液

35. 鼠疫的主要传播媒介是（　　　）。

A. 鼠　　　　　　　B. 鼠蚤　　　　　　C. 鼠虱　　　　　D. 蚊

36. 有关鼠疫耶尔森菌描述错误的是（　　　）。

A. 革兰阳性的芽孢杆菌　　　　　B. 革兰阴性有荚膜

C. 由质粒编码产生鼠毒素　　　　D. 可通过鼠蚤的叮咬而传给人类

37. "钟乳石"征用于形容（　　）。

A. 大肠杆菌　　　　　B. 炭疽杆菌　　　　　C. 鼠疫杆菌　　　　　D. 布鲁菌

38. 对鼠疫做微生物学诊断时，不采用的标本是（　　）。

A. 淋巴结穿刺液　　　B. 痰　　　　　　　　C. ak 液　　　　　　D. 粪便

39. 控制和消灭鼠疫的关键措施是（　　）。

A. 对鼠疫病人早期诊断和治疗　　　　　　　B. 疫区人群普遍接种活菌疫苗

C. 灭鼠灭蚤　　　　　　　　　　　　　　　D. 疫区的流行病学监测

40. "黑死病"用于形容哪一种细菌感染的临床表现（　　）。

A. 炭疽芽孢杆菌　　　B. 麻风杆菌　　　　　C. 布鲁菌　　　　　　D. 鼠疫杆菌

四、简答题

1. 葡萄球菌、链球菌引起的局部化脓性炎症各有何特点？为什么？

2. 淋病奈瑟菌通过什么方式传播？引起哪些疾病？

3. 叙述肠道杆菌的共同的特性。

4. 沙门菌属有哪些致病的物质？可致哪些疾病？

5. 霍乱弧菌的致病物质有哪些？各有何致病作用？

6. 怎样预防霍乱？

7. 试述破伤风梭菌的致病条件及防治原则。

8. 简述结核杆菌的生物学特性及致病性。

9. 简述结核菌素试验的原理、结果及意义。

第六章

病毒概述

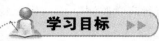

学习目标 ▶▶

1. 掌握病毒的概念、特点；病毒的大小形态、结构与化学组成。
2. 熟悉病毒的干扰现象和对理化因素的抵抗力。熟悉病毒的增殖与遗传变异。
3. 了解病毒的防治原则。

病毒是一类个体微小，结构简单，只含单一核酸（DNA/RNA），必须在活细胞内寄生并以复制方式增殖的非细胞型微生物。其特征主要有：①形体极其微小，一般都能通过细菌滤器，必须在电子显微镜下才能观察到；②结构简单，无细胞结构；③每一种病毒只含一种核酸（DNA 或 RNA）；④既无产能酶系统，也无蛋白质和核酸合成酶系统，必须在易感的活细胞内寄生；⑤以复制的方式繁殖；⑥对一般抗生素不敏感，对干扰素敏感。

第一节　病毒的基本性状

一、病毒的大小与形态

（1）病毒大小　以纳米表示，要通过电镜、滤过、超速离心、X 射线衍射等方法才能观察及测量得到。根据大小分为大、中、小三型。大型病毒（200～300nm）：如痘病毒；中型病毒（80～160nm）：又分为中小型与中大型，中小型病毒（80～120nm）如流行性感冒病毒和腺病毒，中大型病毒（120～160nm）如副流感病毒与疱疹病毒；小型病毒（18～30nm）：如鼻病毒与脊髓灰质炎病毒。

（2）形态　呈多样性，大致分为 5 种类型：球形、杆形（丝形）、弹形、砖形、蝌蚪状（图 6-1）。

二、病毒的结构与化学组成

病毒主要由内部的遗传物质和蛋白质外壳组成。由于病毒是一类非细胞生物体，故单个病毒个体不能称作"单细胞"，这样就产生了病毒粒或病毒体（virion）。病毒粒有时也称为病毒颗粒或病毒粒子（virus particle），专指成熟、结构完整和有感染性的单个病毒。核酸位于它的中心，称为核心（core）或基因组（genome）。蛋白质包围在核心周围，形成了衣壳（capsid），衣壳是病毒粒的主要支架结构和抗原成分，有保护核酸等作用。衣壳是由许多在电镜下可辨别的形态学亚单位（subunit）——衣壳粒（capsomere）所构成。核心和衣壳合称核心壳（nucleocapsid）。有些较复杂的病毒（一般为动物病毒，如流感病毒），其核心壳外还被一层含蛋白质或糖蛋白（glycoprotein）的类脂双层膜覆盖着，这层膜称为包膜

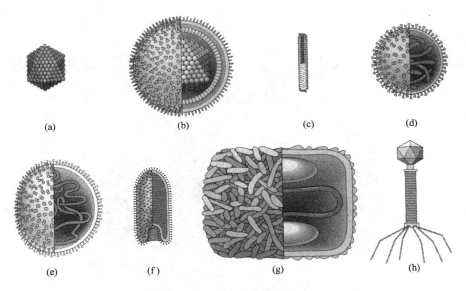

图 6-1 病毒的各种形态

（envelope）。包膜中的类脂来自宿主细胞膜。有的包膜上还长有刺突（spike）等附属物。包膜的有无及其性质与该病毒的宿主专一性和侵入等功能有关（图 6-2）。昆虫病毒中有一类多角体病毒，其核壳被蛋白晶体所包被，形成多角形包涵体。

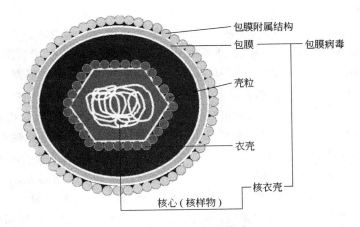

图 6-2 病毒体结构模式

三、病毒的复制

病毒的复制过程叫做复制周期。其大致可分为连续的五个阶段：吸附、穿入、增殖、成熟（装配）、裂解（释放）。见图 6-3。

（1）吸附（adsorption） 病毒附着于敏感细胞的表面，细胞表面能吸附病毒的物质结构称为病毒受体。

（2）穿入（penetration） 病毒核酸或感染性核衣壳穿过细胞进入胞浆，开始病毒感染的细胞内期。主要有吞饮（endocytosis）和融合（fusion）两种方式。

① 吞饮（endocytosis） 细胞膜内陷，整个病毒被吞饮入胞内形成囊泡。病毒囊膜与囊

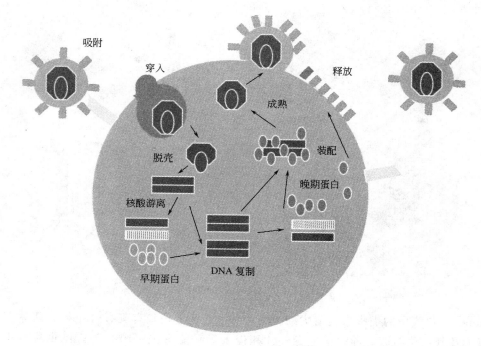

图 6-3　病毒的复制过程

泡膜融合，病毒核衣壳进入胞浆。

②　融合（fusion）　在细胞膜表面病毒囊膜与细胞膜融合，病毒的核衣壳进入胞浆。

（3）生物合成（biosynthesis）　合成核酸分子和蛋白质衣壳，然后装配成新的有感染性的病毒。可分为 DNA 病毒的复制、RNA 病毒的复制和逆转录病毒的复制。

①　DNA 病毒的复制　半保留方式复制核酸。

②　RNA 病毒的复制　RNA 病毒核酸多为单股，病毒全部遗传信息均包含在 RNA 中。分正链 RNA 病毒的复制、负链 RNA 病毒的复制及双链 RNA 病毒的复制。

a. 单正链 RNA 病毒的复制　病毒 RNA 的碱基序列与 mRNA 完全相同，故可直接翻译出早期蛋白质，即依赖 RNA 的 RNA 聚合酶。在此酶作用下，可转录出一股与正链 RNA 互补的负链 RNA，二者形成双链 RNA，即复制中间型。其中正链 RNA 起 mRNA 作用，翻译晚期蛋白，主要是衣壳等结构蛋白；负链 RNA 则起模板作用，可复制出与之互补的子代病毒单正链 RNA。即先正后负，再负转正。

b. 单负链 RNA 病毒的复制　病毒 RNA 的碱基序列与 mRNA 互补不具备 mRNA 功能，故先在依赖 RNA 的 RNA 聚合酶作用下转录出与亲代负链 RNA 互补的正链 RNA。该正链 RNA 既起模板作用又起 mRNA 的作用。

c. 双链 RNA 病毒　仅由负链 RNA 转录正链 RNA，类似单负链 RNA 病毒的复制，但不遵循 DNA 半保留复制原则。

③　逆转录病毒的复制　逆转录病毒又称 RNA 肿瘤病毒（Oncornavirus），病毒体为单股正链 RNA。

（4）组装与释放（assembly and release）　新合成的病毒核酸和病毒结构蛋白组合成病毒颗粒的过程称为组装，而从细胞内转移到细胞外的过程称为释放。

病毒释放的方式有：①宿主细胞裂解释放，见于无囊膜病毒；②出芽释放，见于有囊膜病毒。

四、病毒的干扰现象

（1）顿挫现象 病毒进入一些细胞后只能合成病毒的部分成分，或者能合成却不能装配成熟，这就产生了没有传染性的病毒体成分，称为顿挫感染或流产感染。

（2）缺陷病毒（defective virus） 病毒基因有遗传缺陷，不能合成病毒所需的全部成分，因此不能增殖为有传染性的病毒体，称为缺陷病毒。与辅助病毒共同培养时，又能正常增殖。

（3）病毒干扰（viral interference） 两种病毒感染同一个细胞时，发生一种病毒被抑制而另一种病毒大量增殖的情况，称之为病毒干扰，有同型干扰、同种干扰和异种干扰三种类型。产生干扰现象的原因主要是宿主细胞感染病毒后诱导产生的干扰素可干扰病毒在正常细胞内复制。病毒感染时，产生的干扰素可阻止、中断发病；若疾病已经发生，在产生足够保护性抗体之前，干扰素可使机体恢复健康。另外，在应用活疫苗预防某些病毒性疾病时，可通过调节疫苗用量或分期接种疫苗等措施来避免活疫苗间发生干扰现象而影响免疫效果。

五、病毒的遗传与变异

1. 突变

病毒的突变（mutation）是指基因组中核酸碱基顺序上的化学变化，可以是一个核苷酸的改变，也可为成百上千个核苷酸的缺失或易位。病毒复制中的自然突变率为 $10^{-5} \sim 10^{-8}$，而各种物理、化学诱变剂（mutagens）可提高突变率，如温度、射线、5-溴尿嘧啶、亚硝酸盐等的作用均可诱发突变。突变株与原先的野生型病毒（wild-type virus）特性不同，表现为病毒毒力、抗原组成、温度和宿主范围等方面的改变。

① 毒力改变 毒力改变有强毒株及弱毒株，后者可制成弱毒活病毒疫苗，如脊液灰质炎疫苗、麻疹疫苗等。

② 条件致死突变株 条件致死突变株指病毒突变后在特定条件下能生长，而在原来条件下不能繁殖而被致死。其中最主要的是温度敏感条件致死突变株（temperature-sensitive conditional lethal mutant），简称温度敏感突变株（ts 株），在特定温度（28～35℃）下孵育则能增殖，在非特定温度（37～40℃）下孵育则不能繁殖，而野生型在两种温度均能增殖。显然是由于在非特定温度下，突变基因所编码的蛋白质缺乏其应有功能。因此大多数 ts 株同时又是减毒株。现已从许多动物病毒中分离出 ts 株，选择遗传稳定性良好的品系用于制备减毒活疫苗，如流感病毒及脊髓灰质炎病毒 ts 株疫苗。

③ 宿主适应性突变株 例如狂犬病病毒突变株适应在兔脑内增殖，由"街毒"变为"固定毒"，可制成狂犬病疫苗。

2. 基因重组

当两种有亲缘关系的不同病毒感染同一宿主细胞时，它们的遗传物质发生交换，结果产生不同于亲代的可遗传的子代，称为基因重组（genetic recombination）。

（1）活病毒间的重组 例如流感病毒两个亚型之间可基因重组，产生新的杂交株，即具有一个亲代的血凝素和另一亲代的神经氨酸酶。这在探索自然病毒变异原理中具有重要意义。流感每隔十年左右引起一次世界性大流行，可能是由于人的流感病毒与某些动物（鸡、马、猪）的流感病毒间发生基因重组所致。

（2）灭活病毒间的重组 例如用紫外线灭活的两株同种病毒，若一同培养后，常可使灭活的病毒复活，产生出感染性病毒体，此称为多重复活（multiplicity reactivation），这是因为两种病毒核酸上受损害的基因部位不同，由于重组相互弥补而得到复活。因此现今不用紫外线灭活病毒制造疫苗，以防病毒复活的危险。

（3）死活病毒间的重组 例如将能在鸡胚中生长良好的甲型流感病毒（A0 或 A1 亚型）疫苗株经紫外线灭活后，再加亚洲甲型（A2 亚型）活流感病毒一同培养，产生出具有前者特点的 A2 亚型流感病毒，可供制作疫苗，此称为交叉复活（cross reactivation）。

六、理化因素对病毒的影响

外界的多种因素可以对病毒产生不同程度的影响。其中病毒受理化因素作用后可失去感染性，称为灭活（inactivation）。灭活的病毒可仍然保留免疫原性，故能用于制备疫苗。如用甲醛处理病毒制备灭活疫苗。

1. 物理因素

病毒一般耐冷怕热，50～60℃加热 30min，除肝炎病毒外，多数病毒即被灭活。通常有包膜病毒比无包膜病毒更不耐热。热对病毒的灭活作用主要是使病毒的衣壳蛋白和刺突变性，从而阻止病毒的吸附；热也能破坏病毒复制所需的酶类，使病毒不能脱壳。多数病毒在 4～7℃，可存活数小时至数日；超低温（－196～－70℃）下可保存数月至数年，经真空冷冻干燥则保存的时间更长。因此，低温是保存病毒最有效的方法。

2. 化学因素

大多数病毒对甘油的抵抗力强（因病毒无游离水，可不受甘油的脱水作用而长期存活），故常用 50％甘油缓冲盐水保存送检的病毒标本，以抑制细菌的繁殖。另外，病毒易被乙醇、碘、碘化物、氧化剂、甲醛等化学制剂灭活，环氧乙烷可杀灭多种病毒。但病毒对磺胺类药物不敏感。

3. 生物因素

现有的抗生素对病毒无抑制作用，但可抑制待检标本中细菌的生长，故常用抗生素处理污染有细菌的标本，以利于分离培养病毒。近年来发现许多中草药对某些病毒有抑制作用。

第二节 病毒的致病性

一、病毒感染的途径与类型

病毒感染：指病毒侵入体内并在靶器官细胞中增殖，与机体发生相互作用的过程。

病毒性疾病：指感染后常因病毒种类、宿主状态不同而发生轻重不一的具有临床表现的疾病。有时虽发生病毒感染，但并不形成损伤或疾病。

1. 病毒侵入机体的途径

病毒侵入机体的途径如下：

1. 消化道
2. 呼吸道
3. 泌尿生殖道
4. 眼球结膜   水平传播：指在不同的动物个体之间的传播
5. 节肢动物的叮咬
6. 皮肤
7. 注射
8. 胎盘或产道内感染——→垂直传播：指存在于母体的病毒，经胎盘或产道进入子代形成感染，
                常导致先天性病毒感染综合征、先天性畸形、流产、死胎或早产等

2. 病毒感染的类型

（1）按有无临床症状，分为如下类型。

① 隐性感染　病毒进入机体后不引起临床症状的感染，对组织和细胞的损伤不明显。

相关因素：病毒的性质、病毒的毒力弱、机体防御能力强。

隐性感染虽不出现临床症状，但病毒仍可在体内增殖并向外界播散病毒，成为重要的传染源。

② 显性感染　某些病毒（如新城疫病毒、犬细小病毒等）进入机体，可在宿主细胞内大量增殖，造成组织和细胞损伤，机体出现明显的临床症状。

（2）依病毒在机体内滞留时间的长短，分为如下类型。

① 急性感染　病毒侵入机体后，在细胞内增殖，经数日以至数周的潜伏期后突然发病。

在潜伏期内，病毒增殖到一定水平，造成靶细胞损伤，甚至死亡，从而导致组织器官的损伤和功能障碍，出现临床症状。宿主动员非特异性和特异性免疫因素清除病毒。特点是潜伏期短、发病急、病程数日至数周；病后常获得特异性免疫（因此，特异性抗体可作为受过感染的证据）。见图 6-4。

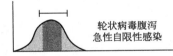

轮状病毒腹泻
急性自限性感染

图 6-4　急性感染

② 持续性感染　病毒可长期持续存在于感染动物体内数月、数年，甚至数十年，一般不显示临床症状；或存在于体外培养的细胞中而不显示细胞病变。

持续性病毒感染有病毒和机体两方面的因素：机体免疫功能低下，无力完全清除病毒；病毒在免疫因子不能到达的部位生长；有些病毒可产生缺损型干扰颗粒（DIP）；某些病毒基因可整合到宿主细胞的基因组中；某些病毒无免疫原性（如朊病毒），不产生免疫应答；某些病毒对免疫细胞亲嗜，使免疫功能发生障碍或消失。

持续性感染有下述 4 种类型。

a. 潜伏感染　经急性或隐性感染后，病毒基因组存在于一定组织或细胞内，但并不能产生感染性的病毒子。见图 6-5。

在某些条件下病毒可被激活而急性发作，病毒仅在临床出现间歇性急性发作时才被检出。在非发作期，用一般常规方法不能分离出病毒。

b. 慢性感染　经显性或隐性感染后，病毒并未完全清除，可继续感染少部分细胞，也

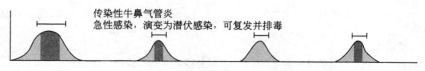

图 6-5　潜伏感染

能使细胞死亡，但释放出的病毒只感染另一小部分细胞，因此不表现病症；病毒可持续存在于血液或组织中并不断排出体外，病程长达数月至数十年。见图 6-6。

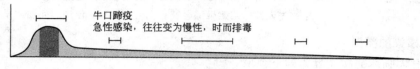

图 6-6　慢性感染

　　c. 慢发感染　病毒感染后潜伏期很长可达数月、数年甚至数十年之久。平时机体无症状，也分离不出病毒。一旦发病出现慢性进行性疾病，最终常为致死性感染。见图 6-7。

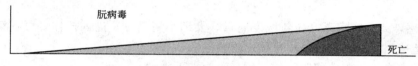

图 6-7　慢发感染

　　d. 急性感染的迟发并发症　可在急性感染后 1 年或数年，发生致死性的疾病。如：犬瘟热→脑炎、猫全白细胞减少症→小脑综合征。见图 6-8。

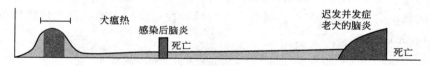

图 6-8　急性感染的迟发并发症

二、病毒的致病机制

病毒的致病机制如下：

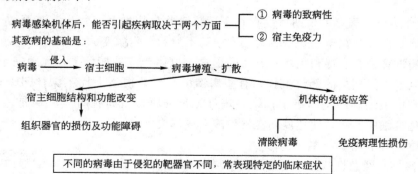

1. 病毒感染引起细胞的变化

病毒对细胞的致病作用包括来自病毒的直接损伤和机体免疫病理应答两个方面。

（1）病毒对宿主细胞的直接作用

① 杀细胞性感染　病毒在宿主易感细胞内增殖造成细胞损伤与死亡，这种感染称为杀

细胞性感染（图 6-9）。

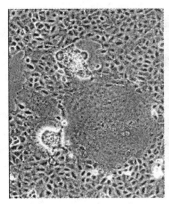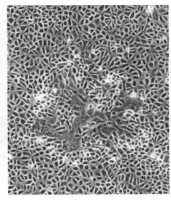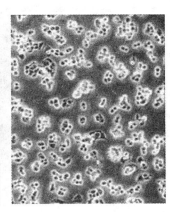

图 6-9　病毒感染引起的细胞变化 1

② 稳定状态感染　某些不具有杀细胞效应的病毒（多为有囊膜病毒）所引起的感染，称为稳定状态感染。

病毒对感染细胞的代谢以及溶酶体影响不是很大；成熟的病毒多以出芽方式释放，病程缓慢、病变轻微，细胞短时间内不会裂解和死亡；但细胞膜的受体可被破坏，并出现细胞融合及细胞表面产生新的抗原等。

a. 细胞融合　感染细胞与未感染细胞的胞浆膜发生融合，形成多核的巨细胞；可以使病毒从感染的细胞直接进入相邻的正常细胞，有利于病毒在细胞间的扩散（图 6-10）。

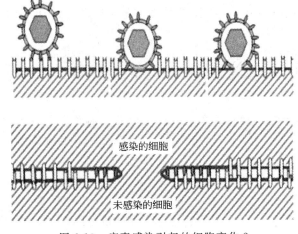

图 6-10　病毒感染引起的细胞变化 2

b. 细胞膜出现新抗原　病毒在细胞内增殖过程中，将病毒基因编码的蛋白质插入细胞膜表面，导致细胞膜表面抗原的改变。有利于免疫细胞对感染细胞的识别，以及有利于进行病毒感染的诊断。

③ 细胞凋亡（cell apoptosis）　由于病毒感染，细胞通过自身的指令启动"自杀"的一种生物学过程，也称为"程序性死亡"。总是在病毒子代产出之前自行死亡，是宿主细胞的重要防御机制；而由病毒的杀细胞感染导致的死亡，总是发生在病毒复制完成之后。

④ 包涵体的形成　某些病毒感染细胞中，在普通光学显微镜下可见胞浆或胞核内出现

嗜酸或嗜碱性染色、大小不同和数量不等的圆形或不规则的团块结构，称为"包涵体"，又称为"内基小体"（Negri body），见图6-11。

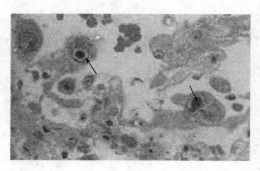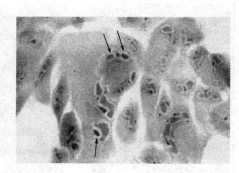

图6-11　包涵体

包涵体的本质：可能是病毒颗粒的聚集体；也可能是病毒增殖留下的痕迹；也可能是病毒感染引起的细胞反应物。

⑤ 病毒基因组的整合与细胞的转化

a. 某些DNA病毒的全部或部分核酸，或RNA病毒基因组经反转录后产生的DNA，结合至细胞染色体中，称为整合。

b. 整合作用可使细胞遗传性状发生改变，即转化。转化的细胞可发生生长、分裂失控，导致肿瘤的发生。

（2）细胞病变效应　病毒在细胞内增殖引起细胞变性、死亡裂解等细胞损伤，称为病毒的细胞病变效应（cytopathic effect，CPE）。对某种病毒来讲，其CPE特征常比较稳定；即使在不同的细胞，CPE也很相似。并不是所有的病毒都产生CPE。病毒如能产生CPE，则产生CPE的能力与病毒毒力相关。

2. 病毒感染引起的机体变化

（1）组织器官的损伤及组织器官的亲嗜性　在大多数情况下，病毒对细胞的杀伤作用可导致组织和器官的损伤和功能障碍。

病毒对机体组织的致病作用是有选择性的。例如：流感病毒和鼻病毒对呼吸道黏膜有亲嗜性；天花病毒和疱疹病毒对皮肤黏膜细胞有亲嗜性；脑炎病毒和脊髓灰质炎病毒则对神经组织具有亲嗜性。

（2）免疫病理损伤

① 体液免疫病理作用　许多病毒（如狂犬病病毒、流感病毒等有囊膜病毒）侵入细胞后，能诱发细胞表面出现新抗原。这种抗原与特异性抗体结合后，在补体参与下可引起细胞的破坏（图6-12）。

② 细胞免疫病理作用　细胞免疫在抗病毒感染方面发挥重要作用；但是特异性Tc细胞可同时损伤因病毒感染而出现新抗原的靶细胞；病毒蛋白也可因与宿主细胞的某些蛋白间存在共同抗原性而导致自身免疫应答（图6-13）。

综上所述，病毒感染早期所致细胞损伤主要是由病毒对宿主细胞的直接作用引起，病毒感染后期的机体炎症和损伤则由复杂的免疫病理反应引起。因此，对于可引起免疫病理损伤的病毒，在临床上一般不宜使用免疫功能增强剂治疗这类疾病。

（3）病毒感染对免疫系统的影响

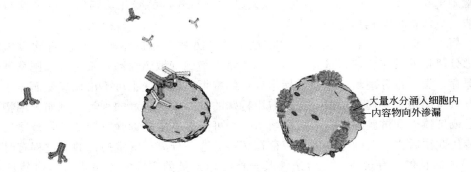

图 6-12　补体介导的细胞溶解

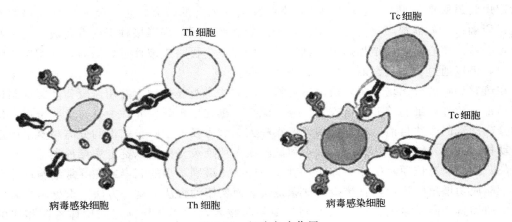

图 6-13　细胞免疫作用

① 引起的免疫抑制　如禽白血病病毒、马立克次体病病毒、传染性法氏囊病病毒、传染性贫血病毒。

② 对免疫活性细胞的杀伤　如 HIV 对 Th 细胞具有强的亲和性和杀伤性。

③ 引起自身免疫性疾病　主要是细胞内隐蔽抗原暴露或病毒感染细胞出现新抗原，这些细胞可成为靶细胞而受到免疫细胞和免疫因子的作用，从而发生自身免疫性疾病。

第三节　病毒感染的检查和防治原则

一、病毒感染的检查方法

随着对病毒感染从生物学及分子生物学水平的研究进展，病毒的诊断技术已由传统方法扩展至新的快速诊断技术。病毒感染的快速诊断有利于对病毒感染者的治疗，例如对有些病毒（如疱疹病毒、人类免疫缺陷病毒）感染已有较特异的抗病毒药物治疗，早期诊断及早期治疗对控制病毒感染十分重要。此外，从群体感染角度分析，确诊病毒感染的病原在监测病毒的流行病学（如新型流感病毒、肺出血型汉坦病毒的发现等）方面也有重要的现实意义。

（1）标本的采集与送检　用于分离病毒或检测病毒及其核酸的标本应采集病人急性期标本。根据不同病毒感染采取不同部位的标本（如鼻咽分泌物、脑脊液、粪便或血液）。由于病毒在室温中很易被灭活，应在采集和运送标本中注意冷藏。如欲检测抗体，早期单份血清可用于检测 IgM 抗体，而欲检测早期与恢复期的抗体效价的变化，则需采集早期与恢复期双份血清。血清抗体检测标本应保存于－20℃。

（2）病毒的分离、培养与鉴定　目前最常用的方法是细胞培养。在注明欲检测的病毒后，病毒分离培养的实验室将选择适当的原代培养细胞（敏感性高）及传代细胞系（便于在实验室保存）做病毒分离培养。接种标本后，细胞可出现病变也可不出现病变而需用血细胞吸附等方法检测是否有病毒增殖，并还需用特殊的抗体鉴定病毒的种类，例如采用特异荧光抗体染色或抗体中和试验等。当无病毒增殖时，可能标本中病毒含量较低，未被检出，则需要盲目传代 3 次后方可明确标本中是否存在病毒。这一分离与鉴定病毒的全过程有时可长达2～3 个月，而且仅在有设备、实验条件及合格工作人员的实验室方可进行。虽然这种方法所需时间长、步骤多，但在确定病原上是"黄金标准"，即其准确性高且无误。如我国台湾省确定由肠道病毒 71 型引起多数患儿发生脑膜炎并致死的研究报道，就是由分离培养及鉴定病毒所确诊。如欲提高病毒感染细胞培养的敏感性，可将病毒接种于内有盖玻片的细胞培养瓶，经低温离心后，以增加病毒与细胞接触的概率。再将盖玻片进行培养，并用单克隆抗体染色，借以通过检测病毒的早期抗原进行诊断。

在流感病毒的分离培养中，最敏感且特异的方法是鸡胚接种，并用血凝和血凝抑制试验鉴定病毒。此外，细胞培养也可应用。分离流感病毒在发现新变异株中具有重要价值。接种动物分离病毒的方法目前已很少应用，但在狂犬病病毒及乙型脑炎病毒的分离与鉴定中还需应用动物接种，并结合用特异抗体做中和试验或做免疫荧光染色以鉴定病毒种类。

（3）检测病毒抗原及抗体的方法　对于一些血清型别不多的病毒或在寻常细胞培养系统中还不能成功增殖的病毒，直接检测抗原是快速而实用的方法。这一方法要求标本中有一定量的抗原和具备高质量的抗体；其原则为免疫学技术，即用特异标记的抗体检测相应的抗原。可以用免疫荧光或免疫酶标记抗体检测在病毒感染局部脱落细胞或分泌物细胞中的抗原，也可用酶联免疫测定法（ELISA）或乳胶凝集法检测抗原。这一方法在数小时或一天内可获得结果。

用特异的抗原可以检测病毒感染者血清中的 IgM 抗体，以快速诊断病原体。应用的病毒抗原可以是利用基因工程表达的重组抗原，也可以是根据编码基因片段推导的合成肽作为抗原。一般多用 ELISA 法检测。由于 IgM 抗体出现于病毒感染早期，因此标本采集的时间对这一方法的检测结果影响很大。此外，所用抗原的质量与覆盖抗原表位的幅度也会影响检测结果。用特异抗原也可检测 IgG 类抗体，但 IgG 抗体类型用于临床诊断则必须具有早期与恢复期双份血清，并且抗体的效价需有 4 倍或以上的升高或降低方有诊断价值。在有些病毒感染中，如获得的血清标本已属感染后期，也可在随访中测定抗体效价，如有 4 倍降低，可作出辅助诊断。IgG 抗体的检测对调查某一病毒感染在某些地区人群中的感染率也有价值。此外，还可将病毒蛋白先经凝胶电泳，再转移至膜上，用血清标本与之作用后染色的方法（称 Western 印迹法、免疫印迹法或蛋白印迹法）检测血清中针对某种病毒抗原亚单位的抗体。例如这一方法已用于确诊病人所产生的 HIV 抗体等。

（4）检测病毒核酸的方法　由于多数病毒基因均已成功地被克隆及进行了核苷酸序列测定，因此可以利用病毒基因作为探针，用核酸杂交的方法检测标本中有无相应的病毒核酸。作为探针的病毒核酸可以用同位素或非放射性核素标记。用探针杂交后，为检测核酸杂交体，可用放射自显影法或用生物素-亲和素系统进行检测。这一方法的敏感性一般并不高，但在标本中含有病毒核酸量较多时则很实用。用凝胶电泳将标本中 DNA 电泳后，转移至膜上（Southen 印迹法），再用病毒探针做核酸杂交，可根据分子量大小分辨标本中病毒核酸存在的状态，例如是整合型还是游离型。

对于已测定基因核苷酸序列的病毒，可设计相应的病毒基因的引物，做聚合酶链反应（PCR）。其原则为先加入标本中提取的核酸（根据待测病毒为 RNA 病毒或 DNA 病毒而加入 RNA 或 DNA），对 RNA 则需先转录成互补的 DNA，加入耐热的 DNA 多聚酶后，在一定温度及条件下做 PCR。通过扩增病毒基因片段可诊断标本中是否存在病毒核酸。本法十分敏感可达 fg 水平，但需注意操作时污染而出现的假阳性。

二、病毒感染的防治原则

1. 病毒感染的预防

迄今，对病毒感染的药物治疗效果远不如抗生素等对细菌感染的疗效，因此对病毒感染的预防显得尤为重要。

（1）灭活病毒疫苗　灭活病毒疫苗以甲醛等灭活病毒核酸而制成，较为安全。目前常用的有狂犬病疫苗、流感疫苗、乙型脑炎疫苗等。

（2）减毒活疫苗　因其可在体内增殖诱生免疫应答，接种量与接种次数均较灭活疫苗为少。鉴于病毒必须在细胞内增殖，培养病毒的条件与要求比细菌更为复杂，成本也更昂贵，因此获得减毒活疫苗株，用于预防病毒感染是首选的预防疫苗。但由于在许多种病毒中尚未能获得稳定而有强免疫原性的减毒活毒株，因此至今还有一些病毒疫苗采用灭活病毒。用与人类病毒抗原性有交叉免疫原性的动物病毒也可作为减毒活疫苗，如用牛痘苗预防天花是这类疫苗的典范。

（3）亚单位疫苗　利用微生物的某种表面结构成分（抗原）制成不含有核酸、能诱发机体产生抗体的疫苗，称为亚单位疫苗。亚单位疫苗是用致病菌主要的保护性免疫原存在的组分制成的疫苗。目前试用于人体的有流感病毒、腺病毒和乙型肝炎病毒等亚单位疫苗，使用效果尚好。

（4）基因工程疫苗　通过对病毒的分子生物学及分子免疫学的研究，一些病毒保护性抗原表位及其相应的编码基因已被阐明，从而可将保护性抗原编码的基因片段克隆入表达载体，用以转染细胞或真核细胞微生物（如酵母菌）及原核细胞微生物，便于大量制备，但也需经纯化除去细菌或酵母菌成分。虽然在多种病毒中均已开展对重组疫苗的研究，但迄今被广泛应用的只有乙型肝炎重组疫苗。必须指出，成功的重组疫苗产品必须有坚实的病毒学及免疫性的研究基础。重组疫苗表达的是病毒蛋白，本质相当于灭活疫苗，其优缺点也与灭活疫苗相同。

（5）核酸疫苗　包括 DNA 疫苗和 RNA 疫苗，是由载体（如质粒 DNA）和编码病原体某种抗原的 cDNA 或 mRNA 组成。目前研究较多的是 DNA 疫苗。通过将病毒的核酸疫苗直接注入机体，核酸可进入机体细胞内（尚未确定细胞的种类），表达编码的病毒抗原，与细胞的 MHC 分子共同提呈后，在辅助因子的协同下诱生机体的细胞免疫（包括 Th 细胞及 CTL）和抗体应答。核酸疫苗的优点为便于制备、贮存与运输，可诱生体液和细胞免疫，免疫应答的维持时间持久等。但核酸疫苗在小动物中与大动物中诱生免疫应答的效果不完全一致，若用于人体，注射的核酸量极大，需证明其安全性，如不引起自身免疫应答、不发生病毒核酸基因整合等。由于核酸疫苗可诱生 CTL，而 CTL 被认为是清除病毒的主要机制，因此是一种具有重要发展前景的疫苗。有些病毒的核酸疫苗，在人体已作为预防性疫苗进行了临床研究；在动物模型中已证实核酸疫苗具有治疗效果。

因多数病毒可致隐性感染，在人群血清中存在较高效价的多种病毒抗体。因此，人血清免疫球蛋白可作为被动预防甲肝、麻疹、脊髓灰质炎病毒的一种紧急措施。在乙型肝炎中，高效价的含抗乙肝病毒表面抗体的人免疫球蛋白具有被动保护作用，在预防乙型肝炎的母婴传播中可与疫苗联合使用，有显著效果。

2. 抗病毒治疗

病毒感染机体引起疾病是病毒与机体相互作用的结果。因此，抗病毒治疗应采取既针对病毒又针对机体的综合措施，即一方面选用抑制病毒复制的药物或制剂，另一方面需提高机体的免疫应答，促进消灭病毒感染细胞。

由于病毒必须进入宿主细胞内复制方显示其生命活性，因此设计抗病毒药物或制剂的策略基本上可分别从病毒感染细胞的吸附、穿入及脱衣壳、病毒核酸复制及装配与释放等不同环节设计不同药物。目前主要有下列几类药物或制剂。

（1）核苷类药物 核苷类化合物是最早用于临床的抗病毒药物。设计的策略是用合成的异常嘧啶取代病毒 DNA 前体的胸腺嘧啶，通过使异常嘧啶在病毒 DNA 分子合成时掺入子代 DNA 中，阻抑子代病毒结构基因的合成与表达，从而抑制病毒复制或复制出失去感染性的病毒。如目前常用于眼疱疹病毒感染的碘尿苷（IDU，商品名疱疹净）即为此类药物。核苷类药物除可作用于病毒的 DNA 外，同时也可掺入细胞的 DNA，阻抑细胞 DNA 的合成，故具有一定的毒性。

为此，进而开展研究了如何较特异地作用于病毒或病毒感染细胞的新一代的系列药物。无环鸟苷（Acyclovir，商品名阿昔洛韦）及丙氧鸟苷（Ganciclovir，DHPG），就是新一代的核苷类药物。其作用机制是此类药物进入感染细胞后，需经疱疹病毒特异的胸苷激酶磷酸化成三磷酸型后，方可在病毒 DNA 复制中发挥作用。无环鸟苷三磷酸通过与 dGPT 竞争疱疹病毒的 DNA 酶以阻断病毒 DNA 链的复制与延长。由于在正常细胞中无环鸟苷并无作用，仅在有病毒感染细胞时方可发挥抗病毒作用，故对病毒复制有高度选择性，对宿主细胞 DNA 的合成很少影响，不仅提高了疗效还可降低副作用。

在对逆转录病毒 HIV 的研究中，进行了对逆转录过程中核苷类药物的研究。曾先后研制出不同结构的二脱氧胸腺嘧啶核苷类药物，如 $2',3'$-二脱氧嘧啶核苷（ddt）、$2',3'$-二脱氧次黄嘌呤核苷（ggI）等。最近，另一种核苷类药物（3TC），在临床应用中也正成功地抑制 HIV 的复制，此外 3-氮唑核苷（Ribavarin，商品名为病毒唑）也是需在细胞酶作用下磷酸化的药物。单磷酸三氮唑核苷酸与肌苷类似，可使细胞和病毒复制所必需的鸟嘌呤核苷减少，故可抑制多种 RNA 和 DNA 病毒复制。主要用于 RNA 病毒感染的治疗，但因其对细胞核酸也有抑制作用，故副作用较多。

（2）病毒蛋白酶的抑制物 现已发现有些病毒除本身可编码病毒复制或转录后剪接、加工酶外，还具有降解大分子病毒蛋白的酶。因此，已根据病毒蛋白酶的结构进行设计并研制病毒蛋白酶的抑制剂。所用方法均是对基因工程表达病毒蛋白酶的结晶用 X 射线衍射技术和用电脑模拟技术，寻找酶的活性位点。在 HIV 中已设计出针对逆转录酶及蛋白酶活性位点的抑制剂，经细胞中核实确有抑制病毒蛋白酶的作用后，已开发出药品，并已获准进行临床试验。

（3）抗病毒基因治疗 1978 年有学者根据病毒基因组设计了部分能特异地与其互补的寡核苷酸（又称反义 RNA 或 asON），在体外发现可有效地抑制 Rous 肉瘤中病毒的复制。

现已发展有反义寡核脱氧核酸（asODN）、反义寡核苷酸（asON）、核酶（ribozyme）等不同类型的各种制剂，可阻抑病毒 DNA 的复制与 RNA 的转录。

（4）免疫制剂　鉴于病毒的中和抗体可阻断病毒进入易感细胞，因此抗病毒的特异免疫球蛋白不仅可用于预防，也可用于治疗。

（5）其他　干扰素或干扰素诱生剂以及细胞因子 IL-12、TNF 和一批中草药等天然药物如黄芪、板蓝根、大青叶等也具有抑制病毒复制的作用。

小　结

病毒是超显微的，没有细胞结构的，专性活细胞内寄生的实体。它们在宿主细胞外具有大分子的特性，在宿主细胞内具有生命特征。

病毒的化学组成简单，只有核酸、蛋白质、脂类和多糖成分。一种病毒只含有一类核酸，要么是 DNA，要么是 RNA。核酸有的为双链，有的为单链。蛋白质组成壳体包围核酸，以防核酸酶对病毒核酸的降解。脂类和多糖存在于有包膜的病毒粒子的包膜中。

病毒对温度敏感，$55\sim60℃$ 几分钟就可以使病毒失活，过酸过碱也可以使病毒裂解灭活。X 射线、γ 射线和 UV 均可使病毒灭活。

病毒的增殖可分为吸附、侵入、脱壳、生物合成、组装、释放六个过程。

练习题

一、名词解释

1. 复制周期　2. 顿挫感染　3. 缺陷病毒　4. 干扰现象　5. ts 突变株　6. CPE
7. 包涵体　8. 干扰素

二、填空题

1. 病毒的繁殖方式是 _____，其过程分为 _____、_____、_____、_____、_____、_____。

2. 病毒的结构简单，包括_____和_____。

三、选择题

1. 关于病毒基本性状叙述错误的是（　　）。

A. 体积微小，无细胞结构　　　　B. 只能在活细胞中增殖
C. 含有 DNA 和 RNA　　　　　　D. 对干扰素敏感

2. 用于测量病毒大小的单位是（　　）。

A. 微米（μm）　　B. 纳米（nm）　　C. 微微米（pm）　　D. 毫微微米（fm）

3. 关于病毒结构叙述错误的是（　　）。

A. 核酸和衣壳组成核衣壳　　　　B. 有包膜的病毒才有感染性
C. 衣壳由壳粒构成　　　　　　　D. 病毒包膜表面可有刺突
E. 各种病毒壳粒数目不相同

4. 可称为病毒体的结构是（　　）。

A. 核衣壳　　　B. 壳粒　　　　C. 衣壳　　　D. 包膜

5. 病毒的增殖方式是（　　）。

A. 复制　　　　B. 二分裂　　　C. 分枝　　　D. 芽生

6. 下述与病毒蛋白质无关的作用是（　　　）。

A. 吸附作用　　　　　B. 保护核酸作用　　C. 病毒包膜的成分

D. 对脂溶剂的敏感性　　　　　　E. 免疫原性

7. 对病毒抵抗力叙述错误的是（　　　）。

A. 大多数病毒 60℃30min 可被灭活　　B. 大多数病毒在 -70℃下可存活

C. 紫外线能灭活病毒　　　　　　D. 所有病毒对脂溶剂都敏感

8. 病毒与立克次体相同的特点是（　　　）。

A. 含有 DNA 和 RNA　　　　　　B. 在人工合成的培养基中不能生长

C. 对抗生素敏感　　　　　　D. 以二分裂方式进行繁殖

四、简答题

1. 病毒有哪些主要特点？

2. 病毒结构由哪几部分组成？各部分的主要功能是什么？

第七章
常见病毒

 学习目标 ▶▶

1. 掌握流行性感冒病毒的生物学特性、流行特点。
2. 掌握肠道病毒的共同特征及常见肠道病毒的临床症状。
3. 掌握甲、乙、丙型肝炎病毒的传播方式。
4. 掌握人类免疫缺陷病毒的致病机制和传播方式。
5. 熟悉常见呼吸道病毒的种类。
6. 了解其他病毒引起的疾病情况。

第一节　呼吸道病毒

呼吸道感染病毒是指一大类以呼吸道为侵入门户，引起呼吸道局部感染或呼吸道以外组织器官病变的病毒。

急性呼吸道感染中90%以上由病毒引起，具有潜伏期短、传染性强、发病急、病后免疫力不持久等特点。常见的呼吸道病毒有流行性感冒病毒、冠状病毒、麻疹病毒、腮腺炎病毒、风疹病毒、腺病毒、呼吸道合胞病毒等。

一、流行性感冒病毒

流行性感冒病毒，简称流感病毒，是流行性感冒（简称流感）的病原体。属正黏病毒科，流感病毒有甲（A）、乙（B）、丙（C）3型，引起人类感染和动物（猪、马、禽类等）的感染。甲型流感病毒是人类流感最重要的病原体，可造成世界性大流行；乙型流感病毒一般引起局部地区或小流行；丙型流感病毒多为散发感染，主要侵犯婴幼儿，很少引起流行。

1. 生物学特性

（1）形态结构　流感病毒属于有包膜的RNA病毒，多呈球形，直径为80~120nm，新分离株可见丝状。结构由3层组成：①内层是病毒的核心，由核酸和核蛋白构成。病毒核酸为7~8个节段的单股负链RNA，每一个节段即为一个基因，能编码一种结构或功能蛋白，这一结构特点使病毒在复制中易发生基因重组，导致新病毒株的出现。核酸外包绕的为核蛋白，是病毒的主要结构蛋白，构成病毒衣壳，呈螺旋对称型。核蛋白是一种可溶性抗原，免疫原性稳定，很少发生变异，具有型特异性。②中层是基质蛋白（M蛋白），位于包膜与核心之间，具有保护病毒核心和维持病毒形态的作用。③外层是由脂质双层构成的包膜，位于基质蛋白之外，来源于宿主细胞膜。包膜上镶嵌有两种刺突即血凝素（hemagglutinin, HA）和神经氨酸酶（neuraminidase, NA）。两种刺突均为病毒基因编码的糖蛋白，具有重要的免疫原性，是划分流感病毒亚型的依据。HA呈柱状，与病毒吸附、穿入宿主细胞有

关，具有型和株特异性，可刺激机体产生中和抗体，抑制病毒的感染性，但 HA 免疫原性
易发生变异。NA 呈蘑菇状，具有水解宿主细胞表面神经氨酸的作用，有利于成熟的病毒从
感染细胞释放和促进病毒的扩散（图 7-1）。

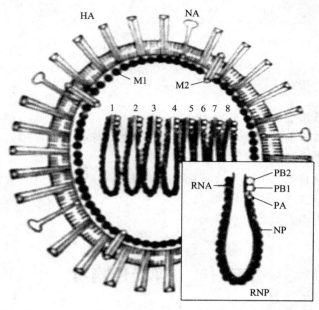

图 7-1　流感病毒结构示意

（2）分型与变异　根据核蛋白和 M 蛋白的不同，将流感病毒分为甲、乙、丙三型。甲
型流感病毒的 HA 和 NA 易发生变异，根据 HA 和 NA 免疫原性不同，又可将其分为若干
亚型。乙型和丙型流感病毒不易发生抗原变异，至今尚未发现亚型。

甲型流感病毒的 HA 和 NA 变异与流感流行关系密切，并且抗原变异幅度的大小直接
影响流感流行的规模。由病毒基因组自发的点突变而引起的变异，属量变，变异幅度小，仅
引起流感的局部中小型流行，这种变异称为抗原漂移（antigenic drift）。由病毒基因组发生
重组而引起的变异，属质变，变异的幅度大，产生新的亚型，由于人群缺乏免疫力，往往引
起流感大流行甚至世界性大流行，这种变异称为抗原转变（antigenic shift）。

甲型流感病毒的 HA 和 NA 的抗原性易发生变异，甲型流感病毒的亚型已经发生过几
次重大变化（表 7-1）。在多次的世界流行中，甲型流感病毒出现 A1～A3 三种亚型变化，
每种亚型经流行数年后被新亚型取代。新亚型通常是由动物与人流感病毒杂交后产生的重配
株。如 1957 年出现的 A2（H2N2）型是由亚甲型 A1（H1N1）型病毒重配后产生的，而后
病毒消失。但在 1977 年新 A1 型又重新出现。2009 年 3 月墨西哥暴发"人感染猪流感"疫
情，并迅速在全球范围内蔓延，全球进入流感大流行阶段。此次流感为一种新型呼吸道传染
病，其病原为新甲型 H1N1 流感病毒株，病毒基因中包含有猪流感、禽流感和人流感三种
流感病毒的基因片段。1997 年后出现 H5N1 禽流感亚型，2013 出现 H7N9 禽流感。

表 7-1　人类甲型流感病毒的亚型与流行年代

病毒亚型	亚甲型（A1）	亚洲甲型（A2）	香港亚型（A3）	新 A1 与 A3 交替型
亚型类别	H1N1	H2N2	H3N2	H3N2,H1N1
流行年代	1918～1957 年	1957～1968 年	1968～1977 年	1977 年以后

（3）抵抗力　流感病毒对外界抵抗力较弱，耐冷不耐热，室温下传染性很快丧失，56℃ 30min 即被灭活，−70℃ 以下或冷冻真空干燥可长期保存。对脂溶剂、干燥、紫外线、甲醛、酸类等敏感。

2. 临床意义

流感的传染源主要是急性期患者。病毒通过飞沫进入呼吸道黏膜细胞内增殖，引起黏膜充血水肿、细胞变性脱落等局部病变。潜伏期一般为 1～3 天，患者出现鼻塞、咳嗽、流涕、咽痛等症状。发病初期 2～3 天鼻咽部分泌物中病毒含量最高，此时传染性最强。病毒一般不进入血液，但其毒素样物质可进入血液，引起畏寒、发热、乏力、头痛、全身酸痛等症状。无并发症的患者一般病程不超过一周。年老体弱、抵抗力较差的患者常继发细菌感染，使病程延长，症状加重，可导致肺炎死亡。病后对同型病毒有短暂免疫力，呼吸道局部 SI-gA 对清除病毒、抵抗再感染起主要作用。

流感病毒传染性强，传播迅速。流行期间应尽量避免人群聚集，公共场所要注意空气流通。用乳酸或食醋熏蒸进行空气消毒，对防止流感扩散有一定效果。接种流感疫苗可获得对同一亚型病毒的免疫力。盐酸金刚烷胺是目前防治甲型流感的常用药物，干扰素及中草药板蓝根、大青叶等有一定疗效。禽流感是密切接触禽类的分泌物等经呼吸道感染，目前还没有高致病性禽流感病毒能在人与人之间直接传播的证据。

二、麻疹病毒

1. 生物学特性

麻疹病毒颗粒较大，呈球形。核心为完整的不分节段的单股 RNA，不易发生基因重组和变异，故麻疹病毒的免疫原性较稳定，只有一个血清型。衣壳呈螺旋对称型，有包膜，包膜上有放射状排列的刺突，由血凝素和融合因子构成。细胞培养时，因融合因子的作用，常使细胞融合成多核巨细胞，核内及胞质中可出现嗜酸性包涵体。麻疹病毒对理化因素的抵抗力较弱，加热 56℃30min 和一般消毒剂均可将病毒破坏，对紫外线以及脂溶剂均敏感。

2. 临床意义

患者是唯一的传染源，主要通过飞沫传播，也可通过鼻腔分泌物污染的玩具、日常用具等进行传播。麻疹病毒的传染性极强，接触病毒后 90% 以上的人发病。潜伏期至出疹期均有传染性，尤以出疹前 2～3 天传染性最强。

潜伏期约为 1～2 周，病毒先在呼吸道上皮细胞内增殖，然后进入血液，形成第一次病毒血症，并随血流侵入全身淋巴组织和单核吞噬细胞系统，在其细胞内增殖后再次入血形成第二次病毒血症。临床表现主要有发热、咳嗽、流涕、眼结膜充血，发病 2 天后口颊黏膜出现灰白色外绕红晕的黏膜斑（Koplik），对临床早期诊断有一定意义。以后患者皮肤相继出现红色斑丘疹。麻疹一般可自愈。由于麻疹感染过程中使机体免疫力进一步降低，年老体弱者常并发细菌感染，引起支气管炎、中耳炎、肺炎等，严重者可导致死亡。极个别患者，在儿童期患麻疹痊愈后约 2～17 年后，可出现慢性进行性中枢神经系统疾患，称亚急性硬化性全脑炎（subacute sclerosing panencephalitis，SSPE），患者大脑功能发生渐进性衰退，表现为反应迟钝、神经精神异常、运动障碍，最后导致昏迷死亡。

麻疹病后可获得牢固免疫力，极少发生再感染。

三、腮腺炎病毒

腮腺炎病毒是流行性腮腺炎的病原体。腮腺炎在世界各国均有流行，主要侵犯儿童。

1. 生物学特性

病毒呈球形，核心为单股 RNA，衣壳呈螺旋对称结构，有包膜，包膜上含有 HA-NA 刺突和融合因子刺突。该病毒只有一个血清型。对紫外线及脂溶剂均敏感，56℃ 30min 可灭活病毒。

2. 临床意义

人是腮腺炎病毒的唯一宿主。病毒通过飞沫或唾液污染食具或玩具等进行传播。潜伏期一般 2～3 周，病毒首先侵入呼吸道上皮细胞和面部淋巴结内增殖，随后发生病毒血症，然后经血液侵入腮腺及其他器官如胰腺、睾丸、卵巢等，引起相应症状。主要表现为无力、食欲减退，一侧或双侧腮腺肿大，伴有疼痛、发热。若无合并感染大多可自愈，病程一般为 1～2 周。青春期感染者，男性易并发睾丸炎，女性易并发卵巢炎，也可引起无菌性脑膜炎及获得性耳聋等。腮腺炎是导致男性不育症和儿童期获得性耳聋的最常见原因。腮腺炎病后一般可获得终身免疫。

四、风疹病毒

1. 生物学特性

风疹病毒是 RNA 病毒，属于披膜病毒科，是限于人类的病毒。电镜下多呈不规则球形，直径 50～70nm 的核心，风疹病毒的抗原结构相当稳定，现知只有一个血清型。病毒在体外的生活力弱，对紫外线、乙醚、氯化铯、去氧胆酸等均敏感。pH<3.0 可将其灭活。本病毒不耐热，56℃ 30min、37℃ 1.5h 均可将其杀死，4℃ 保存不稳定，最好保存在 -60～-70℃ 可保持活力 3 个月，冰冻干燥下可保存 9 个月。

2. 临床意义

风疹是一种由风疹病毒引起的通过呼吸道传播的急性传染病，以春季发病为主。病毒存在于出疹前 5～7 天病儿唾液及血液中，但出疹 2 天后就不易找到。风疹病毒在体外生活力很弱，但传染性与麻疹一样强。好发于 5 岁以下的婴幼儿，6 个月以内的婴儿因有来自母体的抗体获得抵抗力，很少发病。一次得病，可终身免疫，很少再次患病。抵抗力较弱的人吸入风疹病毒后，经过 2～3 周的潜伏期，便开始出现症状。先是全身不适，继而出现发热、耳后及枕部淋巴结肿大，并有淡红色细点状丘疹，短期内扩展到全身，奇痒难耐或微痒，多在 2～3 天内消退。全身症状轻微，皮肤红色斑丘疹及枕后、耳后、颈后淋巴结肿大伴触痛，合并症少见。风疹病毒易发生垂直感染，孕妇妊娠早期初次感染风疹病毒后，病毒可通过胎盘屏障进入胎儿，常可造成流产或死胎，还可导致胎儿发生先天性风疹综合征，引起胎儿畸形。

五、冠状病毒

冠状病毒是一类单股正链 RNA 病毒，核衣壳呈螺旋对称，有包膜。电子显微镜观察发现这些病毒的包膜上有形状类似日冕的棘突，形如花冠，故将这类病毒命名为冠状病毒。感染人类的冠状病毒主要有人呼吸道冠状病毒和人肠道冠状病毒，分别引起人类上呼吸道感染和腹泻。该病毒主要经呼吸道飞沫传播，多在冬春季流行。病后免疫力不强。

SARS 冠状病毒是严重急性呼吸综合征（severe acute respiratory syndrome，SARS）的病原体。2002 年 11 月在我国广东省首先发现了一类临床表现类似肺炎，但症状及体征不典型的传染性疾病。2003 年 8 月，全球 32 个国家和地区出现疫情，累计病例 8465 例，死亡

91 例，病死率近 11%。WHO 将该病正式命名为"严重性急性呼吸综合征"，我国将其称为传染性非典型性肺炎。2003 年 4 月 16 日，WHO 确定该病病原体为一种新型冠状病毒，称为 SARS 冠状病毒。

1. 生物学特性

（1）形态结构　SARS 冠状病毒电镜下的形态与冠状病毒类似，病毒颗粒呈不规则形，直径 60～220nm，有包膜（图 7-2）。包膜表面有三种糖蛋白：①刺突糖蛋白（S，Spike Protein），是受体结合位点、溶细胞作用和主要抗原位点；②小包膜糖蛋白（E，Envelope Protein），较小，能与包膜结合；③膜糖蛋白（M，Membrane Protein），负责营养物质的跨膜运输、新生病毒出芽释放与病毒外包膜的形成。少数种类还有血凝素糖蛋白（HE 蛋白，Haemaglutinin-esterase）。冠状病毒的核酸为非节段单链（＋）RNA，长 27～31kb，是 RNA 病毒中最长的 RNA 核酸链，具有正链 RNA 特有的重要结构特征。冠状病毒的 RNA 和 RNA 之间重组率非常高，因此病毒容易出现变异。重组后，RNA 序列发生了变化，由此核酸编码的氨基酸序列也变了，氨基酸构成的蛋白质随之发生变化，使其抗原性发生了变化。而抗原性发生变化的结果是导致原有疫苗失效，免疫失败。

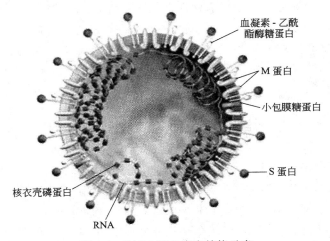

图 7-2　SARS 冠状病毒结构示意

（2）抵抗力　SARS 冠状病毒对外界的抵抗力比人类其他冠状病毒强。病毒在人体排泄物（痰、粪便、尿液）和血液中能长时间保持活力。紫外线及常用化学消毒剂如过氧化氢、过氧乙酸、二氧化氯、次氯酸钠、乙醇等可使病毒失去感染性。

2. 临床意义

（1）传染源　SARS 患者是主要的传染源。重症患者因为频繁的咳嗽或需要气管插管、呼吸机辅助呼吸等，造成呼吸道分泌物增多，往往成为主要的传染源。隐性感染者是否有传染性尚无实例报道。野生动物（如果子狸等）有可能是 SARS 冠状病毒的寄生宿主和传染源。

（2）传播途径　主要传播途径：①飞沫传播；②接触传播，接触患者的呼吸道分泌物、消化道排泄物或其他体液，或接触被患者分泌液污染的物品，均可导致感染。操作与防护措施不当也可引发实验室人员感染。

（3）致病性与免疫性　目前 SARS 的发病机理尚不清楚。由于患者在发病期间存在淋巴细胞减少；CD4$^+$T 淋巴细胞数量明显下降；使用糖皮质激素可以改善肺部炎症反应等，故目前认为免疫病理损伤是 SARS 冠状病毒致病的主要机理。

SARS 潜伏期短（1～14 天，平均 5 天），起病急，以发热为首发症状，3～7 天后出现干咳、胸闷气短等症状。患者可出现急性呼吸窘迫综合征、休克、多器官功能障碍综合征等，死亡率很高。已有糖尿病、心肺功能不全或合并其他感染性疾病者病死率可高达 40%～50%。

机体感染 SARS 冠状病毒后，可产生特异性抗体，IgM 和 IgG 抗体在感染后10～15天出现。实验证明 IgG 可能是保护性抗体，可以中和体外分离到的病毒颗粒。

对 SARS 的预防应采取以严格管理传染源、切断传播途径和提高机体免疫力为主的综合措施。对 SARS 患者和疑似病例要及时进行严格的隔离和治疗。流行期间应尽量避免大型集会，公共场所保持空气流通。治疗主要采用支持疗法。

小　结

呼吸道病毒是指一大类通过呼吸道引起感染的病毒，可导致呼吸道局部感染或呼吸道以外的组织器官病变。常见的有流行性感冒病毒、麻疹病毒、SARS 冠状病毒等。流感病毒是流行性感冒的病原体，分甲、乙、丙三型。甲型流感病毒包膜上的 HA 和 NA 两种刺突容易发生变异，是该病毒引起大流行的原因。SARS 冠状病毒有很强的传染性和多种传播途径，起病急，以发热为首发症状。患者可出现急性呼吸窘迫综合征、休克、多器官功能障碍综合征等，死亡率很高。

第二节　肠道病毒

肠道病毒属小 RNA 病毒科，是一类通过污染的饮水、食物，经消化道传播的病毒，其中对人致病的常见的肠道病毒主要有脊髓灰质炎病毒、柯萨奇病毒、埃可病毒、轮状病毒等。这些病毒的共同特征有：①病毒体呈球形，直径约 20～30nm；②核心为单股正链 RNA；③衣壳为 20 面体，无包膜；④在宿主细胞质内增殖，引起细胞病变；⑤耐乙醚和酸，在 pH3～5 条件下稳定，56℃30min 可使病毒灭活，对紫外线、干燥敏感；⑥临床表现多样化，经消化道传播，而所致疾病多在肠道外；⑦病毒感染后，对同型病毒均可获得牢固免疫力。

一、脊髓灰质炎病毒

脊髓灰质炎病毒是脊髓灰质炎的病原体，该病毒可侵犯脊髓前角运动神经元细胞，引起肢体肌肉弛缓性麻痹，多见于儿童，故又称小儿麻痹症。

1. 生物学性状

病毒体呈球形，直径 27～30nm，核心致密，无包膜。病毒衣壳蛋白主要由 4 种蛋白组成，分别称为 VP1、VP2、VP3 和 VP4。其中 VP1、VP2 和 VP3 暴露在病毒衣壳的表面，具有免疫原性，是病毒分型的依据，但三型间无交叉反应，均可刺激机体产生中和抗体。VP1 与病毒吸附有关。VP4 位于衣壳内部，可维持病毒的空间构型。当病毒 VP1 与宿主细胞受体结合后，VP4 即被释出，衣壳松动，病毒基因组则脱壳穿入宿主细胞内进行复制。

病毒对外界环境的抵抗力较强，在污水和粪便中可存活数月，能耐受肠道内胃酸、蛋白酶和胆汁的作用。各种氧化剂，如高锰酸钾、双氧水、漂白粉等可灭活病毒。

2. 临床意义

患者、隐性感染者和无症状带病毒者为传染源，主要经消化道途径传播。发病初期鼻咽分泌物可带病毒，但时间较短，粪便排毒时间长，从潜伏期到整个病程乃至病后数月均可排出病毒，一般病后 2 周传染性最强。

病毒侵入机体后，首先与宿主细胞膜受体结合，在咽部、肠道下段上皮细胞、肠系膜淋巴结内增殖。约有 90％以上感染者，由于机体免疫力强，病毒仅限于肠道，不出现症状或仅有轻微发热、咽痛、腹部不适等，表现为隐性或轻症感染。少数免疫力较弱者，病毒在肠道局部淋巴结增殖后进入血液，引起第一次病毒血症，临床上可出现发热、头痛、恶心等症状。病毒随血液播散到全身淋巴组织或其他易感的神经外组织进一步增殖，再次入血引起第二次病毒血症，患者全身症状加重。此时，若机体免疫力强，则中枢神经系统不受侵犯，临床上不出现麻痹症状。极少数患者，由于血脑屏障不能阻挡病毒，病毒侵入中枢神经系统后，在脊髓前角运动神经细胞中增殖并引起病变。轻者引起暂时性肌肉麻痹，以四肢多见，下肢尤甚。重者可造成永久性弛缓性肢体瘫痪，甚至发生延髓麻痹，导致呼吸衰竭或心力衰竭而死亡。

二、柯萨奇病毒与埃可病毒

柯萨奇病毒（coxsackie virus）和埃可病毒（ECHO virus）的生物学性状、感染和免疫过程与脊髓灰质炎病毒基本相似。致病特点是经消化道传播，在肠道黏膜细胞内增殖，但很少引起肠道疾病，可以侵犯多种组织，临床表现多样化，如可引起无菌性脑膜炎、疱疹性咽炎、心肌炎、心包炎和手足口病等。柯萨奇病毒还可引起先天性心脏病，若妊娠 3 个月内感染本病毒者，所致新生儿先天性心脏病的发病率较正常孕妇高 2 倍。

三、轮状病毒

人类轮状病毒（Rotavirus）是引起婴幼儿腹泻的主要病原体。全世界因急性胃肠炎而住院的儿童中，有 40％～50％为轮状病毒所引起。

病毒体呈圆球形，有双层衣壳，内衣壳的壳微粒沿着病毒体边缘呈放射状排列，形同车轮辐条，故命名为轮状病毒。完整病毒大小约 60～80nm，具有双层衣壳的病毒体有传染性。病毒体的核心为双股 RNA，由 11 个不连续的基因节段组成。

人类轮状病毒对理化因素及外界环境有较强的抵抗力。在粪便中可存活数日或数周。该病毒耐酸、碱，在 pH3.5～10.0 之间均具有感染性，对热敏感，56℃30min 可灭活病毒。

人类轮状病毒感染常见于 6 个月～2 岁的婴幼儿，是婴幼儿腹泻的最重要病原体，在发展中国家是导致婴幼儿死亡的主要原因之一。主要在冬季流行，一般通过粪-口途径传播。潜伏期 2～4 天。病毒侵入人体后，在小肠黏膜细胞内增殖，使黏膜细胞表面微绒毛萎缩、变短甚至脱落，使肠吸收功能受损，继发肠腔内渗透压升高，大量水分进入肠腔，导致严重水样腹泻。若受染细胞脱落或裂解，可有大量病毒随粪便排出。严重的脱水、电解质平衡紊乱和酸中毒，如不及时治疗，可能导致死亡。轻症患者病程 3～5 天，可完全恢复。

小　结

肠道病毒属小RNA病毒科，是一类通过污染的饮水、食物，经粪-口传播，经消化道感染，在肠道外发病的病毒。主要包括脊髓灰质炎病毒、柯萨奇病毒、埃可病毒、轮状病毒等。病毒体呈球形，直径约20～30nm；核心为单股正链RNA；衣壳为20面体，无包膜；在宿主细胞质内增殖，引起细胞病变。

脊髓灰质炎病毒导致脊髓灰质炎；柯萨奇病毒和埃可病毒引起的疾病种类复杂，轻重不一；轮状病毒是引起婴幼儿腹泻的主要病原体。

第三节　肝炎病毒

肝炎病毒是引起病毒性肝炎的病原体。目前认为病毒性肝炎的病原体至少有五种，包括甲型肝炎病毒、乙型肝炎病毒、丙型肝炎病毒、丁型肝炎病毒、戊型肝炎病毒。近来发现与人类肝炎相关的病毒有：己型肝炎病毒、庚型肝炎病毒、TT型肝炎病毒等，目前正在进一步研究中。此外，另有一些病毒如巨细胞病毒、EB病毒、黄热病病毒等也可引起肝炎，但仅属于全身感染的一部分，故不列入肝炎病毒范畴。

一、甲型肝炎病毒

甲型肝炎病毒（hepatitis A virus，HAV）是引起甲型肝炎的病原体，经消化道传播。人类对HAV普遍易感，约70%为隐性感染，显性感染多发生于儿童和青少年。主要表现为急性感染，一般可完全恢复，不转为慢性肝炎，亦无慢性携带者。

1. 生物学特性

病毒呈球形，直径约为27～32nm。核心为单股正链RNA，衣壳由60个壳微粒组成，呈20面体立体对称，衣壳蛋白具有免疫原性，构成HAV的特异性抗原（HAVAg），无包膜。HAV比一般病毒更耐热、耐化学消毒剂。在自然界中存活能力强，如在粪便和污水中可存活数月，故可通过污染水源引起暴发流行。耐酸（pH3.0）、耐乙醚、耐非离子型去垢剂。但加热100℃5min或用1：4000甲醛溶液处理72h，12～15mg/kg氯处理30min，可使之灭活。

2. 临床意义

HAV的传染源为患者和隐性感染者，主要通过粪-口途径传播，通过污染水源、食物、海产品（如毛蚶等）、食具、玩具等可造成散发性流行或大流行。病毒感染后，潜伏期为15～45天，在潜伏期末病毒就存在于患者的血液和粪便中。发病2～3周后，随着血清中特异性抗体的产生，粪便中不再有病毒排出。长期携带病毒者极罕见。

HAV经消化道侵入机体后，首先在肠黏膜和局部淋巴结增殖，继而进入血流，形成病毒血症，最终侵入靶器官肝脏，在肝细胞内增殖。由于在组织细胞培养时，病毒增殖缓慢并且不直接引起细胞损害，故推测其致病机理，除病毒的直接作用外，机体的免疫应答如NK细胞、致敏CTL的细胞毒作用可能在引起肝细胞损伤中具有重要的作用。

临床表现多从发热、疲乏和食欲不振开始，继而出现肝肿大、压痛、肝功能损害，部分患者可出现黄疸。多数情况下，无黄疸病例发生率要比黄疸型高许多倍，但大流行时黄疸型比例增高。

HAV 感染后均产生抗甲型肝炎病毒的 IgM 和 IgG 抗体。前者在急性期和恢复期出现，后者在恢复后期出现，并可维持多年，对同型病毒的再感染有免疫力。

二、乙型肝炎病毒

乙型肝炎病毒（hepatitis B virus，HBV）是乙型肝炎的病原体。乙型肝炎的传播非常广泛，据估计乙型肝炎患者和乙型肝炎表面抗原携带者在世界上约有 3.5 亿人之多，我国约有 1.2 亿人。乙型肝炎约有 10％可转为慢性肝炎，部分活动性肝炎可转变为肝硬化、肝癌，其危害性远比甲型肝炎大。

1. 生物学特性

（1）形态与结构（见图 7-3）

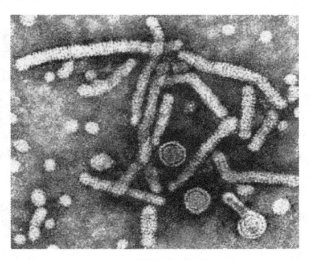

图 7-3　乙型肝炎病毒结构示意

① 大球形颗粒　亦称 Dane 颗粒，为完整的乙型肝炎病毒颗粒，有感染性。直径约 42nm，具有双层衣壳。外衣壳相当于病毒的包膜，由脂质双层与蛋白质构成。内衣壳为 20 面体对称结构，相当于病毒的衣壳。核心含有双股的 DNA 链和依赖 DNA 的 DNA 多聚酶。Dane 颗粒表面含有 HBsAg。血中 Dane 颗粒浓度以急性肝炎潜伏期后期为最高，在疾病起始后则迅速下降。

② 小球形颗粒　直径约 22nm 的小球形颗粒是乙型肝炎病毒感染后血液中最多见的一种。主要成分为 HBsAg，是病毒体复制组装过程中过剩的衣壳成分，不具有传染性。

③ 管形颗粒　直径约 22nm，长度可在 100～700nm 之间，是小球形颗粒的聚合体，具有 HBsAg 的免疫原性。

（2）HBV 的抗原组成　在 HBV 的外衣壳中有 HBV 表面抗原（HBsAg）、前 S1 抗原和前 S2 抗原，在内衣壳中有 HBV 核心抗原（HBcAg）和 e 抗原（HBeAg）。

① HBsAg　化学成分为脂蛋白，相对分子质量约 25000，存在于小球形颗粒、管形颗粒及 Dane 颗粒的外衣壳上。

HBsAg 具有免疫原性，是制备疫苗的主要成分，能刺激机体产生相应抗体（抗-HBs），它是 HBV 的中和抗体，具有免疫保护作用。HBsAg 的检出是 HBV 感染的标志之一。相反，血清中出现抗-HBs 被认为是乙型肝炎恢复的标志，也是乙肝疫苗接种成功的标志，表示血清无传染性而有保护作用。

② 前 S1 抗原和前 S2 抗原　前 S1 抗原除具有增进 HBsAg 免疫原性的作用外，可能还有助于 HBV 吸附于肝细胞表面，有利于病毒侵入细胞内。常在感染早期出现，1 个月左右消失，若持续存在表示乙型肝炎转为慢性。其免疫原性比 HBsAg 强，可刺激机体产生有中和作用的前 S1 抗体（抗-PreS1）和前 S2 抗体（抗-PreS2），能阻止 HBV 侵入肝细胞。若乙型肝炎患者血清中出现此类抗体提示病情好转。

③ HBcAg　存在于 Dane 颗粒核心结构表面和乙型肝炎患者的肝细胞核内。HBcAg 不游离于血清中，故在外周血中很难检测出 HBcAg。HBcAg 免疫原性强，可刺激机体产生抗体（抗-HBc）。抗-HBcIgG 在血中持续时间较长，为非保护性抗体；抗-HBcIgM 的存在常提示 HBV 处于复制状态。HBcAg 可在感染的肝细胞表面存在，是 CTL 识别和攻击的主要靶抗原。

④ HBeAg　存在于 Dane 颗粒核心结构表面，隐蔽或镶嵌于 HBcAg 之中，当 HBV 内衣壳裂解时释放出来，游离于血清中。HBeAg 是一种可溶性抗原，与 DNA 多聚酶在血液中的消长相符，故 HBeAg 的存在可作为体内有 HBV 复制及血清具有传染性的一种标志，血中 HBsAg 滴度越高，HBeAg 的检出率越高。抗-HBe 抗体，具有一定的保护作用。

（3）抵抗力　HBV 对外界的抵抗力较强。对低温、干燥、紫外线和一般化学消毒剂均耐受。HBV 在 37℃活性能维持 7 天，在-20℃可保存 20 年，100℃加热 10min 或 0.5%过氧乙酸、5%次氯酸钠、3%漂白粉和环氧乙烷均可使 HBV 失去传染性，但仍可保留其免疫原性。

2. 临床意义

（1）传染源与传播途径

① 传染源　HBV 的主要传染源是患者和无症状 HBsAg 携带者。在潜伏期、急性期、慢性活动期，患者血清均有传染性。无症状 HBsAg 携带者，不出现临床症状，而 HBsAg 携带的时间可持续数月至数年，是 HBV 重要的传染源。

② 传播途径

a. 经血液传播　HBV 的传染性很强，据报道，接种 0.00004ml 含病毒的血液足以使人发生感染。输血或注射是重要的传染途径。外科和口腔手术、输液、针刺、使用公用剃刀、牙刷等物品，也可造成感染。通过吸血昆虫传染乙型肝炎亦有报道。

b. 母婴传播　母亲若为 HBsAg 携带者，孕期可经血流感染胎儿造成宫内感染；分娩时新生儿经过产道时可被感染。

此外，由于乙型肝炎患者和 HBsAg 携带者的精液、阴道分泌物、月经血均检出 HBsAg，故可通过性接触传播。近来有人报告，在急性乙型肝炎患者和慢性 HBsAg 携带者唾液标本中检测到 HBsAg 及 Dane 颗粒，因此，HBsAg 随唾液经口传播的途径应当引起重视。

（2）致病机制与免疫性　HBV 的致病机制一般认为不是由于病毒在细胞内增殖对肝细胞的直接损伤作用，主要是由于其抗原诱导机体的免疫病理损害导致了肝细胞的破坏。机体对 HBV 的免疫效应有双重效应，既可清除病毒，又可造成损伤。HBV 感染肝细胞后，肝细胞膜上出现 HBV 特异性抗原，并导致肝细胞膜表面自身结构的改变，暴露出肝特异脂蛋白抗原（liver specific protein，LSP）。HBV 抗原和 LSP 抗原均可诱导机体产生抗-HBV 和抗-LSP，这些抗体和效应性 T 细胞与相应抗原结合后，具有清除病毒或病毒感染靶细胞作用，但同时通过Ⅱ型、Ⅳ型超敏反应使肝细胞损伤，过度的反应可引起大面积肝细胞破坏，导致重症肝炎。HBsAg和抗-HBs形成的复合物还可诱导Ⅲ型超敏反应导致乙型肝炎伴有肾小球肾炎和关节炎。

另外，部分患者由于HBV DNA与肝细胞DNA整合，导致细胞转化而发展成肝癌。

HBV感染后产生的特异的抗-前S2和抗-HBs对机体有保护作用，可防止再感染。细胞免疫可彻底清除HBV，在疾病的恢复上发挥重要的作用。若免疫力低下，则导致病毒持续感染。

三、丙型肝炎病毒

1. 生物学特性

丙型肝炎病毒（hepatitis C virus，HCV）病毒体呈球形，直径30～60nm，为单股正链RNA病毒，在核衣壳外有包膜，包膜上有刺突。HCV基因易发生变异，世界各地分离的病毒株可分为6个基因型，我国以Ⅱ型为主，其次为Ⅲ型。HCV对脂溶剂敏感，100℃5min可灭活。

2. 临床意义

传染源主要为急性期患者、慢性患者和病毒携带者。一般患者发病前12天，其血液即有传染性，并可带毒12年以上。HCV主要经血液传播，我国输血后肝炎中丙型肝炎占1/3。此外还可通过母婴垂直传播、家庭日常接触和性传播等。

HCV导致肝细胞病变的机制及患者临床表现与HBV相似，但HCV隐性感染似乎更多见，大多数丙型肝炎病例不出现明显症状，发病时就已进入慢性病程，比乙型肝炎更易发展为慢性，约50%～60%转为慢性肝炎，其中20%～30%最终发展为肝硬化，转化为肝癌。这可能与HCV基因易变异，导致HCV包膜抗原改变，而逃避宿主免疫系统的清除有关。同时HCV在肝细胞内的复制可能直接造成肝细胞损伤。HCV的免疫原性比HBV弱，难以刺激机体产生高水平的特异性抗体，易造成免疫耐受或持续感染，对再感染无明显保护作用。

四、其他肝炎病毒

1. 丁型肝炎病毒

丁型肝炎病毒（hepatitis D virus，HDV）是一种缺陷病毒，必须在HBV或其他嗜肝DNA病毒的辅助下才能复制增殖。其传播方式主要通过输血或使用血制品，也可通过密切接触与母婴间垂直感染等方式传播。高危人群包括药瘾者及多次受血者。HDV的感染需同时或先有HBV或其他嗜肝DNA病毒感染的基础。HDV与HBV的同时感染称为共同感染；发生在HBV先感染基础上的HDV感染称为重叠感染。许多临床表明，HDV感染常可导致HBV感染者的症状加重与病情恶化，因此在暴发型肝炎的发生中起着重要的作用。

2. 戊型肝炎病毒

戊型肝炎病毒（hepatitis E virus，HEV）主要通过粪-口途径传播，经污染食物、水源引起散发或暴发流行，发病高峰多在雨季或洪水后。HEV感染后可表现为隐性感染和显性感染。潜伏期为2～11周，HEV通过对肝细胞的直接损伤和免疫病理作用引起肝细胞的炎症和坏死。临床表现为轻、中型肝炎，常为自限性，不发展为慢性。青壮年患病率高，儿童、老人患病率较低，孕妇患者病情严重，在妊娠的后 3 个月发生感染，病死率达 20%。

3. 庚型肝炎病毒

庚型肝炎病毒（hepatitis G virus，HGV）是 1995 年发现的一种与人类肝炎相关的新病毒。HGV 是单股正链 RNA 病毒，结构类似 HCV。HGV 与 HBV、HCV 有共同的传播途径，常与 HBV 或 HCV 合并感染，病毒血症持续时间长，存在 HGV 慢性携带者。其致病性还有待确定，一般临床症状较轻，黄疸少见。

4. TTV

输血相关的肝炎病毒（transfusion transmitted virus，TTV）是 1997 年从日本的 1 例输血后非甲庚型肝炎患者血清中发现的。病毒体呈球形，直径为 30～50nm，核心为环状单股负链 DNA，无包膜。TTV 主要经输血和母婴垂直感染，其致病机制尚不清楚。

小　结

肝炎病毒是指以侵害肝脏为主的一组病原体，主要包括 HAV、HBV、HCV、HDV 和 HEV。HAV 病毒呈球形，直径约为 27～32nm，核心为单股正链 RNA，经粪-口途径传播。HBV 有三种形态，大球形颗粒，亦称 Dane 颗粒，为完整的乙型肝炎病毒颗粒，有感染性，直径约 42nm，具有双层衣壳。小球形颗粒直径约 22nm，管形直径约 22nm，主要成分为 HBsAg。HCV 病毒体呈球形，直径 30～60nm，为单股正链 RNA 病毒，是输血后肝炎的主要病毒。HDV 是一种缺陷病毒，必须在 HBV 或其他嗜肝 DNA 病毒的辅助下才能复制增殖。HBV、HCV、HDV 均可通过血液传播、母婴传播，可转为重症肝炎。HEV 主要通过粪-口途径传播，常为自限性，不发展为慢性。

第四节　人类免疫缺陷病毒

人类免疫缺陷病毒（human immunodeficiency virus，HIV）是引起获得性免疫缺陷综合征（acquired immunodeficiency syndrome，AIDS）即艾滋病的病原体。

一、生物学特性

1. 形态结构

HIV 属于反转录病毒科慢病毒属，病毒呈球形，直径 100～120nm，电镜下可见一致密的圆锥状核心，内含两条单链正股 RNA 和复制病毒所需的逆转录酶、整合酶、蛋白酶等。核酸外包被双层衣壳，内层衣壳由 P24 蛋白构成，呈圆锥状，外层衣壳由 P17 构成。外层为脂质双层包膜，嵌有刺突糖蛋白 gp120 和跨膜蛋白 gp41。gp120 是病毒体与宿主细胞相应受体 CD4 结合的位点。gp41 可介导病毒包膜与宿主包膜融合。gp120、gp41 均具有免疫原性，刺激机体产生抗体，但 gp120 易发生变异，给疫苗的研制工作带来很大困难。

2. 抵抗力

HIV 抵抗力较弱，对热和消毒剂敏感。WHO 建议采取用 0.5% 次氯酸钠、0.1% 漂白粉、70% 乙醇等化学消毒剂处理污染物 10～30min 或 100℃ 20min、高压蒸汽灭菌等灭活病毒。

二、临床意义

1. 传染源和传播途径

艾滋病患者和 HIV 无症状携带者是传染源，可从血液、精液、阴道分泌液、眼泪、乳汁等分离得到 HIV。传播途径如下。

（1）**性传播** 通过男性同性恋之间及异性间的性接触感染。

（2）**血液传播** 通过输血、血液制品或未彻底消毒的注射器传播，如静脉吸毒者共用未消毒的注射器针头可造成严重感染。据统计，我国云南边境静脉嗜毒者 HIV 感染率达 60%。

（3）**母婴传播** 包括经胎盘、产道和哺乳方式传播。

（4）**其他的传播方式** 医务人员职业性传播、器官移植、骨髓移植、人工授精、文身、共用刮脸刀、穿耳孔等。

2. 致病机制

（1）**致病作用** HIV 选择性地侵犯 $CD4^+$ T 淋巴细胞、单核-巨噬细胞、树突状细胞等。细胞表面 $CD4^+$ 分子是 HIV 受体，通过 HIV 包膜蛋白 gp120 与细胞膜上 CD4 结合后由 gp41 介导使病毒穿入易感细胞内，通过病毒大量增殖、受染细胞融合、诱导受染细胞凋亡或免疫损伤作用，导致受染细胞破坏。HIV 感染单核-巨噬细胞及树突状细胞后，后者成为病毒的贮存所，可随单核-巨噬细胞播散至全身，如中枢神经系统、肺等器官，引起相应的组织损伤。

（2）**临床表现** HIV 感染人体后，可经历 3～5 年甚至更长的潜伏期才发病，表明 HIV 在感染机体中，以潜伏或低水平的慢性感染方式持续存在。临床上将 HIV 感染至发展为典型 AIDS 分为急性期、潜伏期、AIDS 相关综合征期及 AIDS 期等四期。

① **急性期** HIV 在靶细胞内大量复制，形成病毒血症，并广泛播散。约 2～3 个月时出现发热、咽炎、皮疹等症状，持续 1～2 周，然后，大多数病毒以前病毒形式整合于宿主细胞染色体上，长期潜伏下来。

② **潜伏期（无症状期）** 持续 6 个月至 10 年或更长。当机体受到各种因素的影响，潜伏的病毒被激活再次大量增殖，导致免疫损伤，出现临床症状，进入 AIDS 相关综合征期。

③ **AIDS 相关综合征期** 患者表现有发热、盗汗、全身倦怠、体重下降、皮疹及慢性腹泻等症状，并有持续性全身淋巴结肿大、舌上白斑等。

④ **典型 AIDS 期** 出现严重免疫缺陷，发生各种致死性机会感染或并发肿瘤，如 Kaposi 肉瘤。AIDS 五年死亡率约为 90%，死亡多发生在临床症状出现后的 2 年内。

艾滋病患者由于免疫功能严重缺损，常因合并严重的机会感染如卡氏肺孢菌、白假丝酵母菌、巨细胞病毒等感染以及肿瘤如 Kaposi 肉瘤、恶性淋巴瘤而死亡。

3. 免疫性

HIV 感染后可刺激机体产生抗 gp120 的中和抗体及抗 HIV 多种蛋白的抗体。这些抗体在体内有一定的保护作用，但不能清除体内的病毒。HIV 诱导的特异性免疫 CTL 对杀伤 HIV 感染的细胞和阻止病毒经细胞接触而扩散有重要作用，但 CTL 也不能彻底清除体内潜伏感染的细胞。因此，感染 HIV 后，可终身携带病毒。

三、防治原则

由于艾滋病惊人的蔓延速率和高度的致死率，已引起 WHO 和许多国家的重视，普遍采取了一系列综合措施，主要包括：①广泛地开展宣传教育，普及防治知识；②控制传染源，建立 HIV 感染和艾滋病的监测系统，掌握流行动态；③切断传播途径，对供血者进行 HIV 抗体检测，确保输血和血液制品安全；④加强国境检疫。疫苗正在研制中。

治疗主要采取抗病毒治疗，其目标是尽可能长期控制病毒载量，将病毒载量降至检测阈值以下。降低艾滋病死亡率。另外的配合治疗有：一般支持治疗、免疫治疗、抗感染治疗等。

小　结

HIV 属于反转录病毒科慢病毒属，是艾滋病的病原体。HIV 以 $CD4^+T$ 细胞为靶细胞，可进行性破坏机体免疫系统，使患者因各种肿瘤及机会性感染而死亡。HIV 病毒的传播途径包括性传播、血液传播和母婴垂直传播，其临床表现有急性期、无症状期和艾滋病期。HIV 具有高度变异性，易产生耐药性，造成抗病毒治疗疗效的下降或治疗失败。

第五节　其他病毒

一、疱疹病毒

疱疹病毒（Herpes viruses）是一群中等大小的有包膜的双股 DNA 病毒，有 110 个以上成员，其中与人感染有关的人疱疹病毒已发现有 8 种（见表 7-2）。

表 7-2　人类疱疹病毒的种类及其所致主要疾病

正式命名	常用名	所致疾病
人类疱疹病毒 1 型	单纯疱疹病毒 1 型	齿龈炎、咽炎、唇疱疹、角膜结膜炎、疱疹性脑炎、脑膜炎
人类疱疹病毒 2 型	单纯疱疹病毒 2 型	生殖器疱疹、新生儿疱疹
人类疱疹病毒 3 型	水痘-带状疱疹病毒	水痘、带状疱疹
人类疱疹病毒 4 型	EB 病毒	传染性单核细胞增多症、Burkitt 淋巴瘤、鼻咽癌
人类疱疹病毒 5 型	巨细胞病毒	巨细胞包涵体病、先天性畸形、输血后传染性单核细胞增多症、肝炎、间质性肺炎
人类疱疹病毒 6 型	人类疱疹病毒 6 型	婴儿急疹、幼儿急性发热病
人类疱疹病毒 7 型	人类疱疹病毒 7 型	未确定
人类疱疹病毒 8 型	人类疱疹病毒 8 型	Kaposi 肉瘤

其共同的特征是：病毒体呈球形，核心为双链线性 DNA，衣壳呈 20 面体，有包膜，包膜表面有刺突。除 EB 病毒外，均能在人二倍体细胞内增殖，引起细胞病变，核内形成嗜酸性包涵体，病毒可以使受染细胞融合，形成多核巨细胞。病毒感染后，引起多种类型感染。①增殖感染：病毒大量增殖，并破坏宿主细胞；②潜伏感染：病毒或病毒基因潜伏于宿主细胞，不增殖，一旦被激活，可转为增殖感染；③整合感染：病毒基因组一部分整合至宿主细胞的 DNA 中，导致细胞转化；④先天性感染：病毒经胎盘感染胎儿，可引起先天畸形。病毒感染后产生的免疫具有清除病毒、阻止病毒经血流播散和限制病程的作用，对再感染具有抵抗力，但不能消灭潜伏感染的病毒和阻止复发。

1. 单纯疱疹病毒

单纯疱疹病毒（herpes simplex virus，HSV）有两个血清型，即 HSV-1 和 HSV-2。HSV-1 型常引起口唇和角膜疱疹；HSV-2 型则引起生殖器疱疹，而且主要通过直接接触病灶（性接触）而传播，并导致皮肤病变。

（1）生物学特性　单纯疱疹病毒为有包膜的 DNA 病毒，完整的病毒直径约 110～120nm，核衣壳为 20 面体对称，包膜表面有多种糖蛋白突起，基因组由两个互相连接的长片段（L）和短片段（S）双链线状 DNA 组成。根据生物学和免疫学特性不同，分为 HSV-1 和 HSV-2 两个主要生物型。两组血清型的核酸序列有 50％同源性。HSV 病原体中有 10 种同膜抗原相关的糖蛋白为 gB、gC、gD、gE、gG、gH、gI、gJ、gL 和 gM。其中 gG 为型特异性抗原，以此将两型 HSV 区别。gB 和 gD 与病毒的吸附有关，gD 诱导产生中和抗体的能力最强，是研制亚单位疫苗的最佳选择。

（2）临床意义　单纯疱疹病毒是人类最常见的病原体，人是其唯一的自然宿主。此病毒存在于病人、恢复者或者是健康带菌者的水疱液、唾液及粪便中，传播方式主要是直接接触传染，亦可通过被唾液污染的餐具而间接传染。病毒经呼吸道、口腔、生殖器黏膜以及破损皮肤进入体内，潜居于人体正常黏膜、血液、唾液及感觉神经节细胞内。当机体抵抗力下降时，如发热、胃肠功能紊乱、月经、妊娠、病灶感染和情绪改变时，体内潜伏的 HSV 被激活而发病。HSV 的作用机理一般被认为是：首先，HSV 病毒寄宿于人体活细胞内，当自我繁殖时，需要利用人体内的 DNA 聚合酶，依靠人体的蛋白质等为原料进行自我复制，最后出现新的病毒个体后，突破寄主细胞扩散开来，从而使病变范围逐步扩大，病变逐步加重。HSV-1 主要侵犯躯体腰以上部位，可引起口腔、唇、眼、脑及腰以上部位感染，多为隐性感染，并不表现出症状；HSV-2 侵及躯体腰以下部位，主要是生殖器，它是引起性病的主要病原体之一。罹患单纯性疱疹时，病变部位会产生米粒般大小的水泡，发生单一或群集小水泡，通常都是 10 个左右集结在一起，主要侵犯皮肤及黏膜，痒痛。水泡周围的皮肤变红，同时会产生轻微的瘙痒感和发热。这种水泡若不加以治疗，经过数十日之后，会裂开糜烂，然后逐渐痊愈。

HSV 可通过胎盘感染，影响胚胎细胞有丝分裂，易发生流产，造成胎儿畸形、智力低下等先天性疾病。约 40％～60％的新生儿在通过 HSV-2 感染的产道时可被感染，出现高热、呼吸困难和中枢神经系统病变，其中 60％～70％受染新生儿可因此而死亡，幸存者中后遗症可达 95％。由于 HSV 有致癌可能性，故减毒活疫苗和死疫苗不宜用于人体。现研究中的各种疫苗如囊膜蛋白（提纯的 gG、gD）亚单位疫苗，gB、gD 基因重组痘苗病毒疫苗和多肽疫苗，在动物试验中显示良好效果，有应用前景。孕妇产道 HSV-2 感染，分娩后可给新生儿注射丙种球蛋白做紧急预防。

2. 水痘-带状疱疹病毒

（1）生物学特性　水痘-带状疱疹病毒（varicella-zoster virus，VZV）可由同一种病毒引起两种不同的病症。儿童初次感染引起水痘，而潜伏体内的病毒受到某些刺激后复发引起带状疱疹，多见于成年人和老年人。本病毒的基本性状与 HSV 相似。只有一个血清型，一般动物和鸡胚对 VZV 不敏感，在人或猴纤维母细胞中增殖，并缓慢产生细胞病变，形成多核巨细胞，受感染细胞核内，可见嗜酸性包涵体。

（2）临床意义　人是水痘-带状疱疹病毒的唯一自然宿主。

水痘：患者是主要传染源，经呼吸道、口、咽、结膜、皮肤等处侵入人体。病毒先在局部淋巴结增殖，进入血液散布到各个内脏继续大量增殖。经 2～3 周潜伏期后，全身皮肤广泛发生丘疹，水疱疹和脓疱疹，皮疹分布主要是向心性，以躯干较多。皮疹内含大量病毒，感染的棘细胞（Prickle cell）内生成嗜酸性核内包涵体和多核巨细胞。水痘消失后不遗留疤痕，病情一般较轻，但偶有并发间质性肺炎和感染后脑炎（0.1%）。细胞免疫缺陷、白血病、肾病或使用皮质激素、抗代谢药物的儿童，病情较严重。

带状疱疹：是潜伏在体内的 VZV 复发感染。由于儿童时期患过水痘愈合，病毒潜伏在脊髓后根神经节或脑感染神经节中，当机体受到某些刺激，如发热、受冷、机械压迫，使用免疫抑制剂、X 射线照射，白血病及肿瘤等细胞免疫功能损害或低下时，导致潜伏病毒激活，病毒沿感觉神经轴索下行到达该神经所支配的皮肤细胞内增殖，在皮肤上沿着感觉神经的通路发生串联的水疱疹，形似带状，故得名。多发生于腰腹和面部。1～4 周内局部痛觉非常敏感，有剧痛。

患水痘后机体产生特异性体液免疫和细胞免疫，终身不再感染。但对长期潜伏于神经节中的病毒不能被清除，故不能阻止病毒激活而发生带状疱疹。

水痘-带状疱疹病毒减毒活疫苗预防水痘感染和传播有良好效果，经免疫的幼儿产生体液免疫和细胞免疫可维持几年。应用含特异抗体的人免疫球蛋白，也有预防效果。

二、虫媒病毒

1. 流行性乙型脑炎病毒

流行性乙型脑炎病毒（epidemic type B encephalitis virus）简称乙脑病毒，是流行性乙型脑炎（简称乙脑）的病原体。该病毒经蚊媒传播，流行呈明显的季节性，主要在夏秋季流行。乙脑属于自然疫源性疾病。

（1）生物学特性

① 形态与结构　乙脑病毒为单股正链 RNA 病毒，衣壳呈立体对称，直径为 35～50nm，包膜含有糖蛋白 E 和膜蛋白 M。

② 培养特性　乳鼠为病毒的敏感动物，经脑内接种 3～5 天后，表现为神经系统兴奋性增强，肢体痉挛，最后因麻痹而死亡，该脑组织中含有大量病毒。病毒可在地鼠肾、幼猪肾等原代细胞，C6/36 蚊传代细胞中增殖，产生明显的细胞病变效应。

③ 抵抗力　乙脑病毒对乙醚、氯仿等脂溶剂敏感，不耐热，56℃ 30min 可被灭活。对低温、干燥抵抗力强。

（2）临床意义　在我国，乙脑病毒主要经三带喙库蚊传播，蚊虫叮咬猪、牛、羊等牲畜，病毒可在蚊和动物间不断循环，猪是主要的中间宿主。当带病毒的蚊虫叮咬人时，则引起人感染致病。儿童为易感人群。

病毒侵入人体先在皮肤毛细血管内皮细胞和局部淋巴结中增殖，随后少数病毒进入血流，形成第一次病毒血症，病毒在肝、脾等处进一步增殖，再次入血，可引起第二次病毒血症，出现发热、寒战、全身不适等症状。绝大多数感染者病情不再继续发展，表现为顿挫感染。极少数免疫力不强的患者，病毒可突破血脑屏障引起脑实质和脑膜炎症，出现高热、剧烈头痛、呕吐、惊厥、抽搐等症状，病死率高达 10%～40%，幸存者中 5%～20% 可留有痴呆、失语、瘫痪等不同程度的后遗症。隐性感染者或病后均可获得持久的免疫力，主要以体液免疫为主，完整的血脑屏障和细胞免疫也起重要作用。

2. 登革病毒

登革病毒（dengue virus）属黄病毒科黄病毒属，是登革热、登革出血热的病原体。登革热是以伊蚊为主要媒介传播的有季节性的急性传染病。在热带、亚热带地区，以及我国广东、广西、海南等地均有发生。1978年，在广东佛山曾引起过流行。

（1）生物学特性

① 形态与结构　登革病毒为单股正链 RNA 病毒，有包膜，分4个血清型，各型间有交叉抗原，病毒有3种结构蛋白，分别是衣壳蛋白（C 蛋白）、膜蛋白（M 蛋白）和包膜蛋白（E 蛋白）。E 蛋白具有型和属的特异性，能诱导产生中和抗体和血凝抑制抗体，具有保护作用。

② 培养特性　病毒易在蚊体胸内增殖，乳鼠脑内接种可表现以迟缓性麻痹为主的脑炎，最终导致死亡。也可用白纹伊蚊传代细胞 C6/36 或地鼠肾细胞培养。

（2）临床意义　人和猴为登革病毒的贮存宿主，病毒通过蚊虫叮咬而传播，病毒进入机体后可在毛细血管内皮细胞和单核吞噬细胞内增殖，然后经血流播散，引起发热、头痛、肌痛和关节酸痛、淋巴结肿大及皮肤出血、休克等。临床上可出现普通型登革热和登革出血热或登革休克综合征。人感染后，机体可产生相应的抗体。

三、出血热病毒

出血热（Hemorrhagicfever）不是一种疾病的名称，而是一组疾病或一组综合征的统称。这些疾病或综合征是以发热、皮肤和黏膜出现瘀点或瘀斑、不同脏器的损害和出血，以及低血压和休克等为主要特征的。引起出血热的病毒种类较多，它们分属于不同的病毒科。目前在我国已发现的有肾综合征出血热病毒、新疆出血热病毒。

1. 汉坦病毒

汉坦病毒（Hantavirus）是流行性出血热的病原体，分类上属布尼亚病毒科。因其引起的出血热临床症状为患者伴有肾脏损伤，故又称为肾综合征出血热病毒（Hemorrhagic fever with renal syndrome virus，HFRSV）。

（1）生物学性状

① 形态结构　病毒体呈圆形或卵圆形，直径约 75～210nm，平均 122nm。有包膜，包膜上有突起，长约 6nm，方格状。病毒的核酸为单股负链 RNA，分为 L、M、S 三个片段。分子质量分别为 $2.7×10^6$ Da、$1.4×10^6$ Da 和 $0.6×10^6$ Da。三个片段的碱基序列互不相同，但都具有同样的 3′末端，为"3′AUCAUCAUCUG"，这一序列不同于布尼亚病毒科的其他属病毒。编码四种蛋白质，即 N、G1、G2 和 L。N 为核蛋白，由 S 片段编码，其主要功能是包裹病毒 RNA 的三个片段，该蛋白免疫原性强。G1 和 G2 均为糖蛋白，由 M 片段编码，有独立存在的中和抗原位点和血凝活性位点，但也可部分重叠。L 为依赖 RNA 的 RNA 多聚酶，由 L 片段编码，在病毒复制中起重要作用。HFRS 病毒的成熟方式为芽生成熟，其成熟过程与细胞的高尔基体和内质网有关。病毒在 pH5.6～6.4 时可凝集鹅红细胞。

② 病毒型别　已证实 HFRS 病毒与其他出血热病毒无关，与布尼亚病毒科其他4个属的病毒也无血清学关系。采用血清学方法（主要是空斑减少中和试验）以及 RT-PCR 技术和酶切分析方法，可将 HFRS 病毒分为不同型别。从我国不同疫区、不同动物及病人分离出的 HFRS 病毒，分属于Ⅰ型和Ⅱ型，两型病毒的抗原性有交叉。

③ 抵抗力　病毒抵抗力不强。对酸（pH 3.0）和丙酮、氯仿、乙醚等脂溶剂敏感。一

般消毒剂如来苏尔、新洁尔灭等也能灭活病毒。病毒对热的抵抗力较弱，56～60℃30min 可灭活病毒。紫外线照射（50cm30min）也可灭活病毒。

（2）流行特点 目前世界上已发现能携带本病毒的鼠类等动物有百余种，疫源地遍及世界五大洲。在亚洲、欧洲、非洲和美洲 28 个国家有病例报告。我国是 HFRS 疫情最严重的国家，自 20 世纪 30 年代首先在黑龙江省孙吴县发现此病后，疫区逐渐扩大，现已波及 28 个省、市、自治区。自 80 年代中期以来，年发病人数超过 10 万，病死率为 3％～5％，有的地区高达 10％。

黑线姬鼠和褐家鼠是我国各疫区 HFRS 病毒的主要宿主动物和传染源。此病有明显的地区性和季节性，与鼠类的分布与活动有关。Ⅰ型 HFRS 发病多集中于秋冬之间，Ⅱ型则多集中于春夏之间。HFRS 的传播途径尚未完全肯定，认为可能的途径有 3 类 5 种，即动物源性传播（包括通过呼吸道、消化道和伤口 3 种途径）、虫媒传播和垂直传播。其中动物源性传播是主要的传播途径，即携带病毒的动物通过唾液、尿、粪便排出病毒污染环境，人或动物通过呼吸道、消化道摄入或直接接触感染动物受到传染。螨类也可能是该病的传播媒介。

（3）临床意义 病毒感染后，对毛细血管内皮细胞及免疫细胞有较强的亲嗜性和侵袭力。潜伏期一般为两周左右，起病急，发展快。典型病例具有三大主症，即发热、出血和肾脏损害。HFRS 的发病机理很复杂，目前一般认为病毒直接作用是发病的始动环节，而免疫病理损伤也起重要作用。病毒感染造成病毒血症以及全身毛细血管和小血管损伤，引起高热、寒战、乏力、全身酸痛、皮肤和黏膜出现出血点或出血斑，重者还可有腔道或各脏器出血，肾脏损害出现血尿、蛋白尿，电解质紊乱。广泛的毛细血管和小血管损伤引起的出血、血浆渗出和微循环障碍等造成低血压或休克。病程早期血液中 IgE 水平增高，提示Ⅰ型变态反应可能通过血管活性物质的作用，使小血管扩张，渗出增加。另外在早期病人体内即可出现大量循环免疫复合物，在血管壁、血小板、肾小球及肾小管上有免疫复合物沉积，血清补体水平下降；血清中也可检出抗基底膜和抗心肌抗体，这些现象表明Ⅲ型和Ⅱ型变态反应造成的免疫病理损伤也参与了 HFRS 的致病。

人对 HFRS 病毒普遍易感，但仅少数人发病，大部分人呈现隐性感染状态，特别是Ⅱ型疫区的人群隐性感染率更高。感染后抗体出现早，发热 1～2 天即可检测出 IgM 抗体，第 7～10 天达高峰；第 2～3 天可检测出 IgG 抗体，第 14～20 天达高峰，IgG 抗体在体内可持续存在 30 余年。近年来的研究结果表明，在不同的抗体成分中，对机体起免疫保护作用的主要是由 G1 和 G2 糖蛋白刺激产生的中和抗体和血凝抑制抗体，而由 N 蛋白刺激产生的特异性抗体在免疫保护中也起一定作用。

细胞免疫在对 HFRS 病毒感染的免疫保护中同样起重要作用，HFRS 病人的抑制性 T 细胞功能低下，Tc 细胞和 B 细胞功能相对增强，一些细胞因子（如白细胞介素 1、干扰素、肿瘤坏死因子、白细胞介素 2 受体、前列腺素 E2 等）的水平在 HFRS 的不同病期也有明显变化。值得指出的是，上述细胞免疫（包括一些细胞因子）与特异性抗体一样，除参与抗感染免疫，具有抵御和清除病毒的作用以外，也参与变态反应，即也可能是造成本病免疫病理损伤的原因之一。

HFRS 病后可获得持久免疫力，一般不发生再次感染，但隐性感染产生的免疫力多不能持久。

（4）防治原则

① 一般预防　主要采取灭鼠、防鼠、灭虫、消毒和个人防护等措施。

② 特异预防　目前国内外已初步研制出三类 HFRS 疫苗，即纯化鼠脑灭活疫苗（分别由朝鲜、韩国及我国研制）、细胞培养灭活疫苗（包括Ⅰ型疫苗和Ⅱ型疫苗，均由我国研制）和基因工程疫苗（由美国研制）。我国研制的前两类疫苗在不同疫区进行大量人群接种，显示抗体阳性率高达 92%，保护率达 93%～97%。

③ 治疗原则　对 HFRS 应坚持"三早一就"（早发现、早休息、早治疗、就近治疗）。目前尚无特效疗法，主要采取以"液体疗法"为基础的综合治疗措施。有报道病毒唑和病人恢复期血清对早期病人有一定疗效。

2. 新疆出血热病毒

新疆出血热病毒是从我国新疆塔里木地区出血热病人的血液，尸体的肝、脾、肾、淋巴结以及在疫区捕获的硬蜱中分离得到的。其形态结构和抵抗力等与 HFRS 病毒相似，但抗原性、传播方式和致病性等均与 HFRS 病毒不同。小白鼠、乳鼠对此病毒高度易感，可用于病毒分离和传代。目前已将该病毒归属于布尼亚病毒科的内罗病毒属。

新疆出血热是一种自然疫源性疾病，主要分布于有硬蜱活动的荒漠和牧场。牛、羊、马、骆驼等家畜及野兔、刺猬和狐狸等野生动物是贮存宿主。传播媒介为亚洲璃眼蜱，实验观察到蜱可经卵传递此病毒，因此蜱又是此病毒的贮存宿主。

新疆出血热的发生有明显的季节性，每年 4～5 月为流行高峰，与蜱在自然界的消长情况及牧区活动的繁忙季节相符合。人被带毒蜱叮咬而感染。潜伏期 7 天左右，起病急骤，有发热、头痛、困倦乏力、呕吐等症状。病人早期面部、胸部皮肤潮红，继而在口腔黏膜及其他部位皮肤有出血点，严重病人有鼻出血、呕血、血尿、蛋白尿甚至休克等。病后第 6 天血清中可出现中和抗体，第 14 天达高峰，并可维持 5 年以上；补体结合抗体至第 2 周才出现，且上升缓慢，滴度也低。病后免疫力持久。

我国已研制成功新疆出血热的疫苗，系采用感染乳鼠脑组织后精制而成，在牧区试用的初步结果表明安全有效。

四、狂犬病病毒

狂犬病病毒是弹状病毒科狂犬病病毒属的一种嗜神经病毒，是狂犬病的病原体。

1. 生物学特性

（1）形态与结构　病毒外形呈子弹状 [(75～80)nm×180nm]，一端圆钝，一端平凹，核心含单股负链 RNA，核衣壳为螺旋对称，外面有脂蛋白包膜，包膜上有糖蛋白刺突。

（2）培养特性　狂犬病病毒对神经细胞有亲嗜性。其宿主范围广，可感染鼠、家兔、豚鼠、马、牛、羊、犬、猫等，侵犯中枢神经细胞（主要是大脑海马回锥体细胞）并在其中增殖，在细胞浆中可形成嗜酸性、圆形或椭圆形包涵体，称内基小体。

（3）抵抗力　狂犬病病毒对热、紫外线和日光抵抗力弱。病毒易被甲醛、乙醇、碘酒、乙醚以及氧化剂和表面活性剂灭活。肥皂水对病毒亦有灭活作用。

2. 临床意义

狂犬病病毒主要在家畜（如犬、猫等）及野生动物（如狼、狐狸等）中传播，人被患病动物咬伤易感，潜伏期一般为 1～3 个月，病毒由伤口处的神经末梢沿神经轴索上行至中枢神经系统，在神经细胞内增殖并引起中枢神经系统损伤，然后又沿传出神经扩散到唾液腺及其他组织。患者的典型临床表现为神经兴奋性增强，有躁动不安，恐声、恐光、恐水等症状，病死率极高。患病后或经预防接种狂犬病疫苗后均可获得特异性免疫力。

五、人类乳头瘤病毒

人乳头瘤病毒（human papilloma virus，HPV）属于乳多空病毒科，是一类无包膜小DNA病毒，乳头瘤病毒属包括多种动物乳头瘤病毒和人乳头瘤病毒。

1. 生物学特性

HPV呈球形，直径为52～55nm，无包膜，核衣壳呈20面体立体对称。核酸为双链环状DNA，由3个基因区组成，即早期区（E区）、晚期区（L区）和非编码的上游调节区（URR）。E区编码与病毒复制、转录调控有关的蛋白和细胞转化蛋白。L区编码两种衣壳蛋白，即主要衣壳蛋白L_1和次要衣壳蛋白L_2。URR含有HPV-DNA的复制起点和基因表达所必需的调控元件。目前HPV尚不能在组织细胞中培养。

2. 临床意义

HPV只感染人的皮肤和黏膜上皮细胞，人是HPV的唯一自然宿主，HPV可通过直接接触、性接触和母婴垂直传播等方式传播，病毒感染仅停留于局部皮肤和黏膜中，不产生病毒血症。不同型别的HPV侵犯的部位和所致疾病不同。感染HPV后机体可产生特异性抗体，但该抗体没有保护作用。

小　结

疱疹病毒（Herpes viruses）是一群中等大小的有包膜的双股DNA病毒，有多个种类，单纯疱疹病毒（HSV）有两个血清型，即HSV-1和HSV-2。HSV-1型常引起口唇和角膜疱疹；HSV-2型则引起生殖器疱疹，而且主要通过直接接触病灶（性接触）而传播，并导致皮肤病变。水痘-带状疱疹病毒（VZV）可由同一种病毒引起两种不同的病症。儿童初次感染引起水痘，而潜伏体内的病毒受到某些刺激后复发引起带状疱疹，多见于成年人和老年人。流行性乙型脑炎病毒，是流行性乙型脑炎（简称乙脑）的病原体，该病毒经蚊媒传播，流行呈明显的季节性，主要在夏秋季流行，乙脑属于自然疫源性疾病。登革病毒属黄病毒科黄病毒属，是登革热、登革出血热的病原体，登革热是以伊蚊为主要媒介传播的有季节性的急性传染病。出血热是一组疾病或一组综合征的统称，这些疾病或综合征是以发热、皮肤和黏膜出现瘀点或瘀斑、不同脏器的损害和出血，以及低血压和休克等为主要特征的。引起出血热的病毒主要有汉坦病毒和新疆出血热病毒。黑线姬鼠和褐家鼠是我国各疫区汉坦病毒的主要宿主动物和传染源。新疆出血热病毒的传播媒介为亚洲璃眼蜱。狂犬病病毒是弹状病毒科狂犬病毒属的一种嗜神经病毒，是狂犬病的病原体。人乳头瘤病毒（HPV）属于乳多空病毒科，是一类无包膜小DNA病毒，可通过直接接触、性接触和母婴垂直传播等方式传播。

练习题

一、名词解释

1. 抗原漂移　2. 抗原转变　3. Dane颗粒　4. 整合感染　5. 出血热

二、填空题

1. 流感病毒根据＿＿＿＿＿＿和＿＿＿＿＿＿抗原性的不同，可分为＿＿＿＿＿＿、

_____和_____三型。

2. 流感病毒的核心为_____，含有_____、_____和_____。

3. 在 HBV 感染者的血清中，可见三种不同形态的颗粒，即_____、_____、_____，其中只有_____才是完整的病毒颗粒。

4. 乙型脑炎病毒的主要传染媒介是_____，中间宿主是_____。

三、选择题

1. 流行性感冒的病原体是（　　）。

A. 流感病毒　　　　B. 流感杆菌　　　　C. 麻疹病毒　　　　D. 腮腺炎病毒

2. 青春期感染腮腺炎病毒易合并（　　）。

A. 脑膜炎　　　　B. 肺炎　　　　C. 肾炎　　　　D. 睾丸炎或卵巢炎

3. 小儿麻痹症的病原体是（　　）。

A. 脊髓灰质炎病毒　　　　　　　　B. 乙脑病毒

C. 单纯疱疹病毒　　　　　　　　　D. 麻疹病毒

4. 脊髓灰质炎病毒主要经过下列哪一个途径传播（　　）。

A. 呼吸道途径　　B. 血液途径　　C. 破损皮肤　　D. 粪-口途径

5. 柯萨奇病毒的主要传播途径是（　　）。

A. 呼吸道　　　　B. 消化道　　　　C. 蚊虫叮咬　　　　D. 血液和血制品

6. Dane 颗粒是指（　　）。

A. HAV 颗粒　　　　　　　　　　B. 完整的 HBV 颗粒

C. HBV 球形颗粒　　　　　　　　D. HBV 管形颗粒

7. 下列哪种病毒为缺陷病毒（　　）。

A. HAV　　　　B. HBV　　　　C. HCV　　　　D. HDV

8. 肝炎病毒的传播途径不包括（　　）。

A. 粪-口途径　　B. 血液传播　　C. 接触传播　　D. 呼吸道传播

9. 流行性乙型脑炎病毒的传染源是（　　）。

A. 幼猪　　　　B. 三带喙库蚊　　　　C. 虱　　　　D. 蜱

10. 肾综合征出血热的病原体是（　　）。

A. 登革病毒　　　　　　　　　　B. 汉坦病毒

C. 新疆出血热病毒　　　　　　　D. 埃博拉病毒

11. 水痘-带状疱疹病毒寄居的主要细胞是（　　）。

A. 上皮细胞　　B. 神经细胞　　C. 白细胞　　D. 巨噬细胞

12. 预防 HIV 感染主要采取的措施是（　　）。

A. 减毒活疫苗预防接种

B. 接种 DNA 疫苗

C. 接种亚单位疫苗

D. 加强性卫生知识教育与血源管理、取缔娼妓及杜绝吸毒等切断传播途径的综合措施

13. HIV 造成免疫系统的多种功能发生缺陷的主要原因是下列哪一点（　　）。

A. 血管内皮细胞耗竭　　　　　　B. T4 淋巴细胞耗竭

C. 间质细胞耗竭　　　　　　　　D. 肥大细胞耗竭

14. 内基小体就是（　　）。

A. 狂犬病病毒包涵体   B. 麻疹病毒包涵体

C. 腺病毒包涵体   D. 乙脑病毒包涵体

15. 下列哪种病毒感染后可引起"恐水病"（   ）。

A. 乙脑病毒   B. 狂犬病病毒   C. 出血热病毒   D. 黄病毒

四、简答题

1. 甲型流感病毒为什么经常会发生流行？

2. 肠道病毒的共同特征有哪些？

3. 乙肝病毒抗原、抗体的组成有哪些？各有什么临床意义？

4. HIV 的致病机制是什么？

5. 什么是水痘-带状疱疹病毒？

第八章
其他微生物

第一节 支 原 体

支原体是一类缺乏细胞壁、呈高度多形性、可通过滤菌器并能在无生命培养基中生长繁殖的最小的原核细胞型微生物。

一、生物学特性

支原体的大小一般在 $0.2 \sim 0.3 \mu m$，因无细胞壁，故常呈球形、分枝状、杆状、丝状等形态（图 8-1）。

菌体最外层为细胞膜，含有胆固醇为其特点之一。支原体的营养要求比一般细菌高，可在人工培养基上生长。繁殖方式以二分裂繁殖为主，还有断裂、分枝、出芽等方式。生长缓慢，在含有 20％血清、酵母浸膏及胆固醇的低琼脂培养基中培养 2～3 天（有的需 2 周）后才形成"油煎蛋"样微小的菌落（图 8-2）。

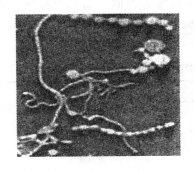

图 8-1 支原体形态电镜图

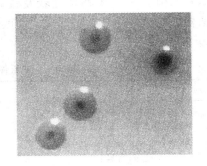

图 8-2 "油煎蛋"样菌落

菌落核心较厚，向下长入培养基，周边为一薄层透明颗粒区。此外，支原体还能在鸡胚绒毛尿囊或培养细胞中生长，这也是细胞培养污染的一个重要因素。

支原体对理化因素的抵抗力比一般细菌弱。因缺乏细胞壁，故对青霉素、头孢霉素等作用于细胞壁的抗生素不敏感。对阻碍蛋白质合成的抗生素，如强力霉素、氯霉素、红霉素及螺旋霉素等敏感。

二、致病性

支原体广泛分布于自然界及哺乳动物、禽类体内，少数可致病。对人致病的支原体主要如下。

（1）肺炎支原体　主要引起人类原发性非典型性肺炎，传染源是病人或带菌者，主要经飞沫通过呼吸道传播（见图 8-3）。

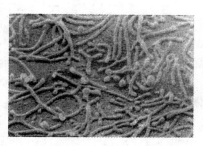

图 8-3　肺炎支原体

常发生于夏末秋初，儿童及青少年多见。临床表现为头痛、发热、咳嗽、胸痛、淋巴结肿大等，重者还可出现心血管症状、中枢神经系统症状。肺炎支原体与人的心、肺、脑等组织有部分共同抗原，故感染后还可引起免疫复合物性疾病。病后免疫力不强，可重复感染。治疗可用红霉素、氯霉素等。

（2）溶脲脲原体　通过性接触传播，引起非淋菌性尿道炎，还可引起阴道炎、盆腔炎、宫颈炎、输卵管炎、慢性前列腺炎等；亦可通过胎盘感染胎儿引起流产、早产及低体重胎儿，或经产道感染新生儿引起新生儿呼吸道感染。该病原体还与男性不育症有关，可能机制为溶脲脲原体可吸附于精子表面，阻碍精子与卵子结合。治疗此病的首选药物为阿奇霉素，也可用罗红霉素、多西环素等。

三、与细菌 L 型的区别

支原体和细菌 L 型在生物学性状及致病性等方面极为相似，如无细胞壁、呈多形性、能通过滤菌器、对渗透压敏感、形成"油煎蛋"样菌落、引起泌尿生殖道炎症等。两者的主要区别见表 8-1。

表 8-1　支原体与细菌 L 型的区别

支原体	细菌 L 型
在遗传上与细菌无关	与原菌相关，常可以回复
细胞膜含高浓度胆固醇	细胞膜不含胆固醇
在一般培养基中稳定	大多需高渗培养
生长慢，菌落小	菌落稍大
液体培养混浊度极低	液体培养有一定混浊度

第二节　衣　原　体

衣原体（*Chlamydia*）是一类严格细胞内寄生、有独特发育周期、能通过细菌滤器的原核细胞型微生物。它介于细菌与病毒之间。

一、生物学特性

在光镜下观察衣原体有两种形态，原体和始体，原体较小致密，呈球形，直径0.2～0.4μm，用 Giemsa 染色呈紫色，用 Macchiavello 染色呈红色，无繁殖能力，有高度感染性。始体较大疏松，又称网状体，圆形或卵圆形，直径 0.5～1μm。Macchiavello 染色呈蓝色，有繁殖能力，无感染性。

衣原体有独特的发育周期，见图 8-4。

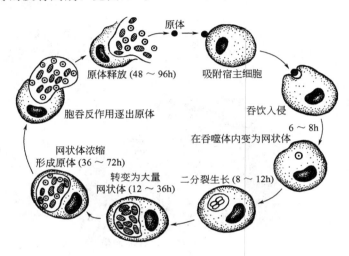

图 8-4 衣原体的发育周期

在易感细胞内，胞膜包围原体形成空泡，原体在空泡中逐渐发育、增大成为始体；始体以二分裂方式繁殖，在空泡内形成众多的子代原体，组成包涵体（图 8-4）。衣原体抵抗力较弱，对热敏感，56～60℃仅能存活 5～10min。75％乙醇溶液 0.5min、0.5％苯酚 24h 可被杀死。对利福平、四环素、红霉素均敏感。但在－70℃可保存数年。

二、致病性

不同衣原体所致疾病不同（表 8-2）。

表 8-2 致病性衣原体的传播方式及所致疾病

病原体	主要传播方式	致病要点
沙眼衣原体	眼-手-眼	沙眼：流泪、结膜充血、黏液脓性分泌物、滤泡增生、乳头增生、角膜血管翳、结膜瘢痕、眼睑内翻、倒睫、角膜损害、致盲等； 包涵体结膜炎：滤泡、大量渗出物
	两性接触	男性：非淋菌性尿道炎、泌尿生殖道感染； 女性：尿道炎、阴道炎、宫颈炎、盆腔炎、输卵管炎等
	两性接触	慢性淋巴肉芽肿，男性：化脓性淋巴结炎、性病淋巴肉芽肿；女性：会阴-肛门-直肠瘘及狭窄
肺炎衣原体	呼吸道	上呼吸道感染、肺炎
鹦鹉热衣原体	呼吸道	鹦鹉热

三、防治原则

沙眼的预防尚无特异性方法，主要是大力加强卫生宣教，注意个人与公共卫生，不共用毛巾、脸盆、浴巾；生殖道衣原体感染的预防，主要是取缔嫖娼；鹦鹉热的预防则应控制畜禽的感染及避免与病鸟接触。

治疗可用利福平、四环素、红霉素和多西环素等。

第三节　立克次体

立克次体（*Rickettsia*）是一类严格的活细胞内寄生、以节肢动物为传播媒介的原核细胞型微生物。具有细胞壁，有较复杂的酶系统，以二分裂方式繁殖。大小介于细菌与病毒之间（图 8-5）。

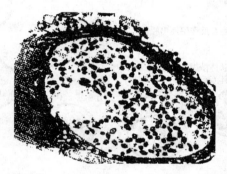

图 8-5　立克次体在细胞的空泡内（吞噬溶酶体）繁殖电镜图

一、生物学特性

立克次体具有多形态性，多为球杆状菌，大小一般为 $(0.2\sim0.6)\mu m \times (0.8\sim2.0)\mu m$，革兰阴性，但不易着色。常用 Giemsa 染色法，被染成蓝紫色。抵抗力较弱，56℃经 30min 可被灭活，在 0.5% 苯酚 5min 即被杀死。在干燥虱粪中能保持传染性半年左右。对四环素和氯霉素敏感。但磺胺类药物不仅对立克次体无抑制作用，反而能刺激其生长。

立克次体与变形杆菌某些 X 菌株具有共同的耐热多糖抗原。因此利用这些变形杆菌株代替立克次体抗原，可进行非特异性凝集反应，检测人或动物血清中的相应抗体。这种交叉凝集试验称为外斐反应（Weil-Fellix reaction），用于辅助诊断某些立克次体病。

二、致病性与免疫性

1. 致病性

立克次体所引起的疾病统称为立克次体病。立克次体寄生于吸血节肢动物（虱、蚤、蜱、螨等）体内，通过吸血节肢动物叮咬或粪便污染伤口而感染，或经呼吸道、消化道等途径侵入人体。立克次体的致病因素主要是内毒素和磷脂酶 A。常见的立克次体及其致病性见表 8-3。

2. 免疫性

病后可获得持久免疫力，以细胞免疫为主。

表 8-3 我国常见立克次体的传播方式及所致疾病

病原体	传播方式	疾病	致病要点	外斐试验
普氏立克次体	人虱叮咬	流行性斑疹伤寒	高热、头痛、全身肌肉痛、皮疹并伴有神经系统、心血管系统及其他实质性器官损害症状	$OX_2^+\geqslant160$ $OX_{19}^+\geqslant160$
莫氏立克次体	鼠蚤或鼠虱叮咬	地方性斑疹伤寒		OX_K^-
恙虫热立克次体	恙螨幼虫叮咬	恙虫病	高热，叮咬处有红色丘疹、中央溃疡形成黑色焦痂，全身淋巴结肿大、循环系统以及肺、肝、脾、脑等损害症状	OX_2^- OX_{19}^- $OX_K^+\geqslant160$
Q热柯克斯体	接触动物或呼吸道、消化道感染	Q热	发热、头痛，一般不出疹，轻者可自愈，严重者可发生心内膜炎等	外斐反应阴性

三、防治原则

预防的关键：灭虱、灭蚤、灭鼠、灭螨，注意个人卫生，改进环境卫生。加强个人防护，防止恙螨幼虫叮咬。斑疹伤寒可接种精制鼠肺死疫苗进行特异性预防，免疫力维持一年左右。治疗用氯霉素、四环素等。

小 结

支原体、衣原体、立克次体的生物学比较

类别	大小	培养及菌落	细胞壁
支原体	直径0.2~0.3μm，长1~10μm	能人工培养形成"油煎蛋"样菌落	无
衣原体	直径0.2~1μm	严格细胞内寄生	有
立克次体	(0.2~0.6)μm×(0.8~2.0)μm	专性细胞内寄生	有

第四节 螺 旋 体

螺旋体（Spirochete）是一类细长、柔软、螺旋状、运动活泼但无鞭毛的革兰阴性原核细胞型微生物。其基本结构与细菌类似，有细胞壁、核质。以二分裂方式繁殖，对抗生素敏感，个体比细菌大。

螺旋体广泛存在于自然界和动物体内，种类很多。根据其抗原性和螺旋数目、大小、规则程度以及两螺旋间距离的不同分为5属，对人致病的主要有3属（图8-6）。

（1）疏螺旋体属（borrelia） 有3~10个稀疏而不规则的螺旋，呈波状。对人致病的有回归热螺旋体和伯氏螺旋体等。

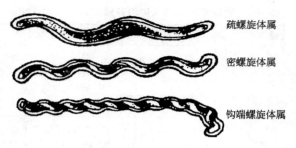

图 8-6　螺旋体的形态模式

（2）密螺旋体属（treponema）　有细密而规则的螺旋，数目较多，两端尖。对人致病的主要有梅毒螺旋体。

（3）钩端螺旋体属（leptospira）　螺旋更细密、规则，菌体一端或两端弯曲成钩状。对人致病的主要有钩端螺旋体。

一、钩端螺旋体

钩端螺旋体（*L. interrogans*）简称钩体，种类很多，分致病性和非致病性两大类。致病性钩体引起人和动物的钩体病。该病呈世界性分布，我国以南方各省多见，是重点防治的传染病之一。

1. 生物学特性

圆柱形，螺旋细密、规则，光镜下难以看清，暗视野显微镜观察，似细小珍珠状排列的细链。一端或两端屈曲成钩状，运动活泼，常使菌体呈 C、S、8 等字形。常用 Fontana 镀银染色法，菌体染成棕褐色（图 8-7）。

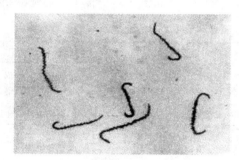

图 8-7　钩端螺旋体的形态

人工培养钩端螺旋体能生长，营养要求较高，常用柯氏（Korthof）液体培养基培养。

抵抗力较强，耐冷不耐热，56℃10min 即死亡，4℃冰箱中可存活 1～2 周。在中性的湿土中能存活半年以上，在水中生存数周至数月，这在钩端螺旋体的传播上有重要意义。对常用的消毒剂、青霉素、金霉素等敏感。

2. 致病性与免疫性

（1）致病物质　钩端螺旋体具有类似细菌外毒素和内毒素的致病物质。主要有溶血素、细胞毒因子、内毒素样物质。

（2）所致疾病　钩体病为人畜共患传染病。鼠类、猪为主要传染源和贮存宿主。动物感染后大多呈隐性感染，不发病，钩体随尿不断排出，污染环境。人通过与被污染的水或土壤接触，经损伤的皮肤或黏膜而感染，也可经消化道侵入机体。孕妇感染后，可通过胎盘感染胎儿导致流产。

钩体进入人体后所致疾病见图 8-8。

$$钩体 \xrightarrow[\text{经皮肤侵入}]{\text{接触疫水}} 血液 \longrightarrow 引起钩体病 \begin{cases} 流感伤寒型：寒热、眼红、身痛、腿痛 \\ 黄疸出血型 \\ 肺出血型 \\ 脑膜脑炎型 \\ 肾功能衰竭型 \end{cases}$$

图 8-8 钩体的致病示意

（3）免疫性 病后或隐性感染后，可获得对同型钩体的持久免疫力，以体液免疫为主。

3. 微生物学检查

病程第 1 周取血、第 2 周取尿标本。有脑膜刺激症状时取脑脊液。

用暗视野显微镜检查活体或用镀银染色法，必要时做培养及动物接种。

常用 ELISA 或显微镜凝集试验检查患者血清抗体进行诊断。

4. 防治原则

钩体病的预防措施主要是搞好防鼠、灭鼠工作。管理好带菌的家畜，保护好水源。对严重流行区的易感人群接种甲醛灭活的多价死疫苗或钩体外膜亚单位疫苗。

治疗首选青霉素，青霉素过敏者可用庆大霉素、多西环素、四环素等。

二、梅毒螺旋体

梅毒螺旋体（*T. pallidum*，TP）亦称苍白密螺旋体，是引起人类梅毒的病原体，是传播疾病中危害性较严重的一种。

1. 生物学特性

菌体纤细，两端尖直，有 8～14 个致密而规则的螺旋，运动活泼。常用 Fontana 镀银法染成棕褐色（图 8-9）。标本可直接在暗视野显微镜下观察其典型形态和运动方式。

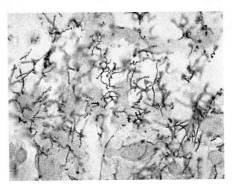

图 8-9 梅毒螺旋体

目前人工培养比较困难。抵抗力极弱，对冷、热、干燥均敏感。血液中 4℃ 3 天即失去感染力，故在血库冷藏 3 天以上的血液无传染梅毒的危险。对一般化学消毒剂和青霉素、红霉素、庆大霉素、四环素等敏感。

2. 致病性与免疫性

（1）传染源与传播途径 分为获得性梅毒和先天性梅毒。人是梅毒的唯一传染源。前者主要通过两性的直接接触而感染，后者从母体通过胎盘传给胎儿。

（2）所致疾病 引起梅毒。获得性梅毒分为三期。先天性梅毒是孕妇体内的螺旋体通过胎盘传给胎儿，引起胎儿感染。见图 8-10。

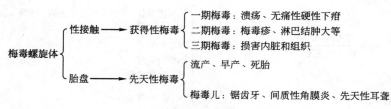

图 8-10 梅毒螺旋体的致病示意

（3）免疫性 机体对梅毒的免疫属于传染性免疫，以细胞免疫为主。

3. 防治原则

梅毒是一种性病，预防的关键是大力加强性安全教育、严格社会管理。

梅毒确诊后，应及早采用青霉素治疗。对青霉素过敏者可用四环素和多西环素替代，剂量要足、疗程要够，并定期检测抗体效价下降情况。在治疗 3 个月到 1 年后血清学试验转阴者为治愈，否则要继续治疗。

三、疏螺旋体

疏螺旋体有 3～10 个稀疏且不规则的螺旋，呈波状。其中对人致病的主要有回归热疏螺旋体（图 8-11）和伯氏疏螺旋体（图 8-12）。二者的致病要点见表 8-4。

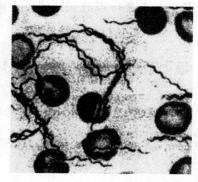

图 8-11 血涂片中回归热疏螺旋体

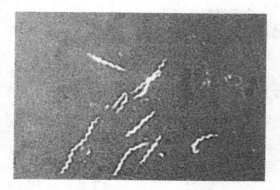

图 8-12 伯氏疏螺旋体

表 8-4 主要疏螺旋体的种类与致病性

名称	所致疾病	传播媒介
回归热疏螺旋体	引起回归热。主要表现：急起急退的高热、全身肌肉酸痛，肝、脾肿大	虱、蜱
伯氏疏螺旋体	引起莱姆病。主要表现：关节炎、游走性肌痛、心肌炎、慢性神经系统损害或皮肤异常	硬蜱

小 结

密螺旋体、疏螺旋体、钩端螺旋体，均用镀银染色法染色。梅毒螺旋体即苍白密螺旋体是引起人类梅毒的病原体，获得性梅毒疾病分为三期，即一期梅毒——硬性下疳，二期梅毒——全身皮疹；三期梅毒——自身损伤。疏螺旋体中伯氏疏螺旋体是莱姆病的病原体，传播媒介是蜱。钩端螺旋体可人工培养，引起的病为钩体病。

第五节 放 线 菌

放线菌是介于细菌与真菌之间的原核细胞型微生物。在自然界分布广泛，种类繁多，大多不致病。大部分抗生素是由放线菌产生的，因而放线菌是一个重要的药物资源。

放线菌属（*Actinomyces*）的菌常寄居在人和动物的口腔、上呼吸道、胃肠道和泌尿生殖道，属正常菌群。该菌为细丝状，直径 $0.5\sim0.8\mu m$，菌丝细长无隔，革兰染色阳性。菌丝 24h 后可断裂为杆状或链杆状，有的很像棒状杆菌。对人致病的主要有衣氏放线菌（图8-13）。当机体抵抗力低下或拔牙、口腔黏膜损伤时，可发生内源性感染。引起软组织慢性炎症，最常见面颈部感染。病灶中央常坏死形成脓肿，并在组织内形成多发性瘘管，瘘管中排出的脓液可找到肉眼可见的黄色小颗粒，称为硫黄样颗粒。将颗粒压片呈菊花状，作为诊断的依据（图 8-14）。

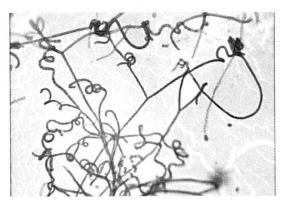

图 8-13　衣氏放线菌形态图

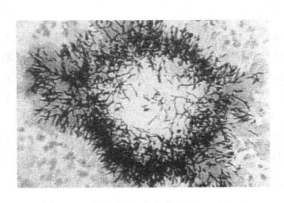

图 8-14　衣氏放线菌硫黄样颗粒压片图

放线菌与龋齿和牙周炎有密切关系，因其能产生一种黏性的糖类，产酸腐蚀釉质，形成龋齿。

机体对放线菌的免疫主要靠细胞免疫，抗体无保护作用。

注意口腔卫生，预防牙病发生和牙病早日治疗是预防放线菌病的主要方法。对放线菌病病人的治疗应采取外科手术切除脓肿瘘管，同时用大剂量青霉素、红霉素及磺胺类药物做较长时间的治疗。

小　结

放线菌是介于细菌与真菌之间的原核细胞型微生物，大多不致病。且大部分抗生素是由放线菌产生的，因而放线菌是一个重要的药物资源。对人致病的主要有衣氏放线菌，当机体抵抗力低下或拔牙、口腔黏膜损伤时，可发生内源性感染。

第六节　真　　菌

真菌是一大类真核细胞型微生物。有典型的细胞核和完整的细胞器。细胞壁主要由几丁质组成，不含叶绿素，无根、茎、叶的分化。真菌在自然界分布广泛，多数对人有利，如用于生产抗生素、维生素、酿酒等。能引起人类疾病的真菌仅 300 余种，包括致病性真菌、条件致病性真菌、产毒真菌及致癌真菌。近年来条件致病性真菌的感染率明显上升，这与滥用抗生素引起菌群失调和长期应用激素，免疫抑制剂、抗癌药物以及患艾滋病等导致机体免疫功能低下有关，应引起注意。

一、概述

1. 真菌的基本特性

（1）形态与结构　真菌比细菌大几倍至几十倍，细胞壁不含肽聚糖，故青霉素、头孢菌素对真菌无作用。真菌按形态可分为单细胞真菌和多细胞真菌两类。

① 单细胞真菌　呈圆形或卵圆形，以出芽方式繁殖，其芽生孢子成熟后脱离母细胞又成为一个新的独立个体，如酵母菌。

② 多细胞真菌　又称丝状菌或霉菌，由菌丝和孢子组成。各种丝状菌长出的菌丝和孢子形态不同，是鉴别真菌的重要标志。

菌丝：是由真菌的孢子在适宜的环境条件下长出芽管，并逐渐延长分支形成的丝状结构。菌丝继续生长，交织成菌丝体。一部分菌丝深入培养基内部或蔓延在表面吸取营养，称为营养菌丝体；另一部分菌丝向空中生长称为气生菌丝体，其中产生孢子的菌丝称为生殖菌丝。

菌丝中有些有横隔、有些无横隔，且有多种形态，如螺旋状、球拍状、结节状、鹿角状和梳状等（图 8-15）。

孢子：是真菌的繁殖结构，是真菌在不适宜条件下形成的一种细胞形态，但不同于细菌芽孢，抵抗力不强，加热 60～70℃ 可将其杀死。真菌孢子分无性孢子和有性孢子两种。致病性真菌多为无性孢子。无性孢子依其形态的不同可分为三种：分生孢子、叶状孢子、孢子囊孢子（图 8-16）。

（2）培养特性　真菌的营养要求不高，常用沙保培养基培养，最适 pH 4～6，需较高的湿度与氧，浅部真菌最适温度为 22～28℃，但深部真菌则以 37℃ 为宜。多数病原性真菌生长缓慢，丝状菌需 1～4 周，酵母型真菌则 1～2 天即可形成肉眼可见的菌落。单细胞真菌形成与细菌菌落相似的酵母型菌落，有些单细胞真菌在出芽后，芽管延长不与母细胞脱离而形成假菌丝，并深入培养基中，这种菌落称为酵母样菌落。多细胞真菌的丝状菌落由许多疏松

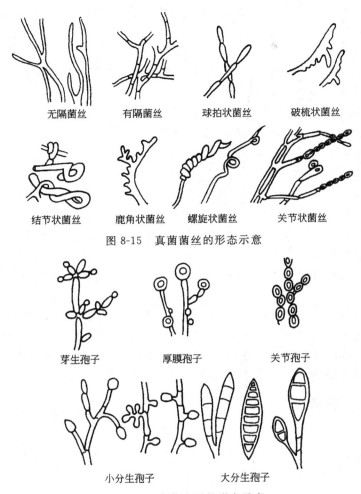

图 8-15　真菌菌丝的形态示意

芽生孢子　　　　厚膜孢子　　　　关节孢子

小分生孢子　　　　　大分生孢子

图 8-16　真菌孢子的形态示意

的菌丝形成，菌落呈棉絮状、绒毛状或粉末状。可显出不同的颜色，作为鉴定真菌的参考。

在培养中真菌以出芽、形成菌丝、产生孢子、菌丝分支与断裂等多种方式进行繁殖。

（3）抵抗力　真菌对干燥、日光、紫外线及一般消毒剂均有较强的抵抗力，但对热的抵抗力不强。加热 60℃1h 菌丝和孢子均被杀死。对常用于抗细菌感染的抗生素如青霉素、链霉素、四环素等不敏感。抗真菌药物如克霉唑、两性霉素 B、制霉菌素等对多种真菌有抑制作用。

2. 致病性与免疫性

（1）致病性

① 致病性真菌感染　主要是一些外源性真菌感染，引起皮肤、皮下和全身性真菌感染。根据感染部位可分为深部和浅部真菌感染。深部感染时，因真菌在吞噬细胞中繁殖而引起组织慢性肉芽肿性炎症和组织坏死。浅部感染多有传染性，真菌可在皮肤局部大量繁殖而引起局部炎症和病变。

② 机会致病性真菌感染　这类真菌多属于非致病的腐生性真菌和寄居在人体的正常菌群。当机体免疫力降低，滥用抗生素引起菌群失调，长期接受放疗或化疗的肿瘤患者、免疫抑制剂和激素使用者，某些疾病患者（如艾滋病、免疫缺陷、糖尿病等）容易导致机会致病性真菌感染。

③ 其他致病作用　真菌除可直接引起人类真菌性皮肤病和内脏真菌病外，某些真菌可

诱发超敏反应；有些真菌产生的毒素污染食品可引起食物中毒；近年来发现真菌产物与肿瘤有关，如黄曲霉毒素与肝癌的发生有关。

（2）免疫性

① 非特异性免疫　抗真菌感染的非特异性免疫中最主要的是皮肤黏膜屏障，此外皮脂腺分泌的饱和及不饱和脂肪酸也有杀真菌的作用。

② 特异性免疫　抗真菌感染的特异性免疫以细胞免疫为主。深部真菌感染可出现多种抗体，但作用不大。黏膜表面的 SIgA 对真菌的局部感染有一定作用。此外，真菌感染还可引起迟发型超敏反应。

3. 真菌感染的微生物学检查

（1）标本的采集　浅部真菌感染一般取病变部位的皮屑、毛发、指（趾）甲等，深部真菌感染则应根据病情取痰液、血液或脑脊液等。

（2）检查与鉴定　浅部感染的真菌取样后放于玻片上，滴加 10% 氢氧化钾，微加热后可直接镜检或染色后镜检，以菌丝或孢子的形态特征作出初步镜检。分离培养，并辅以凝集试验、沉淀试验、免疫标记技术等免疫学方法和 PCR 技术以鉴定真菌。

4. 防治原则

由于真菌病目前尚无特异性疫苗，故强调一般性预防。浅部真菌感染的预防，主要是注意个人卫生和公共卫生；对于深部感染和条件致病性真菌感染的主要预防措施是去除诱因、合理使用抗生素；提高机体正常防御能力，增强免疫功能。局部治疗可用克霉唑软膏、咪康唑霜等，疗效不佳或深部感染可口服抗真菌药如制霉菌素等。

二、常见病原性真菌

1. 浅部感染真菌

（1）皮肤癣菌　皮肤癣菌（*Dermatophytes*）多为多细胞真菌，主要引起皮肤浅部感染，因具有嗜角质蛋白的特性，使其侵犯部位局限于角化的表皮、毛发和指（趾）甲（图 8-17）。

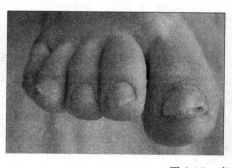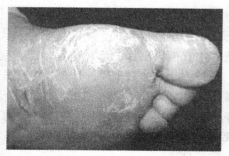

图 8-17　真菌性皮肤病

由于在侵犯部位增殖及代谢产物的刺激，使机体产生病理反应，从而引起各种癣病，以手足癣最常见，另可引起体癣、股癣、头癣等。此类菌包括表皮癣菌属、毛癣菌属和小孢子癣菌属，各侵犯部位有异，表皮癣菌不侵犯毛发，小孢子癣菌属不侵犯指（趾）甲，而毛癣菌属三个部位均可侵犯。

（2）申克孢子丝菌　申克孢子丝菌（*Sporotrichum schenckii*）属于腐生性真菌，广泛分布于土壤、尘埃、植物中，是酵母和菌丝两相性真菌。该菌可从皮肤微小创口侵入，然后沿淋巴管扩散，引起亚急性或慢性肉芽肿，使淋巴管呈链状硬结，称孢子丝菌下疳。也可经口或呼吸道侵入，沿血行扩散至其他器官引起深部感染。

2. 深部感染真菌

（1）新生隐球菌 新生隐球菌（*Cryptococcus neoformans*）为有荚膜的酵母型单细胞真菌，以芽生方式繁殖，常见有芽生孢子，但不形成假菌丝，见图 8-18。该菌为外源深部感染真菌，主要传染源是鸽子，人通过呼吸道吸入含孢子的空气被感染，故初发病灶为肺部，随后播散至全身，最易播散部位是中枢神经系统，从而引起肺或脑部急性、亚急性或慢性感染。

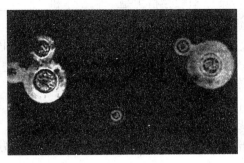

图 8-18 新生隐球菌

（2）白假丝酵母菌 白假丝酵母菌（*C. albicans*）又称白色念珠菌，是单细胞真菌，有假菌丝、厚膜孢子，培养后形成类酵母菌落。该菌常存在于人的口腔、上呼吸道、肠道及阴道黏膜，为内源性条件致病真菌，大多在久病体弱、菌群失调、患某些疾病（如肿瘤、糖尿病、艾滋病患者等）及使用免疫抑制剂、激素、化疗、放疗等情况下，引起皮肤黏膜、内脏器官感染，如鹅口疮、阴道炎、肺炎、肾盂肾炎、脑膜炎等，也是医院感染中常见的真菌。

小 结

六类微生物的生物特性与致病性

类别	细胞结构	对抗生素的敏感性	生长要求	主要种类	致病要点
立克次休	原核细胞	对常用抗生素敏感	细胞内寄生	普氏立克次体 莫氏立克次体 恙虫病立克次体	虱子叮咬→流行性斑疹伤寒 鼠蚤叮咬→地方性斑疹伤寒 恙螨叮咬→恙虫病
衣原体				沙眼衣原体	手-眼接触→引起沙眼 性接触→生殖道
螺旋体			细胞外独立营生（梅毒螺旋体除外）	钩端螺旋体 梅毒螺旋体 伯氏疏螺旋体	接触疫水→钩体病 性接触→成人梅毒 垂直传播→先天梅毒 蜱叮咬→莱姆病
支原体				肺炎支原体 溶脲脲原体	呼吸道→原发性非典型肺炎 性接触→非淋病性尿道炎、阴道炎
放线菌				衣氏放线菌	条件致病→软组织慢性炎症
真菌	真核细胞	对常用抗生素不敏感		皮肤癣菌 白假丝酵母菌 新生隐球菌	接触传播→各种癣病 条件致病→各组织的念珠菌病 呼吸道→脑膜炎

练习题

一、名词解释

1. 螺旋体 2. 硫黄样颗粒 3. 衣原体 4. 真菌 5. 菌丝 6. 孢子

二、填空题

1. 钩端螺旋体的主要传染源和贮存宿主是_____和_____，引起_____病。

2. 钩体病是_____传染病，主要通过人接触_____和_____引起感染。

3. 后天梅毒主要通过_____传染，_____是梅毒唯一的传染源。

4. 流行性斑疹伤寒的病原体是_____，它的传播媒介是_____；地方性斑疹伤寒的病原体是_____，其传播媒介是_____和_____。

5. 衣原体在宿主细胞内有独特的发育周期，存在两种形态：_____和_____。具有传染性的是_____，无传染性的繁殖型是_____。

6. 支原体能在营养丰富的培养基上生长，多以_____方式繁殖，可长出典型的_____样菌落。

7. 支原体是唯一没有_____的原核细胞型微生物，与立克次体、衣原体的主要区别是_____。

8. 对人致病的支原体主要有_____和_____。

9. 浅部真菌繁殖的最适温度为_____，深部真菌生长繁殖的最适温度为_____。

三、单选题

1. 与钩端螺旋体不相符合的叙述是（　　　）。

A. 暗视野显微镜观察形似细小珍珠排列呈细链，一端或两端呈钩状

B. 不能人工培养

C. 用 Fontana 镀银染色法染成棕褐色

D. 抵抗力强，可在湿土或水中存活数月

2. 钩端螺旋体最常用的染色方法是（　　　）。

A. 革兰染色　　　　B. 抗酸染色　　　　C. 镀银染色　　　　D. Giemsa 染色

3. 钩端螺旋体的主要传播途径是（　　　）。

A. 呼吸道　　　　B. 皮肤伤口　　　　C. 媒介昆虫　　　　D. 动物咬伤

4. 梅毒患者出现一期临床症状，检查梅毒螺旋体的最适标本是（　　　）。

A. 局部淋巴结抽出液　　　　　　　B. 梅毒疹渗出液

C. 硬下疳渗出液　　　　　　　　　D. 动脉瘤组织

5. 关于梅毒螺旋体致病性与免疫性的描述，错误的是（　　　）。

A. 人是梅毒的唯一传染源

B. 梅毒的免疫力为感染性免疫

C. 一期、二期梅毒传染性小，而对机体的破坏性大

D. 三期梅毒传染性小，而对机体的破坏性大

6. 下列哪种细菌可作为外斐试验的诊断抗原（　　　）。

A. 大肠埃希菌　　　　　　　　　　B. 伤寒沙门菌

C. 变形杆菌 OX_{19}、OX_2、OX_K　　　D. 痢疾志贺菌

7. 不能通过性接触传播的病原体是（   ）。

A. 沙眼衣原体　　　B. 梅毒螺旋体　　　C. 淋病奈瑟菌　　　D. 钩端螺旋体

8. 下列哪种疾病是由人虱传播（   ）。

A. 恙虫病　　　　　B. 沙眼　　　　　　C. 伤寒　　　　　　D. 流行性斑疹伤寒

9. 沙眼的病原体是（   ）。

A. 衣原体　　　　　B. 支原体　　　　　C. 螺旋体　　　　　D. 放线菌

10. 伯氏疏螺旋体引起的疾病是（   ）。

A. 莱姆病　　　　　B. 回归热　　　　　C. 梅毒　　　　　　D. 钩体病

11. 黄曲霉毒素可引起（   ）。

A. 原发性肝癌　　　　　　　　　　B. 致病性真菌感染

C. 条件致病性真菌感染　　　　　　D. 真菌中毒

12. 皮肤癣菌感染为（   ）。

A. 真菌中毒　　　　　　　　　　　B. 各种癣症

C. 鹅口疮　　　　　　　　　　　　D. 真菌超敏反应性疾病

13. 在放线菌感染的病灶组织及脓样物质中，肉眼可见的黄色小颗粒称为（   ）。

A. 异染颗粒　　　B. 质粒　　　C. 包涵体　　　D. 硫黄样颗粒

14. 真菌与细菌的主要区别是（   ）。

A. 有细胞壁　　　　　　　　　　　B. 有完整的核

C. 对抗生素不敏感　　　　　　　　D. 菌落形态不同

15. 白假丝酵母菌可引起哪种疾病（   ）。

A. 阴道炎　　　B. 肺炎　　　C. 脑膜炎　　　D. 鹅口疮

16. 真菌感染的预防措施不包括（   ）。

A. 注意清洁卫生　　　　　　　　　B. 提高机体免疫力

C. 合理使用抗生素　　　　　　　　D. 使用酮康唑等抗真菌药

四、简答题

1. 简述钩端螺旋体病的传播方式和钩端螺旋体的致病过程。

2. 简述沙眼的传播途径及防治原则。

3. 真菌的致病性主要有哪几个方面。

4. 简述支原体、衣原体、立克次体三者的生物学性状比较。

5. 真菌病目前的主要防治原则是怎样的？

第九章

人体寄生虫学概述

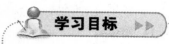

学习目标 ▶▶

1. 掌握寄生虫、宿主、中间宿主、终宿主、保虫宿主、生活史、感染阶段的概念。
2. 掌握寄生虫与宿主的相互关系。
3. 理解寄生虫病流行的基本环节和防治原则。

　　某些低等动物在生物演化的过程中逐渐失去自生生活能力，长期或短期地依附于另一种生物体内或体表，获得营养并给对方造成损害，这些小型低等动物称之为寄生虫（parasite），被寄生的生物称之为宿主（host）。

　　而人体寄生虫学就是一门研究与医学有关的寄生虫及其与宿主关系的科学，主要研究人体寄生虫和传播媒介的形态、生活史、致病性、实验诊断、流行规律与防治原则，以达到预防、控制和消灭寄生虫病的目的，是预防医学和临床医学的一门基础课。其内容包括医学蠕虫、医学原虫及医学节肢动物三部分。

　　在日常生活中，有很多低等动物可以通过食物、饮水或传播媒介等，一时性或永久性地侵入人的体内，夺取人体营养，给人体造成损害。

第一节　寄生现象与生活史

一、寄生现象、寄生虫、宿主

1. 寄生现象

　　在自然界千差万别的生物之间存在着密切关系，按获利与受害程度，可分为共生、共栖和寄生三种关系。

　　（1）共生（mutualism）　两种生物在一起生活，双方相互依赖，彼此受益，如白蚁与寄生于其消化道中的鞭毛虫。

　　（2）共栖（commensalism）　两种生物在一起生活，一方受益，另一方既不受益也不受害。如人与结肠内阿米巴。结肠内阿米巴在人体结构中以细菌为食物，但不侵犯组织，对人无损害。

　　（3）寄生（parasitism）　两种生物在一起生活，一方受益，而另一方受害。后者为前者提供营养物质和居住场所。如寄生于人和动、植物的细菌、寄生虫等。

2. 寄生虫和宿主的种类

　　（1）寄生虫的种类　根据寄生虫与宿主的关系，可将寄生虫分为以下不同类型。

　　① 根据寄生部位　分为体内寄生虫（如蛔虫）和体外寄生虫（如虱）。

② 根据寄生时间　分为长期性寄生虫（如钩虫）和暂时性寄生虫（如蚊）。

③ 根据寄生性质　分为 a. 专性寄生虫：至少有一个发育阶段营寄生生活（如血吸虫）；b. 兼性寄生虫：可寄生，也可营自生生活（如粪类圆线虫）；c. 偶然寄生虫：因偶然机会侵入宿主而营寄生生活（如某些绳蛆）；d. 机会致病寄生虫：通常处于隐性感染状态，当宿主免疫功能受损时出现异常增殖并致病（如弓形虫和隐孢子虫）。

此外，寄生虫在常见寄生部位外的器官或组织内寄生，造成异位寄生。如卫氏并殖吸虫，正常寄生于肺部，但也可寄生于脑等器官或组织。

（2）宿主的种类　寄生虫在发育过程中需要一种或一种以上的宿主，按寄生虫不同发育阶段所寄生的宿主不同，将宿主分为以下几种类别。

① 终宿主　被寄生虫成虫或有性繁殖阶段寄生的宿主称为终宿主。

② 中间宿主　被寄生虫幼虫或无性繁殖阶段寄生的宿主称为中间宿主。有的寄生虫在发育过程中需要两个或两个以上的中间宿主，按其寄生的顺序依次称为第一、第二中间宿主。

③ 保虫宿主　又称贮存宿主。有些寄生虫除寄生人体外，还可寄生于某些脊椎动物体内，这些被人体寄生虫寄生的动物，称为保虫宿主，它们是重要的传染源。如华支睾吸虫成虫除寄生人体外，还可寄生在猫、狗体内。因此，猫、狗即为华支睾吸虫的保虫宿主。

二、寄生虫的生活史

1. 生活史（life cycle）
指寄生虫完成一代生长、发育和繁殖的全过程及其所需的外界环境条件。寄生虫的发育一般包括感染人体、体内移行、定位寄生、排离人体、外界发育五个阶段。

2. 感染阶段（infective stage）
在寄生虫的生活史中，具有感染人体能力的发育阶段。如蛔虫生活史中有虫卵、含幼虫卵、成虫发育阶段，但只有含幼虫卵被人误食后，才能使人感染。因此，蛔虫的感染阶段是含幼虫卵。

小　结

失去自生生活能力，长期或短期地依附于另一种生物体内或体表，获得营养并给对方造成损害的低等动物称之为寄生虫（parasite），被寄生的生物称之为宿主。

寄生虫完成一代生长、发育和繁殖的全过程及其所需的外界环境条件称为生活史。在寄生虫的生活史中，具有感染人体能力的发育阶段称感染阶段。

第二节　寄生虫与宿主的相互关系

人体感染寄生虫后，寄生虫和宿主之间的相互关系很复杂。在寄生虫方面表现对宿主的侵入和损害作用，在宿主方面是对寄生虫的防御抗损伤作用，其结果取决于两者的强弱。两者之间损害与抗损害的斗争贯穿于寄生虫感染的全过程。

一、寄生虫对宿主的致病作用

1. 夺取营养

寄生虫在宿主体内生存所需的营养，主要来自宿主。如猪肉绦虫在小肠内以消化的食糜为食，钩虫、血吸虫以血液为营养，可以导致宿主营养不良、贫血等。

2. 机械性损伤

寄生虫在入侵、移行过程中，乃至定居、占位，均可使组织受损伤、压迫或阻塞。如蛔虫大量寄生，可导致肠痉挛、肠梗阻，猪囊尾蚴压迫脑组织可引起癫痫等。

3. 毒性作用

寄生虫的分泌物、排泄物以及虫体死亡的分解产物对宿主均有毒性作用。如痢疾阿米巴分泌溶组织酶，破坏组织，导致肠壁溃疡和肝脓肿。

4. 免疫病理作用

寄生虫的代谢产物以及虫体死亡后的分解产物具有变应原作用，能诱发宿主出现超敏反应。如棘球蚴的囊液可引发 I 型超敏反应，严重者可引起过敏性休克，甚至死亡。

二、宿主对寄生虫的作用

宿主对寄生虫的入侵，可产生一系列的防御反应，主要通过非特异性和特异性免疫反应，杀伤或消灭入侵的寄生虫。

1. 非特异性免疫

非特异性免疫又称先天性免疫，主要包括皮肤、黏膜、血—脑及胎盘的屏障作用、消化液的杀灭消化作用、吞噬细胞的吞噬作用、补体系统的防御作用等。

2. 特异性免疫

特异性免疫又称获得性免疫，是人体免疫系统被寄生虫抗原刺激后引发针对该寄生虫抗原的免疫应答。其类型如下。

（1）消除性免疫　指宿主被寄生虫感染后，能完全清除寄生虫抗原，并对再感染具有终生免疫力。如对黑热病原虫产生的免疫。

（2）非消除性免疫　感染寄生虫后，人体产生了获得性免疫，但不能使体内的寄生虫完全消除，只能在一定程度上抵抗再感染。包括带虫免疫和伴随免疫。

① 带虫免疫　体内有原虫寄生时，机体对同种寄生虫的再感染产生免疫力，但体内的寄生虫并未完全被清除，一旦用药物杀灭体内残余的寄生虫后，已获得的免疫力也随之消失。如抗疟原虫感染免疫。

② 伴随免疫　机体感染蠕虫后所产生的仅对其童虫再次入侵具有杀伤作用的免疫力。但是对已经寄生在体内的成虫无作用。如抗血吸虫感染免疫。

（3）寄生虫性超敏反应　处于免疫状态的机体再次接触相同抗原时发生的对自身有害的超敏反应。寄生虫性超敏反应常分为四型，即 I、II、III、IV 型超敏反应。寄生虫与宿主相互作用，依寄生虫致病力与宿主抵抗力强弱的不同，可出现三种结果：寄生虫被杀灭，寄生虫病和带虫状态。寄生虫病人和带虫者是寄生虫病的传染源。

小　结

寄生虫通过夺取营养、机械损伤、毒素作用和超敏反应损害宿主，宿主通过非特异性免疫与特异性免疫（包括消除性免疫、非消除性免疫）对寄生虫产生抑制或抵抗作用。这就是寄生虫与宿主的相互关系。

第三节 寄生虫病的流行与防治原则

一、寄生虫病流行

寄生虫病的流行，包括 3 个基本环节：传染源、传播途径、易感人群。

1. 传染源

传染源包括寄生虫病患者、带虫者和保虫宿主。

2. 传播途径

寄生虫从传染源传播到易感宿主的全过程，包括以下途径：经口感染、经皮肤感染、经媒介昆虫感染、接触感染及其他方式感染，如先天性感染、输血感染、自身重复感染等。

3. 易感人群

指对寄生虫缺乏免疫力的人群。

除上述三个基本环节外，寄生虫病的流行还受自然因素（地理环境、气候条件）、生物因素（中间宿主、媒介昆虫）、社会因素（社会制度、经济状况、文化教育、医疗保健、生活习惯等）的影响。因此，寄生虫病的流行具有地方性、季节性、自然疫源性等特点。

二、寄生虫病的防治原则

我国地域广阔，寄生虫种类繁多，要达到有效防治的目的，必须依据寄生虫病流行的基本环节、影响因素，采取综合性防治原则。

1. 消灭传染源

对带虫者和患者进行普查普治，对保虫宿主做适当处理，是控制和消灭传染源的有效措施。

2. 切断传播途径

强化粪便和水源管理，搞好环境和个人卫生，杀灭中间宿主和媒介昆虫是切断传播途径的必要措施。

3. 保护易感人群

对易感人群采取必要的保护措施，如使用防护品、预防服药，加强宣传教育，改变不良的饮食和行为习惯，提高自我防护意识，可以有效保护易感人群。

小　结

根据寄生虫病流行的基本环节、流行特点和影响因素，制定寄生虫病的防治原则，采取控制和消灭传染源、切断传播途径和保护易感人群等措施，防治寄生虫病。

20 世纪 50 年代初，在我国流行的五大寄生虫病有：血吸虫病、疟原虫病、杜氏利什曼原虫病、钩虫病和丝虫病。

练习题

一、名词解释

1. 生活史   2. 中间宿主   3. 感染阶段

二、填空题

1. 寄生虫对宿主的致病作用大体可归纳为_____、_____、_____和_____。

2. 寄生虫病流行的三个基本环节是_____，_____和_____。

3. 宿主对寄生虫的特异性免疫包括_____、_____和_____。

4. 人体内有寄生虫寄生，但无临床症状者叫_____，有症状者叫_____。

三、选择题

1. 寄生虫成虫或有性生殖阶段所寄生的宿主称为（   ）。

A. 终宿主   B. 第一中间宿主   C. 第二中间宿主   D. 保虫宿主

2. 两种生物生活在一起时，其中一方受益，另一方受害，受益的一方叫（   ）。

A. 寄生物   B. 宿主   C. 寄生虫   D. 保虫宿主

3. 影响寄生虫病流行的因素是（   ）。

A. 温度、湿度、水质   B. 人们的生产方式、生活习惯

C. 生物、自然、社会   D. 社会制度、经济条件

4. 切断寄生虫病的传播途径下列哪项描述不对（   ）。

A. 控制或消灭中间宿主   B. 管理水源和粪便

C. 消灭媒介节肢动物   D. 控制和消灭传染源

5. 20世纪50年代初，在我国流行的五大寄生虫病是指（   ）。

A. 钩虫病、蛔虫病、丝虫病、血吸虫病、疟原虫病

B. 钩虫病、蛲虫病、丝虫病、血吸虫病、疟原虫病

C. 肝吸虫病、肺吸虫病、丝虫病、血吸虫病、疟原虫病

D. 钩虫病、丝虫病、血吸虫病、疟原虫病、杜氏利什曼原虫病

四、简答题

1. 简述宿主包括哪些种类。

2. 试述寄生虫病的防治原则。

第十章

医学蠕虫

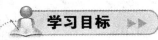
学习目标 ▶▶

1. 掌握线虫、吸虫、绦虫的生活史及致病性。
2. 熟悉线虫、吸虫、绦虫的主要诊断方法及防治原则。
3. 了解线虫、吸虫、绦虫的形态特点。

蠕虫（helminth）为多细胞无脊椎动物，借助肌肉的收缩而做蠕形运动，故通常称为蠕虫。在动物分类学史上，蠕虫曾被认为是独立的，具有特殊性的一类动物。但在分类学研究不断发展之后，人们发现蠕虫，实际上与人体有关系的主要包括扁形动物门、线形动物门和棘头动物门所属的各种动物。故把寄生于人体的蠕虫特称为医学蠕虫。主要分为线虫、吸虫和绦虫。

根据生活史类型蠕虫可分为两类：①土源性蠕虫。生活史为直接型，发育过程中不需要中间宿主，虫卵在外界环境中发育为感染期的虫卵或幼虫，经口或皮肤等方式侵入终宿主体内发育为成虫，多见于肠道线虫。②生物源性线虫。生活史为间接型，发育过程中需要中间宿主，幼虫先在中间宿主体内发育为感染期幼虫，再侵入终宿主体内发育为成虫。见于吸虫、大部分绦虫及部分线虫。

第一节　线　　虫

线虫隶属于线形动物门的线虫纲（Class Nematoda），种类较多，估计全球有 1 万余种。大多营自生生活，广泛分布在水和土壤中，仅一部分营寄生生活，其中寄生于人体的有十余种。主要有蛔虫、鞭虫、钩虫、丝虫、蛲虫、旋毛虫等（图 10-1）。

一、似蚓蛔线虫

似蚓蛔线虫（*Ascaris lumbricoides* Linnaeus）简称人蛔虫或蛔虫，是人体内最常见的寄生虫之一，感染率最高可达 71% 以上。成虫寄生于小肠，可引起蛔虫病（ascariasis）。

1. 形态

（1）成虫　似蚓蛔线虫是寄生于人体的肠道线虫中体型最大者。雌虫大，雄虫小，形似蚯蚓，活时略带粉红色。虫体呈长圆柱形，头尾两端略细，体表可见有细横纹和明显的侧索。口孔位于虫体顶端，周围有三唇瓣，排列呈"品"字形，雌虫尾端钝圆，生殖系统为双管型，雄虫尾端向腹面弯曲，生殖器官为单管型，有一对象牙状的交合刺。

（2）虫卵　自粪便排出的蛔虫卵，有受精卵和未受精卵之分。受精蛔虫卵呈宽椭圆形，

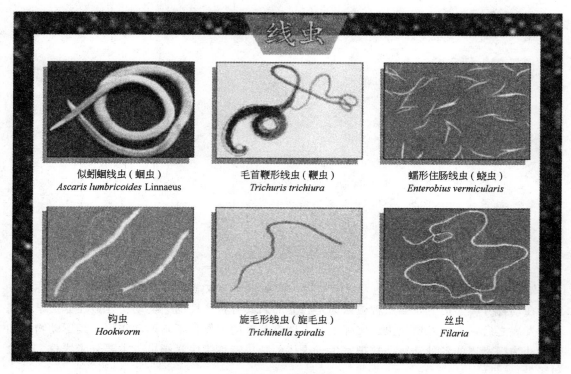

似蚓蛔线虫（蛔虫）
Ascaris lumbricoides Linnaeus

毛首鞭形线虫（鞭虫）
Trichuris trichiura

蠕形住肠线虫（蛲虫）
Enterobius vermicularis

钩虫
Hookworm

旋毛形线虫（旋毛虫）
Trichinella spiralis

丝虫
Filaria

图 10-1　常见线虫

大小约为（45～75）μm×（35～50）μm，卵壳自外向内分为三层：受精膜、壳质层和蛔苷层。壳质层较厚，另两层极薄，在普通显微镜下难以分清。卵壳内有一个大而圆的细胞，与卵壳间有新月形空隙。卵壳外有一层由虫体子宫分泌物形成的蛋白质膜，表面凹凸不平，在肠道内被胆汁染成棕黄色。未受精蛔虫卵多呈长椭圆形，大小约为（88～94）μm×（39～44）μm，壳质层与蛋白质膜均较受精蛔虫卵薄，无蛔苷层，卵壳内含许多大小不等的折光性颗粒（图10-2）。

2. 生活史

蛔虫生活史不需要中间宿主，属直接发育型。成虫寄生于人体小肠中。虫卵随粪便排出体外，在潮湿、荫蔽、氧气充分的泥土中，在适宜温度（21～30℃）下，约经2周，受精卵内的卵细胞即可发育为幼虫。再经1周卵内幼虫经第一次蜕皮成为感染期虫卵。被人误食的感染期虫卵在小肠内孵化，卵内幼虫释放孵化液（含脂酶、壳质酶及蛋白酶）消化卵壳后，破壳逸出。孵出的幼虫侵入肠黏膜和黏膜下层，进入静脉或淋巴管，经肝、右心，到达肺部，穿破肺泡上的毛细血管，进入肺泡；在此进行第二和第三次蜕皮。然后，幼虫沿支气管、气管逆行至会厌部，被吞咽下，经胃到小肠；在小肠内经第四次蜕皮，成为童虫，再经数周，发育为成虫。在移行过程中，幼虫也可随血流到达其他器官，一般不能发育成为成虫，但可造成器官的损害。自人体感染到雌虫开始产卵约需 60～75 天。蛔虫在人体内的生存时间一般为一年左右（图 10-2）。

3. 致病性

蛔虫致病主要由幼虫在体内移行和成虫对宿主的损害所致，主要表现为机械性损伤、变态反应以及导致宿主肠道功能障碍。

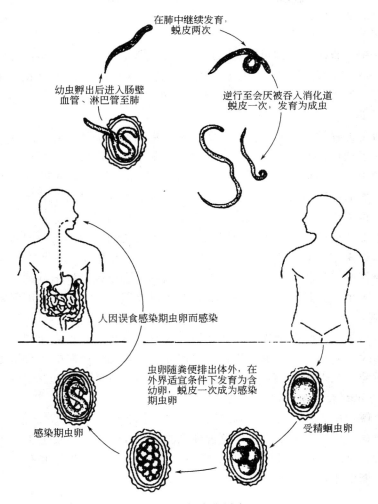

在肺中继续发育，蜕皮两次

幼虫孵出后进入肠壁血管、淋巴管至肺

逆行至会厌被吞入消化道蜕皮一次，发育为成虫

人因误食感染期虫卵而感染

虫卵随粪便排出体外，在外界适宜条件下发育为含幼卵，蜕皮一次成为感染期虫卵

感染期虫卵

受精蛔虫卵

图 10-2　蛔虫生活史

（1）幼虫致病　幼虫在体内移行时，可造成组织机械性损伤。在肺部停留发育时，使细支气管上皮细胞脱落，肺部出血产生蛔虫性肺炎、哮喘和嗜酸性粒细胞增多症。蛔虫性哮喘主要表现为发热、咳嗽、哮喘，严重者有咯血、荨麻疹及畏寒、高热等症状，可因集体生食被感染性蛔虫卵所污染的食物而导致爆发。

（2）成虫致病　蛔虫寄生在空肠，以肠腔内半消化食物为食。成虫在肠道有时呈螺旋状运动或钻入在肠壁开口的管道内，如胆管、胰腺管等。

① 掠夺营养和破坏肠黏膜影响吸收　蛔虫在小肠内不但掠夺宿主营养，而且由于损害肠黏膜导致消化和吸收障碍而影响蛋白质、脂肪、碳水化合物以及维生素 A、维生素 B_2 和维生素 C 的吸收。

② 引起变态反应　蛔虫病患者也可出现荨麻疹、皮肤瘙痒、血管神经性水肿、视神经炎、结膜炎以及蛔虫中毒性脑病等症状。

③ 并发症　蛔虫有钻孔的习性，不仅可引起胆道蛔虫症、蛔虫性肠梗阻，而且可上窜阻塞气管、支气管造成窒息死亡。胆道蛔虫病是临床上最为常见的并发症。

蛔虫病并发症还有：蛔虫性阑尾炎，胰腺蛔虫病、肝蛔虫病、气管和支气管蛔虫病，尿道和生殖器官蛔虫病和蛔虫卵肉芽肿。

4. 实验诊断

自患者粪便中检查出虫卵即可确诊。由于蛔虫产卵量大，采用直接涂片法，查一张涂片的检出率为80％左右，查3张涂片可达95％。对直接涂片阴性者，可采用沉淀法和漂浮浓聚法，检出效果更好。

5. 流行

蛔虫的分布呈世界性，尤其在温暖、潮湿和卫生条件差的地区，人群感染较普遍。蛔虫感染率，农村高于城市，儿童高于成人。粪便内含受精蛔虫卵的人是蛔虫感染的传染源，蛔虫卵在外界环境中无需中间宿主而直接发育为感染期卵。而且蛔虫产卵量大，虫卵对外界理、化等不良因素的抵抗力强，使用未经无害化处理的人粪施肥，或儿童随地解便是造成蛔虫卵污染土壤、蔬菜或地面的主要方式。

由此可见蛔虫感染率居高不下的原因在于：①生活史简单，不需中间宿主；②蛔虫产卵量大，雌蛔虫一昼夜排出的虫卵约234000～245000个；③虫卵对外界环境抵抗力强；④用未经处理的人粪作肥料和随地大便使蛔虫卵污染土壤；⑤疫区人群不良的卫生行为。此外还与当地经济条件、生产方式、生活水平、文化水平以及卫生习惯等社会因素密切相关。

6. 防治原则

蛔虫病的防治应采用综合措施，包括查治病人及带虫者、管理粪便和预防感染。

（1）驱虫治疗　对患者和带虫者进行驱虫治疗，是控制传染源的重要措施。目前常用的驱虫药为阿苯哒唑，又名丙硫咪唑或肠虫清（成人，400mg/天，顿服，1～2天，）和甲苯哒唑（成人，100mg/天，顿服，3～4天）。

（2）管理粪便　使粪便无害化，既可防病，又可保肥。

（3）健康教育　广泛宣传蛔虫病的危害性及防治知识。注意饮食卫生、个人卫生和环境卫生；不随地大、小便，做到饭前、便后洗手；不生食未洗净的瓜果和蔬菜，不饮生水；灭蝇等以防止食入蛔虫卵，减少感染机会。

二、钩虫

钩虫（*Hookworm*）是钩口科线虫的统称，至少包括17个属和100个种，其中属于人兽共患的钩虫有9种。在我国寄生于人体的钩虫主要为十二指肠钩口线虫（*Ancylostoma duodenale* Dubini，简称十二指肠钩虫）和美洲板口线虫（*Necator americanus* Stiles，简称美洲钩虫）。成虫寄生于小肠，以血液为食，引起钩虫病。

1. 形态

（1）成虫　虫体细长，约1cm左右，半透明，肉红色，死后呈灰白色。虫体前端有一发达的口囊，其两侧有头腺，能分泌抗凝素。雌虫大，尾尖直。雄虫小，尾部膨大呈交合伞。咽管较长。十二指肠钩虫的口囊呈扁卵圆形，其内有钩齿2对，虫体外形呈"C"形。美洲钩虫口囊呈椭圆形，其内有板齿1对。虫体外形呈"S"形。

（2）虫卵　椭圆形，壳薄，无色透明。大小约为（56～76）μm×（36～40）μm，随粪便排出时，卵壳内细胞多为2～4个，卵壳与细胞间有明显的周空隙（图10-3）。

2. 生活史

十二指肠钩虫与美洲钩虫的生活史基本相同。成虫寄生于小肠，两性虫体成熟后，交配产卵。虫卵随粪便排出体外后，在温暖（25～30℃）、潮湿（相对湿度60％～80％）、荫蔽、含氧充足的疏松土壤中，虫卵内细胞不断分裂，24h 内第一期杆状蚴即可破壳孵出。此期幼虫以细菌及有机物为食，生长很快，在 48h 内进行第一次蜕皮，发育为第二期杆状蚴。此后，虫体继续增长，并可将摄取的食物贮存于肠细胞内。经 5～6 天后，虫体口腔封闭，停止摄食，咽管变长，进行第二次蜕皮后发育为丝状蚴，即感染期蚴（图 10-3）。

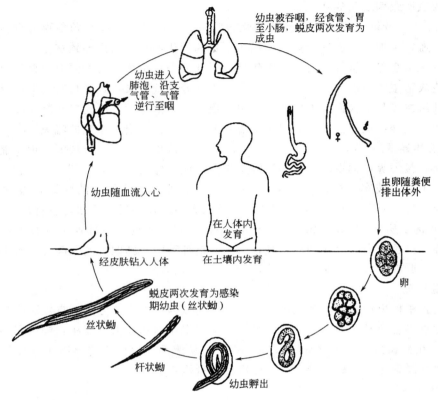

图 10-3 钩虫生活史

感染期蚴钻入宿主皮肤后，即进入血管或淋巴管，随血流经右心至肺，穿过肺微血管进入肺泡。然后沿着湿润的肺泡壁，向阻力最弱的方向移行，借助于小支气管、支气管上皮细胞纤毛的运动向上移行至咽，再随吞咽至食管，经胃而达小肠。部分幼虫也可随痰被吐出。到达小肠的幼虫，在第三次蜕皮后，形成口囊，在 3～4 周内再进行第四次蜕皮发育为成虫。自幼虫钻入皮肤到成虫交配产卵，一般需时 5～7 周。成虫借口囊内钩齿（或板齿）咬附在肠黏膜上，以血液、组织液、肠黏膜为食。雌虫产卵数因虫种、虫数、虫龄不同而异，每条十二指肠钩虫日平均产卵约为 10000～30000 个，美洲钩虫约为 5000～10000 个。成虫在人体内一般可存活 3 年左右，个别报道十二指肠钩虫可活 7 年，美洲钩虫可活 15 年。

3. 致病性

两种钩虫的致病作用相似。钩虫幼虫和成虫都可对人体造成损害。钩虫病的临床表现可分为三期，即由幼虫引起皮肤（或黏膜）侵袭期、肺部移行期，和成虫在肠道寄生期。危害最严重的是钩虫在肠道寄生期间，造成患者慢性失血。

（1）幼虫所致病变及症状

① 钩蚴性皮炎（dermatitis caused by hookworm larvae） 人赤手赤足下地，接触土壤，感染期幼虫侵入皮肤后，足趾或手指间皮肤较薄处或足背部及其他部位暴露的皮肤处可出现

充血斑点或丘疹，奇痒无比，搔破后常有继发感染，形成脓疮，最后经结痂、脱皮而愈，病程2～3周，继发感染时病程可达1～2个月。俗称"粪毒"或"地痒疹"。

② 呼吸道症状（symptoms in respiratory system） 急性钩蚴感染，幼虫移行至肺，穿破微血管，可引起出血及炎症细胞浸润，患者出现阵发性咳嗽、血痰及哮喘。

（2）成虫所致病变及症状

① 贫血（anemia） 钩虫以其钩齿或切板咬着肠壁，摄取血液和肠黏膜为营养，使患者长期慢性失血，再加上患者铁和蛋白质供应不足和消化不良，从而导致贫血。

钩虫寄生引起患者慢性失血的原因包括以下几方面：虫体自身的吸血及血液迅速经其消化道排出造成宿主的失血；钩虫吸血时，同时不断分泌抗凝素，致使自咬附部位黏膜伤口渗出血液，其渗血量与虫吸血量大致相当；虫体更换咬附部位后，原伤口在凝血前仍可继续渗出少量血液。此外，虫体活动造成组织、血管的损伤，也可引起血液的流失。

② 腹泻和异嗜症（diarrhea and allotriophagy） 钩虫病早期可出现消化道功能紊乱，如恶心、呕吐、腹泻等，钩虫病引起的腹泻呈黏液样或水样便。感染及贫血较重者，还喜食茶叶、碎纸、木屑、破布、煤渣、泥土、瓦片、炉灰等。这种异常的嗜好，被称为"异嗜症"。异嗜症发生的原因似与铁的耗损有关，给患者服用铁剂后，症状可自行消失。

③ 婴儿钩虫病（infantile hookworm disease） 临床表现为急性便血性腹泻，大便呈黑色或柏油样，面色苍白，消化功能紊乱，发热，精神萎靡，肺偶可闻及啰音，心尖区有明显收缩期杂音，肝脾肿大，贫血多较严重，妇女则可引起停经、流产等。

4. 实验诊断

粪便检查中检出钩虫卵或孵化出钩蚴为确诊的依据，常用的方法有直接涂片法，简便易行，但轻度感染者容易漏诊，反复检查可提高阳性率；饱和盐水浮聚法：钩虫卵的相对密度约为1.06，在饱和盐水（相对密度1.20）中，容易漂浮。检出率明显高于直接涂片法，此外，饱和盐水浮聚法、钩蚴培养法，亦可进行定量检查。

5. 流行

钩虫病是世界上分布极为广泛的寄生虫病。在我国分布极为广泛，淮河及黄河一线以南的广大地区，钩虫病流行极为严重，东北、华北、西北地区钩虫感染率较低。两种钩虫混合感染极为普遍，但各地比例不同，北方以十二指肠钩虫为主，南方则以美洲钩虫为主。钩虫病患者和带虫者是钩虫病的传染源。钩虫病的流行与自然环境、种植作物、生产方式及生活条件等诸因素有密切关系。

6. 防治原则

对钩虫病的防治要采用综合性防治措施，主要包括治疗患者控制传染源，加强粪便管理及无害化处理、加强个人防护和防止感染。治疗患者常用的驱虫药物有：甲苯哒唑（100mg/次，一天两次，连服3天）、阿苯哒唑（丙硫咪唑，400mg/次，连服3天）、左旋咪唑和噻咪唑等。合并用药可提高驱虫效果。加强个人防护和防止感染，耕作时应穿鞋下地，可在手足皮肤涂抹1.5％右旋咪唑硼酸酒精或15％噻苯咪唑软膏，对预防感染有一定效果。

三、蠕形住肠线虫

蠕形住肠线虫（*Enterobius vermicularis* ） 又称蛲虫。蛲虫感染可引起蛲虫病（enterobiasis），分布遍及全世界，感染率儿童高于成人，尤以学龄前儿童感染率为高。

1. 形态

（1）成虫　细小，乳白色。口孔位于头顶端，周围有三个小唇瓣。虫体前端的角皮扩大形成头翼（cephalic alae）。雄虫较雌虫为小，体长 2～5mm，后端向腹面卷曲。雌虫长 8～13mm，尾端直而尖细。

（2）虫卵　无色透明，大小为（50～60）μm×（20～30）μm。在光学显微镜下常见两侧不对称，一侧较平，一侧稍凸，卵壳较厚。虫卵排出时，卵内已含一卷曲的胚蚴（图 10-4）。

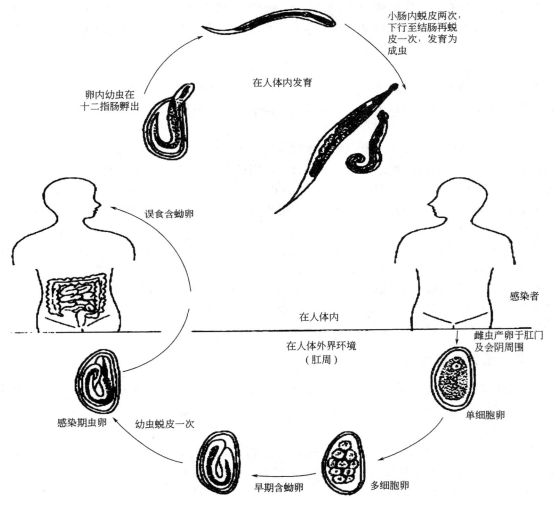

图 10-4　蛲虫生活史

2. 生活史

成虫通常寄生于人体的盲肠、结肠及回肠末端，以肠腔内容物、组织液和血液为食。雌、雄虫交配后，雄虫多很快死亡而被排出。成熟的雌虫常脱离宿主肠壁，在肠腔内向下段移行。当宿主熟睡时，肛门括约肌较松弛，部分雌虫可从肛门爬出，便开始大量排卵。雌虫排卵后大多枯干死亡，但有少数雌虫可再进入肛门或阴道、尿道等处，引起异位损害。虫卵在肛门附近，约经 6h，卵壳内幼虫发育成熟，并蜕皮 1 次，即为感染期虫卵。虫卵污染手指，再经口食入而形成自身感染。感染期虫卵也可散落在衣裤、被褥或玩具、食物上，经吞食或随空气吸入等方式使人感染。被吞食的虫卵在十二指肠内孵化，幼虫沿小肠下行，途中蜕皮两次，至结肠再蜕皮 1 次后发育为成虫。自吞入感染期虫卵至虫体发育成熟，约需 2～6 周，一般为 4 周。雌虫寿命约 2～4 周，一般不超过两个月，最长可达 101 天。但由于反复感染，可使感染持续多年（图 10-4）。

3. 致病性

人体蛲虫感染可因感染程度以及机体状态的差异而出现不同的临床表现。蛲虫爬至肛门外产卵时，刺激局部，常引起肛门及会阴部瘙痒，抓破后引起继发感染。儿童患者常有烦躁不安、夜惊、失眠、夜间磨牙等神经精神症状。严重者尚可引起脱肛。蛲虫病除上述症状外，因蛲虫异位寄生可形成以虫体或虫卵为中心的肉芽肿病变，造成严重损害。如蛲虫性阑尾炎、蛲虫性泌尿生殖系统和盆腔炎等。

4. 实验诊断

因蛲虫一般不在人体肠道内产卵，所以粪便检查虫卵的阳性率极低，故诊断蛲虫病常采用透明胶纸拭子法或棉签拭子法，于清晨解便前或洗澡前检查肛周。

5. 流行

蛲虫感染呈世界性分布，国内感染也较普遍，人是唯一的传染源。其生活史简单，成虫寿命较短，对驱虫药物较敏感，但传播速度快，因此本病具有易治难防的特点。其主要传播方式有：①肛门-手-口直接感染；②接触感染和吸入感染。由于儿童的不良生活习惯，加上学校、幼儿园等集体机构儿童接触频繁，故感染机会多，并可通过患儿传播给家庭成员。

6. 防治原则

根据本病的流行特点，在采用驱虫治疗患者的同时应防止再感染。普及预防蛲虫的知识，讲究公共卫生、个人卫生和家庭卫生，教育儿童养成不吸吮手指、勤剪指甲、饭前便后洗手的习惯，定期烫洗被褥和清洗玩具，用 0.05％碘液处理玩具 1h，可杀死蛲虫卵。驱虫常采用阿苯哒唑（100～200mg/次，隔周一次，连续三次）或甲苯哒唑（100mg/次，每天一次，连服 2 天）治疗，治愈率可达 95％以上。

四、毛首鞭形线虫

毛首鞭形线虫（*Trichuris trichiura*）简称鞭虫，是人体常见的寄生虫之一。成虫寄生于人体盲肠，引起鞭虫病（trichuriasis）。地理分布广泛，发病率高，值得重视。

1. 形态

（1）成虫　成虫前细后粗，外形似马鞭。细部约占总长的 3/5，有口腔及咽管。雌虫长 35～50mm，尾端钝圆，雄虫长 30～45mm，尾端向腹面呈环状卷曲，有交合刺 1 根。

（2）虫卵　呈纺锤形，大小为 (50～54)μm×(22～23)μm，黄褐色。卵壳较厚，虫卵两端各具一透明塞状突起，称为盖塞，卵内含有一个卵细胞（图 10-5）。

2. 生活史

成虫主要寄生于盲肠内，虫卵随粪便排出体外，在泥土中温度、湿度适宜的条件下，约经 3～5 周即可发育为感染期虫卵。这种虫卵随被污染的食物、饮水、蔬菜等经口进入人体小肠内发育成幼虫，幼虫侵入局部肠黏膜，摄取营养，进行发育。经 10 天左右，幼虫重新回到肠腔，再移行至盲肠，发育为成虫。自误食感染期虫卵至成虫发育成熟并产卵，约需时 1～3 个月。鞭虫在人体内一般可存活 3～5 年（图 10-5）。

3. 致病性

成虫细长的前端能侵入宿主黏膜下层乃至肌层，以组织液和血液为食。由于虫体的机械

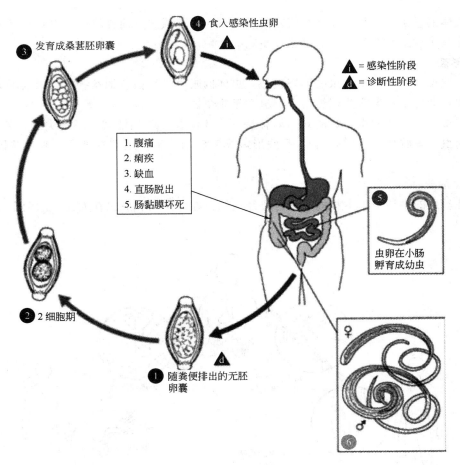

图 10-5　鞭虫生活史

性损伤和分泌物的刺激作用，可致肠壁黏膜组织出现充血、水肿或出血等慢性炎症反应。一般轻度感染多无明显症状，严重感染者可出现头晕、下腹部阵发性腹痛、慢性腹泻、大便隐血或带鲜血、消瘦及贫血等。患者容易并发肠道细菌感染，从而导致病情加重。

4. 实验诊断

鞭虫病的诊断以检获虫卵为依据，可采用粪便直接涂片法、沉淀集卵法、饱和盐水浮聚法及定量透明法等。需反复仔细检查，以提高检出率。

5. 流行

鞭虫广泛分布在温暖、潮湿的热带、亚热带及温带地区。多与蛔虫同时存在，但感染率一般不及蛔虫高。人是唯一传染源。鞭虫流行广泛与虫卵抵抗力有关，在温暖、潮湿、荫蔽和氧气充足的土壤中，可保持感染能力达数月至数年之久。

6. 防治原则

鞭虫病的预防应加强粪便管理、个人卫生和饮食卫生，并注意保护水源和环境卫生。对病人和带虫者应驱虫治疗，常见的药物有阿苯哒唑（400mg/天，连服 3 天）和甲苯哒唑（100mg/次，每日 2 次，连服 2 天）均对鞭虫病有较好的驱虫效果。

五、班氏吴策线虫和马来布鲁线虫

<u>丝虫</u>（*Filaria*）是由节肢动物传播的一类寄生性线虫，因虫体细长形如丝线而得名。

寄生于人体的丝虫有八种，在我国流行的仅有班氏吴策线虫（简称班氏丝虫）和马来布鲁线虫（简称马来丝虫）两种，引起淋巴丝虫病。

1. 形态

（1）成虫　两种丝虫成虫的形态相似，虫体肉眼可见呈白色细丝线状，雄虫尾部向腹面弯曲成圈，雌性生殖器官为双管型，雌虫大于雄虫。

（2）微丝蚴　两种微丝蚴的共同形态是：虫体细长，头端钝圆，尾端尖细，外被鞘膜。感染期幼虫（丝状蚴），虫体细长，呈线形，具完整消化道，尾端有乳突，其形状因虫种而异（图 10-6）。

2. 生活史

两种丝虫的生活史基本相似，都需要经过幼虫在蚊体内和成虫在人体内的两个发育过程（图 10-6）。

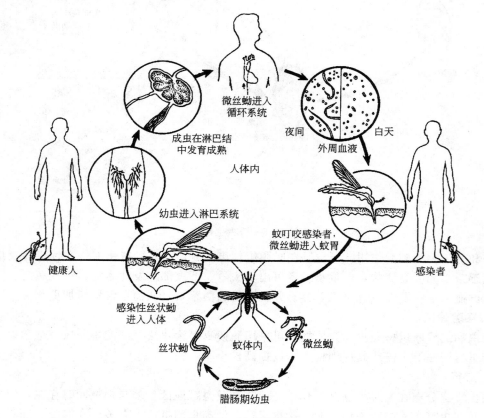

图 10-6　丝虫生活史

当蚊叮吸含有微丝蚴的人血后，微丝蚴随血液进入蚊胃，脱鞘并穿过胃壁经血腔侵入胸肌，形成腊肠期幼虫，经 2 次蜕皮后，发育为活跃的感染期幼虫（丝状蚴），随即离开胸肌，进入蚊血腔，到达蚊下唇。当蚊再次叮人吸血时，幼虫从蚊下唇逸出，经吸血伤口或正常皮肤侵入人体。感染期幼虫迅速侵入皮下附近的淋巴管，再移行至大淋巴管及淋巴结，在此经 2 次蜕皮发育为成虫。两种丝虫成虫的寿命一般为 4～10 年，个别可长达 40 年，微丝蚴的寿命一般为 1～3 个月。人是班氏丝虫唯一的终宿主。

丝虫病患者体内的微丝蚴，一般白天滞留在肺毛细血管中，夜间出现在外周血液，这种微丝蚴在外周血中表现为夜多昼少的现象称作夜现周期性。

3. 致病性

丝虫的成虫、感染期蚴、微丝蚴对人体均有致病作用，但以成虫为主。人体感染丝虫后，是否有致病表现，取决于宿主的获得性免疫力或机体对丝虫抗原性刺激的反应、侵入的虫种和数量、重复感染的次数、虫体寄生部位以及有无继发感染等。临床过程大致如下。

(1) 微丝蚴血症　潜伏期后血中出现微丝蚴，达到一定密度后趋于相对稳定，成为带虫者。

(2) 急性期过敏和炎症反应　幼虫和成虫的代谢产物、雌虫的子宫分泌物、幼虫的蜕皮液、丝虫崩解产物等均可刺激机体产生局部和全身反应。临床表现为急性淋巴管炎、淋巴结炎及丹毒样皮炎等。

(3) 慢性期阻塞性病变　随着急性炎症的反复发作、死亡成虫和微丝蚴形成肉芽肿以及活成虫产生的某些因子与宿主的体液-细胞的炎症反应相互作用，使淋巴循环动力学发生严重的病理生理改变，导致局部淋巴液回流受阻。受阻部位的远端管内压力增高而发生淋巴管曲张或破裂，淋巴液流入周围组织导致淋巴肿或淋巴积液。由于病变部位不同，病人的临床表现也因之而异。常见的病变有象皮肿、睾丸鞘膜积液、乳糜尿等。

4. 实验诊断

实验诊断分为病原诊断和免疫诊断。前者包括从外周血、乳糜尿、抽出液中查出微丝蚴和成虫，后者为检测血清中的丝虫抗体和抗原。

5. 流行

丝虫病是全世界重点控制的六大热带病之一，也是我国五大重点防治的寄生虫病之一。班氏丝虫病遍及全球，以亚洲、非洲较严重。经过多年的科学防治，取得了巨大的成绩，到1994 年全国已实现基本消灭丝虫病。

6. 防治原则

防治丝虫病的重要措施是普查普治和防蚊灭蚊。目前，我国已达到基本消灭丝虫病，对其防治重点应放在监测管理和慢性或晚期病人的救治上。对丝虫成虫及微丝蚴的杀灭作用，最常用的药是海群生。

六、旋毛形线虫

旋毛形线虫 (*Trichinella spiralis*) 简称旋毛虫，是一种成虫和幼虫分别寄生于同一宿主小肠和肌细胞内的线虫，由其引起的旋毛虫病，对人体危害很大，严重感染时常能致人死亡。不少哺乳动物可作为本虫的宿主，是人畜共患的重要寄生虫病之一。

1. 形态

(1) 成虫　成虫微小线状，雄虫长 1.4～1.6mm，雌虫长 3.0～4.0mm，雌虫子宫较长，中段充满虫卵，后段和近肛门处则含幼虫。

(2) 幼虫　自阴门产出的幼虫，寄生在宿主横纹肌细胞内，长约 1mm，卷曲形成梭形囊包 (图 10-7)。

2. 生活史

旋毛虫成虫寄生于宿主的小肠内。幼虫则寄生于同一宿主的横纹肌细胞内，在肌肉内形成幼虫囊包，对新宿主具有感染性。

宿主主要是由于食入含活幼虫囊包的肉类及其制品而感染旋毛虫。食入的幼虫囊包在十二指肠液作用后，幼虫自囊包逸出，并钻入十二指肠及空肠上段的肠黏膜中，在感染后 48h 内，幼虫经 4 次蜕皮后发育为成虫，有些虫体可侵入腹腔或肠系膜淋巴结处寄生。大约在感染后的 5～7 天，雌虫子宫内的虫卵发育为幼虫，并开始产出幼虫。每条雌虫一生可产幼虫 1500～2000 条，产蚴期可持续 4～16 周或更长。雌虫寿命一般为 1～4 个月。

产于肠黏膜内的新生幼虫，侵入局部淋巴结或小静脉，随淋巴和血循环到达各种器官、组织或体腔，但只有侵入横纹肌细胞内的虫体才能进一步发育和长大，由于幼虫对肌细胞的刺激，引起周围出现炎症细胞浸润，纤维组织增生，大多在半年左右开始钙化，幼虫死亡，但有少数钙化囊包幼虫可存活数年，甚至长达 30 年之久（图 10-7）。

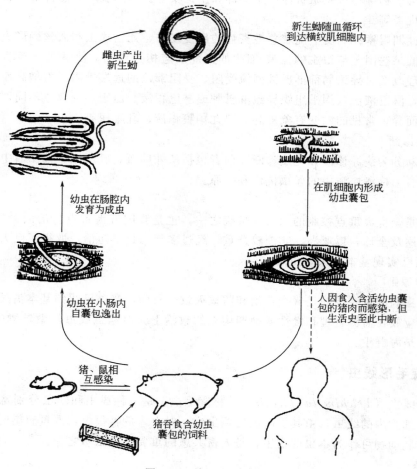

图 10-7　旋毛虫生活史

3. 致病性

旋毛虫的主要致病阶段是幼虫，其致病作用与食入幼虫囊包的数量、活力和侵犯部位以及人体对旋毛虫的免疫力等诸多因素有关。轻者可无症状，重者临床表现复杂多样，如未及时诊治，可在发病后 3～7 周内死亡。旋毛虫的致病过程可分为连续的三个过程，即侵入期、幼虫移行期、囊包形成期。

4. 实验诊断

采用肌肉组织活检法，取材部位多选自患者腓肠肌或肱二头肌。也可用患者吃剩的肉类，经压片或切片镜检幼虫及囊包即可确诊。免疫学试验具有较大的诊断意义，多用幼虫制备抗原。

5. 流行

旋毛虫病广泛流行于世界各地，但以欧美的发病率为高。旋毛虫病是一种动物疫源性疾病，目前已知猪、狗、羊、牛、鼠等120多种哺乳动物有自然感染，可作为本虫的保虫宿主，是人体旋毛虫病的主要传染源。

6. 防治原则

人体感染和爆发流行与生食肉类的习惯有关，预防的关键措施是把住"口关"，不吃生或半熟的肉类。另外，讲究个人饮食卫生；加强肉类和食品卫生管理；改善养猪方法，提倡圈养，查治牲畜，以减少传染源。本病的病原治疗药物有阿苯哒唑和甲苯哒唑，目前均以前者为首选药物。

小 结

线虫的小结

线虫	感染期	感染途径	寄生部位	诊断	致病	预防与治疗
似蚓蛔线虫	感染期虫卵	食入被虫卵污染的蔬菜、瓜果或经口吞入手指上感染期虫卵	小肠	直接涂片法粪检虫卵、沉淀法、饱和盐水浮聚法（受精蛔虫卵）、痰液检查幼虫	幼虫移行（机械性损伤：蛔虫性肺炎、哮喘、嗜酸性粒细胞增多症）；成虫（掠夺肠道半消化物致营养不良、变态反应、胆道蛔虫病）	加强粪便管理、注意个人卫生、饮食卫生、灭蝇、健康教育
毛首鞭形线虫	感染期虫卵	同似蚓蛔线虫，多与蛔虫同时存在，家蝇可为传播媒介	盲肠	粪便直接涂片法、沉淀集卵法、饱和盐水浮聚法查卵	成虫以组织液和血液为食（机械性损伤和分泌物刺激致肠道慢性炎症、贫血等）	同似蚓蛔线虫，并注意保护水源和环境卫生
蠕形住肠线虫	肛门附近或附着在污染物上的感染期虫卵	① 肛门-手-口直接感染；②接触感染和吸入感染（集体机构和家庭传播蛲虫的重要方式）	回盲部	透明胶纸拭子法、棉签拭子法查卵	肛门及会阴瘙痒，儿童夜惊、磨牙、蛲虫性阑尾炎、泌尿生殖系统和盆腔炎症	易治难防，讲究公共、个人、家庭卫生，教育儿童、定期烫洗被褥和清洗玩具
十二指肠钩口线虫、美洲板口线虫	丝状蚴	经毛囊、汗腺、口或皮肤破损处/吞入/胎盘	小肠	粪便直接涂片法、饱和盐水浮聚法检卵、钩蚴培养法	幼虫引起皮肤黏膜侵袭期（钩蚴性皮炎即"粪毒"）、肺部移行期 成虫引起慢性贫血、腹泻和异嗜症、婴儿钩虫病、消化道出血、嗜酸性粒细胞增多症	加强粪便管理、加强个人防护和防止感染，耕作时穿鞋下地
旋毛形线虫	幼虫囊包	食入含活幼虫囊包的肉类及其制品（尤其是猪肉）	成虫：小肠；幼虫：横纹肌细胞（同一宿主）	疼痛肌肉活检幼虫囊包	幼虫为主要致病阶段，侵入期（肠道炎症）、幼虫移行期（血管炎、肌炎）：发热、水肿、全身肌肉酸痛压痛）、囊包形成期（症状减轻）	不吃生或不熟的肉类、加强肉类和食品管理、改善养猪方法

续表

线虫	感染期	感染途径	寄生部位	诊断	致病	预防与治疗
班氏吴策线虫、马来布鲁线虫	蚊体内感染期蚴：丝状蚴	蚊子叮咬，经吸血伤口或正常皮肤，然后侵入淋巴管	两成虫均为浅表淋巴系统，马来丝虫：下肢、阴囊、肾盂等深部淋巴系统；均具有夜现周期性（白天肺毛细血管，夜晚外周血）	血内微丝蚴检查、体液和尿液内微丝蚴检查、组织内活检成虫、免疫诊断	微丝蚴、感染期蚴、成虫（主要）均致病。①微丝蚴血症②急性期过敏和炎症反应（淋巴管炎：下肢逆行性离心性发展的红线即"流火"、精索炎、附睾炎等）。③慢性期阻塞性病变：象皮肿（上下肢象皮肿见于两者，生殖系统象皮肿仅见于班氏丝虫病）、睾丸鞘膜积液、乳糜尿、隐性丝虫病	海群生。普查普治，防蚊灭蚊（我国已经达到基本消灭丝虫病），重点为监测管理和慢性或晚期病人的救治

第二节　吸　　虫

吸虫（trematode）属于扁形动物门的吸虫纲。种类繁多，但寄生于人体的吸虫主要有华支睾吸虫、布氏姜片虫、卫氏并殖吸虫和日本裂体吸虫。它们形态各异，生活史复杂，但基本的结构和发育过程略同，其共同特点有：①多呈叶状或长舌状，少数呈圆柱形；②均有口吸盘与腹吸盘；③除日本裂体吸虫外，均为雌雄同体。

一、华支睾吸虫

华支睾吸虫（*Clonorchis sinensis*），又称肝吸虫。成虫寄生于人及猫、犬等哺乳动物的肝胆管内，可引起华支睾吸虫病，又称肝吸虫病。

1. 形态

（1）成虫　形似葵花籽仁，半透明。因虫体内有一对前后排列分枝状睾丸而得名。

（2）虫卵　形状似芝麻粒，黄褐色，大小为 $29\mu m \times 17\mu m$，为蠕虫卵中最小的、一端有卵盖、肩峰，另一端有小疣状突起（图 10-8）。

2. 生活史

成虫寄生于人或哺乳动物的胆管内。虫卵随胆汁进入消化道混于粪便排出，在水中被第一中间宿主淡水螺（如赤水螺、沼螺）吞食后，在螺体消化道孵出毛蚴，穿过肠壁在螺体内发育，经历了胞蚴、雷蚴和尾蚴 3 个阶段。成熟的尾蚴从螺体逸出，遇到第二中间宿主淡水鱼类，则侵入鱼体内肌肉等组织发育为囊蚴。终宿主因食入含有囊蚴的鱼而被感染。囊蚴在十二指肠内经消化液作用脱囊发育为童虫，继而沿胆汁流动的逆方向移行，经胆总管至肝胆管。也可经血管或穿过肠壁经腹腔进入肝胆管内，通常在感染后 1 个月左右，发育为成虫（图 10-8）。成虫在人体的寿命可长达 20～30 年。

3. 致病性

华支睾吸虫病的危害性主要是患者的肝受损，是虫体在胆道寄生时的代谢产物和机械刺激的结果。病变主要在肝的次级胆管。轻度感染或感染的初期病变并不明显。重度感染并经

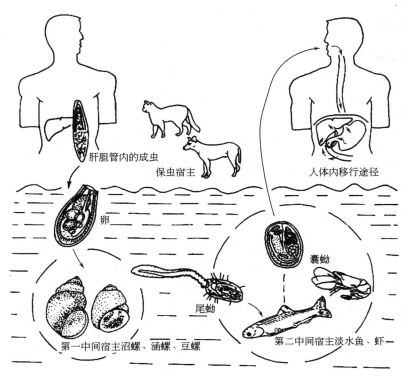

肝胆管内的成虫

保虫宿主

人体内移行途径

卵

囊蚴

尾蚴

第一中间宿主沼螺、涵螺、豆螺

第二中间宿主淡水鱼、虾

图 10-8　华支睾吸虫生活史

过相当长的时间后，胆管出现局限性的扩张，管壁增厚。大量的虫体可引起阻塞、胆汁滞留，如合并细菌感染可引起胆管炎和胆管肝炎。慢性感染可有大量的结缔纤维组织增生，附近的肝实质可有明显萎缩。

临床症状以疲乏、上腹不适、消化不良、腹痛、腹泻、肝区隐痛、头晕等较为常见，但许多感染者并无明显症状。常见的体征有肝肿大，脾肿大较少见，偶见发育欠佳类似侏儒症者。严重感染者在晚期可造成肝硬变、腹水，甚至死亡。

4. 实验诊断

（1）病原检查　检获虫卵是确诊的主要依据。但因虫卵小，粪便直接涂片法易于漏检，故多采用各种集卵法（如水洗离心沉淀法、乙醚沉淀法等）和十二指肠引流液进行离心沉淀检查。

（2）免疫诊断　皮内试验、间接血凝试验、对流免疫电泳试验、酶联免疫吸附试验、间接荧光抗体试验等都曾试用于华支睾吸虫病的辅助诊断。

5. 流行

华支睾吸虫的人体感染主要分布于远东，如中国、日本、朝鲜、越南和东南亚国家。我国除青海、宁夏、新疆、内蒙古、西藏等尚无报道外，已有 24 个省、市、自治区有不同程度的流行，华支睾吸虫病在一个地区流行的关键因素是当地人群有吃生的或未煮熟鱼肉的习惯。

6. 防治原则

大力做好卫生宣传教育工作，提高群众对本病传播途径的认识，自觉不吃生的或不熟的鱼虾。改进烹调方法和改变饮食习惯，注意分开使用切生、熟食物的菜刀、砧板及器皿。也不用生鱼喂猫、犬。积极治疗病人和感染者，是保护人民健康、减少传染源的积极措施。治疗药物目前吡喹酮为首选药。

二、布氏姜片虫

布氏姜片虫（*Fasciolopsis buski*）是寄生于人、猪小肠内的一种大型吸虫，也是人类最早认识的寄生虫之一。此病流行于亚洲。

1. 形态

（1）成虫　虫体肥厚，背腹扁平，形似姜片，新鲜时呈肉红色，死后呈暗灰色，长20～75mm，体表有体棘，为人体中最大的吸虫。口吸盘近体前端。腹吸盘靠近口吸盘后方，漏斗状，肌肉发达，较口吸盘大4～5倍，肉眼可见。

（2）虫卵　呈椭圆形，大小为 $(130～140)\mu m \times (80～85)\mu m$，是最大的蠕虫卵，淡黄色，卵壳薄，一端有不明显的卵盖。卵内含卵细胞一个，卵黄细胞约20～40个（图10-9）。

2. 生活史

布氏姜片虫的中间宿主为扁卷螺。受精卵随终宿主粪便排出，如到达水中，在适宜温度（26～32℃）下经3～7周发育成熟，孵出毛蚴。毛蚴侵入扁卷螺的淋巴间隙中，经1～2个月完成了胞蚴、母雷蚴、子雷蚴与尾蚴阶段的发育繁殖。成熟的尾蚴从螺体逸出，在水中的水生植物（如水红菱、荸荠、茭白）的物体表面，分泌出成囊物质包裹其体部，脱去尾部形成囊蚴。尾蚴亦可不附着在媒介植物或其他物体上，而能在水面结囊。终宿主食入囊蚴后，在消化液和胆汁的作用下脱囊，经1～3个月发育成成虫（图10-9）。

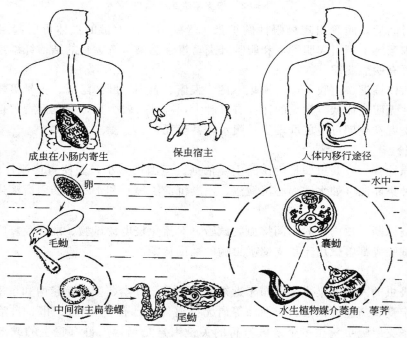

图 10-9　布氏姜片虫生活史

3. 致病性

成虫虫体较大，吸盘发达，吸附力强，造成的肠机械性损伤较其他肠道吸虫明显，数量多时还可覆盖肠壁，妨碍吸收与消化，其代谢产物被吸收后可引起变态反应。被吸附的黏膜可发生炎症、出血、水肿、坏死、脱落以至溃疡。虫数多时常出现腹痛和腹泻，营养不良，消化功能紊乱，还可有腹泻与便秘交替出现，甚至肠梗阻。

4. 实验诊断

粪便检获虫卵是确诊姜片虫感染的依据，因虫卵大，容易识别，一般用直接涂片法即可检出。

5. 流行

本病主要分布在亚洲的温带和亚热带的一些国家。国内除东北、内蒙古、新疆、西藏、青海、宁夏等省外，18 个省、区已有报道。近几年由于农业生产改革及市场经济的发展，以及养猪饲料和饲养条件的改变，我国各地人和猪姜片虫病流行情况发生明显变化，许多经济发展较快的地区感染率迅速下降，一些地区出现新的流行点。该病的流行取决于流行区存在传染源、中间宿主与媒介，尤其是居民有生食水生植物的习惯。

6. 防治原则

加强粪便管理，防止人、猪粪便通过各种途径污染水体；大力开展卫生宣教，勿生食未经刷洗及沸水烫过的水生植物，如菱角、茭白等。勿饮生水，勿用被囊蚴污染的青饲料喂猪；在流行区开展人和猪的姜片虫病普查普治工作，吡喹酮是首选药物；选择适宜的杀灭扁卷螺的措施。

三、卫氏并殖吸虫

卫氏并殖吸虫（*Paragonimus westermani*）又称肺吸虫，成虫主要寄生于人及猫、犬科动物的肺部，亦可寄生于其他器官，引起并殖吸虫病，又称肺吸虫病。

1. 形态

（1）成虫　虫体肥厚，腹面扁平，背侧隆起，形似半粒花生米。活体呈红褐色，半透明。固定标本呈椭圆形，体长 7.5～12mm，宽 4～6mm，厚 3.5～5.0mm，口、腹吸盘大小略同，腹吸盘位于体中横线之前。卵巢与子宫并列于腹吸盘之后，睾丸分支，左右并列约在虫体后端 1/3 处。

（2）虫卵　金黄色，椭圆形，大小为（80～118）μm×（48～60）μm，最宽处多近卵盖一端。卵盖大，常略倾斜。卵内含 10 多个卵黄细胞（图 10-10）。

2. 生活史

本虫的终宿主除人外，主要为肉食哺乳动物如犬、猫。第一中间宿主为生活于淡水的川卷螺类。第二中间宿主为淡水蟹和蝲蛄。

成虫主要寄生于肺，所形成的虫囊往往与支气管相通，虫卵随粪便或经气管随痰排出。卵入水后，在适宜条件下约经 3 周左右发育成熟并孵出毛蚴。毛蚴在水中活动，如遇川卷螺，则侵入并发育，经过胞蚴、母雷蚴、子雷蚴的发育和无性增殖阶段，最后形成许多具有小球形尾的短尾蚴。成熟的尾蚴从螺体逸出后，侵入淡水蟹或蝲蛄，或随螺体一起被吞食而进入第二中间宿主体内。在蟹和蝲蛄肌肉、内脏或腮上形成球形或近球形囊蚴。人吃了含有囊蚴的淡水蟹或蝲蛄而感染。

囊蚴经消化液作用，在小肠内幼虫脱囊而出发育成童虫。童虫靠前端腺分泌液及强有力的活动，穿过肠壁进入腹腔，徘徊于各器官之间或邻近组织及腹壁。经过 1～3 周窜扰后，穿过膈经胸腔进入肺。在移行过程中，虫体逐渐长大，最后在肺中形成虫囊。自囊蚴进入终宿主再到肺成熟产卵，约需两个多月（图 10-10）。

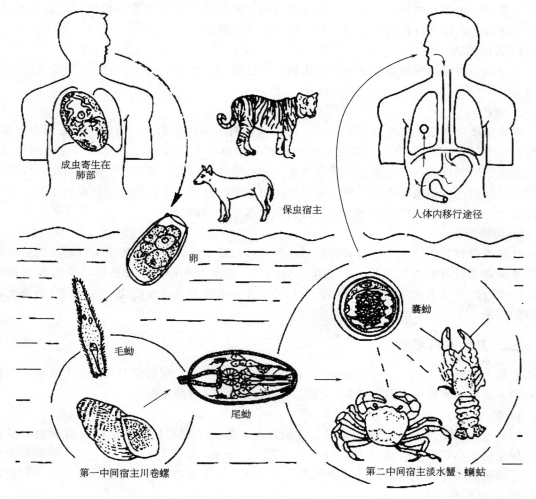

成虫寄生在肺部

保虫宿主

人体内移行途径

卵

毛蚴

尾蚴

囊蚴

第一中间宿主川卷螺

第二中间宿主淡水蟹、蝲蛄

图 10-10 肺吸虫生活史

3. 致病性

卫氏并殖吸虫的致病，主要是童虫、成虫在人体组织与器官内移行、串扰、寄居造成的机械性损伤，以及代谢产物等引起的免疫病理反应。根据病变过程可分为急性期和慢性期，急性期轻者仅表现为食欲不振、乏力、消瘦、低热等非特异性症状。重者发病急，毒性症状明显，如高热、腹痛、腹泻等。慢性期包括脓肿期、囊肿期、纤维疤痕期3期。

4. 实验诊断

（1）病原诊断

① 痰或粪便虫卵检查 查获并殖吸虫虫卵可确诊。

② 活检 皮下包块或结节手术摘除可能发现童虫，或典型的病理变化。

（2）免疫实验 常有皮内实验、酶联免疫吸附实验、循环抗原检测等。阳性符合率可高达90%以上。

5. 流行

卫氏并殖吸虫分布广泛，病人和贮存宿主是本病的传染源。贮存（保虫）宿主包括家畜

（如犬、猫）和一些野生肉食类动物（如虎、豹、狼、狐、豹猫、大灵猫、貉等）。疫区有生吃或半生吃溪蟹、蝲蛄的习惯。

6. 防治原则

宣传教育是预防本病最重要的措施，提供熟食或不生吃溪蟹和蝲蛄，不饮用生水。常用治疗药物有硫双二氯酚，主要作用于虫体生殖器官；吡喹酮，具有疗效高、毒性低、疗程短等优点。

四、日本裂体吸虫

日本裂体吸虫（*Schistosoma japonicum*）又称日本血吸虫。其成虫寄生于人及牛、马等哺乳动物的肠系膜下静脉内，引起血吸虫病。血吸虫病是发展中国家最为重要的寄生虫病之一。

1. 形态

（1）成虫 雌雄异体。雄虫乳白色，长 12～20mm，前端有发达的口吸盘和腹吸盘，腹吸盘以下，虫体向两侧延展，并略向腹面卷曲，形成抱雌沟。雌虫前细后粗，形似线虫，体长 20～25mm，腹吸盘大于口吸盘，常居留于抱雌沟内，与雄虫合抱（图 10-11）。

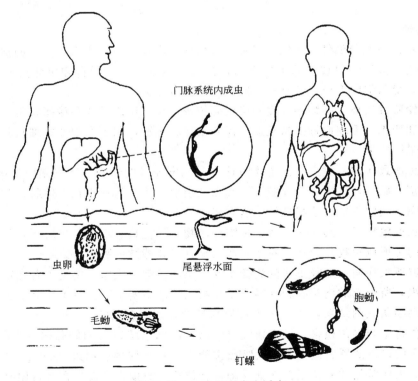

图 10-11 日本血吸虫生活史

（2）虫卵 成熟虫卵大小平均 $89\mu m \times 67\mu m$，椭圆形，淡黄色，卵壳厚薄均匀，无卵盖，卵壳一侧有一小刺，表面常附有宿主组织残留物，卵壳下面有薄的胚膜。成熟虫卵内含有一毛蚴（图 10-11）。

（3）尾蚴 血吸虫尾蚴属叉尾型，由体部及尾部组成，尾部又分尾干和尾叉。全身体表被有小棘并具有许多单根纤毛的乳突状感觉器。口位于体前端正腹面，腹吸盘位于体部后

1/3 处，由发达的肌肉构成，具有较强的吸附能力（图 10-11）。

2. 生活史

日本血吸虫的生活史比较复杂，包括在终宿主体内的有性生殖和在中间宿主钉螺体内的无性生殖的交替。生活史分成虫、虫卵、毛蚴、母胞蚴、子胞蚴、尾蚴、童虫 7 个阶段。

日本血吸虫成虫寄生于人及多种哺乳动物的门脉-肠系膜静脉系统。雌虫产卵于静脉末梢内，虫卵主要分布于肝及结肠肠壁组织，虫卵发育成熟后，肠黏膜内含毛蚴虫卵脱落入肠腔，随粪便排出体外。含虫卵的粪便污染水体，在适宜条件下，卵内毛蚴孵出。毛蚴在水中遇到适宜的中间宿主钉螺，侵入螺体并逐渐发育。先形成袋形的母胞蚴，其体内的胚细胞可产生许多子胞蚴，子胞蚴逸出，进入钉螺肝内，其体内胚细胞陆续增殖，分批形成许多尾蚴。尾蚴成熟后离开钉螺，常分布在水的表层，人或动物与含有尾蚴的水接触后，尾蚴经皮肤而感染。尾蚴侵入皮肤，脱去尾部，发育为童虫。童虫穿入小静脉或淋巴管，随血流或淋巴液带到右心、肺，穿过肺泡小血管到左心并运送到全身。大部分童虫再进入小静脉，顺血流入肝内门脉系统分支，童虫在此暂时停留，并继续发育。当性器官初步分化时，遇到异性童虫即开始合抱，并移行到门脉-肠系膜静脉寄居，逐渐发育成成虫（图 10-11）。自尾蚴侵入宿主至成虫成熟并开始产卵约需 24 天，日本血吸虫成虫的平均寿命约 4.5 年，最长可活40 年之久。

3. 致病性

血吸虫发育的不同阶段，尾蚴、童虫、成虫和虫卵均可对宿主引起不同的损害和复杂的免疫病理反应。由于各期致病因子的不同，宿主受累的组织、器官和机体反应性也有所不同，引起的病变和临床表现亦具有相应的特点和阶段性。

（1）尾蚴所致疾病　尾蚴穿过皮肤可引起皮炎，局部出现丘疹和瘙痒，是一种速发型变态反应。病理变化为毛细血管扩张充血，伴有出血、水肿，周围有中性粒细胞和单核细胞浸润。产生尾蚴性皮炎。

（2）童虫所致疾病　童虫在宿主体内移行时，所经过的器官（特别是肺）出现血管炎，毛细血管栓塞、破裂，产生局部细胞浸润和点状出血。当大量童虫在人体移行时，患者可出现发热、咳嗽、痰中带血、嗜酸性粒细胞增多。

（3）成虫所致疾病　其代谢产物、虫体分泌物、排泄物、虫体外皮层更新脱落的表质膜等，在机体内可形成免疫复合物，对宿主产生损害。如静脉内膜炎等。

（4）虫卵所致疾病　血吸虫病的病变主要由虫卵引起。虫卵主要是沉着在宿主的肝及结肠肠壁等组织，所引起的肉芽肿和纤维化是血吸虫病的主要病变。日本血吸虫虫卵肉芽肿的形成机制在动物研究的结果表明，是 T 细胞介导的Ⅳ型变态反应。

（5）异位寄生与异位损害　日本血吸虫成虫在门脉系统以外的静脉内寄生称异位寄生，而见于门脉系统以外的器官或组织的血吸虫虫卵肉芽肿则称异位损害（ectopic lesion）或异位血吸虫病。人体常见的异位损害在脑和肺。异位寄生与损害多发生在大量尾蚴感染的急性期，而慢性期及晚期患者也可出现。

4. 实验诊断

（1）病原诊断

① 直接涂片法　此方法简便，但虫卵检出率低。

② 毛蚴孵化法　由于孵化法可采用全部粪便沉渣，发现虫卵的机会较直接涂片法大。

③ 定量透明法　用作血吸虫虫卵计数。常用的计算方法为 kato 厚片法。可测定人群感

染情况，并可考核防治效果。

④ 直肠黏膜活体组织检查 适用于诊断晚期血吸虫病病人。

（2）免疫诊断

① 皮内试验 一般皮内试验与粪检虫卵阳性的符合率为 90% 左右，但可出现假阳性或假阴性反应，与其他吸虫病可产生较高的交叉反应；并且病人治愈后多年仍可为阳性反应。此法简便、快速，通常用于现场筛选可疑病例。

② 检测抗体 血吸虫病人血清中存在特异性抗体，包括 IgM、IgG、IgE 等，如受检者未经病原治疗，而特异性抗体呈阳性反应，对于确定诊断意义较大；如已经病原治疗，特异性抗体阳性，并不能确定受检者体内仍有成虫寄生，因治愈后，特异性抗体在体内仍可维持较长时间。

③ 检测循环抗原 循环抗原是生活虫体排放至宿主体内的大分子微粒，主要是虫体排泄物、分泌物或表皮脱落物具有抗原特性，又可为血清免疫学试验所检出。从理论上讲，循环抗原的检测有其自身的优越性，不仅能反映活动性感染，而且可以评价疗效和估计虫荷。

5. 流行

日本血吸虫病流行于亚洲的中国、日本、菲律宾、印度尼西亚。日本血吸虫病是人兽共患寄生虫病，其终宿主除人以外，有多种家畜和野生动物。在传播途径的各个环节中，含有血吸虫虫卵的粪便污染水源、钉螺的存在以及群众接触疫水，是三个重要的环节。而钉螺是日本血吸虫的唯一中间宿主。

6. 防治原则

（1）查治病人、病牛，消灭传染源 耕牛是重要的保虫宿主，在防治中切不可忽视。查出的病人、病牛要及时治疗。20 世纪 70 年代我国合成了吡喹酮，是一种安全、有效、使用方便的治疗药物。对晚期患者常在接受中药调理后，再进行杀虫治疗或外科手术治疗等。

（2）控制和消灭钉螺。

（3）加强粪便管理，搞好个人防护 结合农村爱国卫生运动，管好人、畜粪便，防止污染水体。另外，要加强宣传教育，特别是对易感人群的健康教育很重要，引导人们的行为、习惯和劳动方式到重视自我保健的轨道上来。

小 结

吸虫的小结

吸虫	中间宿主	终宿主	感染期	感染途径	寄生部位	诊断	致病	预防与治疗
华支睾吸虫	第一：淡水螺（纹沼螺、长角涵螺）；第二：淡水鱼虾	人、猫、狗等；保虫宿主猫、狗、猪	囊蚴	生吃淡水鱼等	肝胆管内	改良加藤厚膜涂片法粪检虫卵、集卵法、十二指肠引流胆汁检查	肝损害为主，胆管炎、胆结石、肝硬化	不生吃鱼或未煮熟的鱼肉或虾，加强粪便管理，做好宣传教育
布氏姜片虫	扁卷螺；传播媒介：菱角、荸荠等水生植物	人、猪（亦为保虫宿主）	囊蚴	生吃菱角、喝生水等	小肠上段	粪便浓集法检查虫卵	肠炎、脓肿、溃疡、肠梗阻等	不生吃菱角、不喝河溏内生水，开展健康教育，加强粪便管理

续表

吸虫	中间宿主	终宿主	感染期	感染途径	寄生部位	诊断	致病	预防与治疗
卫氏并殖吸虫	第一：淡水螺（川卷螺）；第二：淡水蟹、蝲蛄	人兽共患；保虫宿主多种	囊蚴	生吃溪蟹、蝲蛄，喝生水等	成虫：肺；童虫：移行	粪便、痰液检查虫卵，摘下的皮下包块检查成虫、童虫	童虫在组织器官中移行、成虫定居所致（胸肺型、腹型、皮下包块型、脑脊髓型等）	不生吃溪蟹、蝲蛄，不生饮疫区水，宣传教育
日本血吸虫	钉螺	人以及其他哺乳动物	尾蚴	含血吸虫卵的粪便污染水体 → 水体中存在钉螺 → 人群接触疫水	门脉-肠系膜静脉系统	粪便直接涂片法、毛蚴孵化法、直肠镜活组织检查、环卵沉淀试验/酶联免疫吸附试验等	尾蚴：尾蚴性皮炎；童虫：一过性血管炎；成虫：静脉内膜炎、成熟虫卵：干线性肝硬化	人畜同步化治疗，灭螺，粪便管理，安全供水，避免接触疫水

第三节　绦　　虫

一、概述

绦虫（cestode）或称带虫，属于扁形动物门的绦虫纲。寄生人体的绦虫有30余种，分属于多节绦虫亚纲的圆叶目和假叶目。绦虫成虫大多寄生在脊椎动物的消化道中，生活史多为复杂型，需要1~2个中间宿主。人可作为一些绦虫的终宿主或中间宿主。

1. 形态

（1）成虫　细长如带，分节，白色或乳白色，体长数毫米至数米不等，因虫种而异。虫体一般可分为头节、颈部和链体。

① 头节　细小，呈球形、梨形或指状，上有小沟、吸盘或吸槽，可以挂钩和吸附在小肠内壁。

② 颈部　位于头节之后，细而不分节，内有生发细胞，具生发功能，由此向后发出新的节片构成链体。

③ 链体　由若干节片组成，数目因虫种而异，少者3~4节，多者可达数千节。根据其内部生殖器官的发育程度，分为：幼节、成节、孕节。

a. 幼节　较小，节片内生殖器官尚未发育成熟。

b. 成节　较大，节片内有成熟的雌、雄生殖器官。

c. 孕节　最大，内含充满虫卵的子宫，其他器官均退化消失。孕节可陆续从链体脱落，新的节片不断从颈部长出。

（2）幼虫　绦虫在中间宿主体内的发育阶段称为幼虫期或中绦期，各种绦虫中绦期的形态、结构、名称各不相同，如囊尾蚴、棘球蚴、似囊尾蚴、原尾蚴、裂头蚴，但均为囊状物。致病较成虫严重，且是寄生虫的感染阶段。

（3）虫卵　两个目的绦虫卵形态明显不同，假叶目绦虫卵与吸虫卵相似，为椭圆形，卵壳较薄，一端有小盖，卵内含一个卵细胞和若干个卵黄细胞。圆叶目绦虫卵多呈圆球形，卵壳很薄，内有一很厚的胚膜，卵内是已发育的幼虫，具有3对小钩，称六钩蚴。

2. 生活史

绦虫的成虫寄生于脊椎动物的消化道中，虫卵自子宫孔排出或随孕节脱落而排出，被中间宿主吞食后，在组织内发育为囊性幼虫，被终宿主误食后，在小肠内发育为成虫。

3. 致病性

绦虫成虫寄生于宿主肠道，可大量地掠夺宿主的营养，但引起症状的主要原因却是虫体固着器官吸盘和小钩以及微毛对宿主肠道的机械性刺激和损伤，以及虫体释放出的代谢产物的刺激。

绦虫幼虫在人体寄生造成的危害远较成虫为大，裂头蚴和囊尾蚴可在皮下和肌肉内引起结节和游走性包块。若侵入眼、脑等重要器官则可引起严重后果。棘球蚴在肝、肺等处亦造成严重危害，其囊液一旦进入宿主组织更可诱发变态反应而致休克，甚至死亡。

二、链状带绦虫

链状带绦虫（*Taenia solium*）又称猪肉绦虫、猪带绦虫或有钩绦虫，是我国主要的人体寄生绦虫。古代医籍中称之为寸白虫或白虫。人是猪带绦虫的终宿主，但也可成为中间宿主。猪囊尾蚴是猪带绦虫的中绦期，猪囊尾蚴病远较猪带绦虫病的危害严重得多。

1. 形态

（1）成虫　乳白色，扁长如带，薄而透明，长约2～4m，前端较细，向后渐扁阔。头节近似球形，直径0.6～1mm，除有4个吸盘外，顶端还具顶突，其上有小钩22～36个，排列成内外两圈。颈部纤细，直径仅约头节之半。链体上的节片数约700～1000片，链体依次分为幼节、成节、孕节。

（2）虫卵　呈球形或近似球形，直径31～43μm。卵壳很薄，内为胚膜。胚膜较厚，棕黄色，在光镜下呈放射状的条纹。胚膜内含球形的六钩蚴，直径约14～20μm，有3对小钩（图10-12）。

（3）猪囊尾蚴　俗称囊虫，如黄豆大小［5cm×(8～10)cm］，为白色半透明的囊状物，囊内充满透明的囊液。囊壁分两层，外为皮层，内为间质层，有一向内翻卷收缩的头节。

2. 生活史

人是猪带绦虫的最主要的终宿主，也可作为其中间宿主。猪和野猪是主要的中间宿主。成虫寄生于人的小肠上段，头节深埋于肠黏膜内，孕节常单独或5～6节相连地从链体脱落，随粪便排出，当虫卵或节片被猪等中间宿主吞食，虫卵在小肠内经消化液作用，胚膜破裂，六钩蚴逸出，然后借其小钩和分泌物的作用，钻入小肠壁，经循环或淋巴系统而到达中间宿主身体各处。约经10周后，囊尾蚴发育成熟。囊尾蚴在猪体内寄生的部位为运动较多的肌肉，囊尾蚴在猪体内可存活数年，被囊尾蚴寄生的猪肉俗称为"米猪肉"或"豆猪肉"。当人误食生的或未煮熟的含囊尾蚴的猪肉后，囊尾蚴在小肠受胆汁刺激而翻出头节，附着于肠壁，约经2～3个月发育为成虫并排出孕节和虫卵，成虫在人体内寿命可达25年以上（图10-12）。

当人误食虫卵或孕节后，可在人体发育成囊尾蚴，但无法继续发育为成虫。

3. 致病性

（1）成虫所致疾病　成虫寄生于人体小肠，肠绦虫病的临床症状一般轻微。少数患者有上腹或全腹隐痛、消化不良、腹泻、体重减轻等症状。

（2）囊尾蚴所致疾病　囊尾蚴病是严重危害人体的寄生虫病之一，俗称囊虫病，均因误

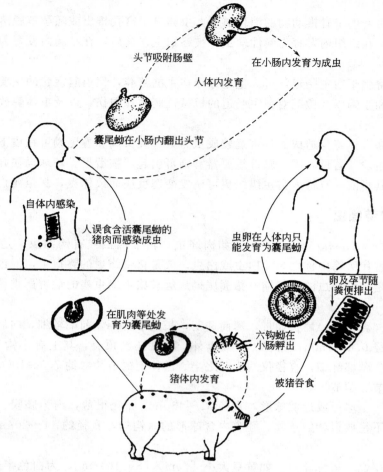

图 10-12　猪带绦虫生活史

食虫卵或节片所致，危害程度因囊尾蚴寄生的部位和数量不同而异。人体感染方式有三种：①自体内感染，如绦虫病患者反胃、呕吐时，肠道的逆蠕动将孕节反入胃中引起感染。②自体外感染，患者误食自己排出的虫卵而引起再感染。③异体（外来）感染，误食他人排出的虫卵引起。猪带绦虫病和囊尾蚴病，可单独发病，也可同时存在。人体囊尾蚴病依其主要寄生部位可分为三类：皮下及肌肉囊尾蚴病、脑囊尾蚴病、眼囊尾蚴病。

4. 实验诊断

（1）猪带绦虫病的诊断　猪带绦虫病是由于吃了生的或未煮熟的"米猪肉"所致，故询问上述吃肉方式以及节片排出史对发现病人有一定意义。检查虫卵常用的方法有生理盐水直接涂片法、饱和盐水漂浮法。

（2）囊尾蚴病的诊断　询问病史有一定意义，诊断方法应根据寄生部位进行选择。免疫诊断可作为辅助诊断，方法有 IHA、ELISA 等。

5. 流行

猪带绦虫在全世界分布很广，主要分布在黑龙江、云南、河南等省，该病的流行因素主要是由于猪饲养不当，有的地方不用猪圈，或是仔猪散养，或是厕所直接建造于猪圈之上（连茅圈），猪可吞食粪便，造成了猪感染的机会。在猪带绦虫病严重的流行区，当地居民有爱吃生的或未煮熟的猪肉的习惯，对本病的传播起着决定性的作用。猪囊尾蚴感染或流行的原因是因为误食猪带绦虫卵所致，也有一部分是由于自身感染所致。

6. 防治原则

各地防治猪带绦虫病的经验是抓好"驱、管、检"的综合防治措施。

（1）治疗病人 驱绦虫药物较多，槟榔、南瓜籽合剂疗法、吡喹酮、甲苯咪唑、阿苯哒唑等都有较好的驱虫效果。

（2）管理厕所猪圈 发动群众管好厕所、建圈养猪，控制人畜互相感染。

（3）注意个人卫生 必须大力宣传本病的危害性，革除不良习惯，不吃生肉。饭前便后洗手，以防误食虫卵。烹调时务必将肉煮熟。切生熟肉的刀和砧板要分开。

（4）严格肉类检疫。

三、肥胖带绦虫

1. 形态

肥胖带绦虫又称牛带绦虫，外形与猪带绦虫很相似。但虫体大小和结构有差异，主要区别见表 10-1。两种带绦虫的虫卵在形态上难以区别。

表 10-1 两种带绦虫的区别

区别点	猪带绦虫	牛带绦虫
虫体长	2～4m	4～8m
节片	700～1000 节，较薄、略透明	1000～2000 节，较厚、不透明
头节	球形，直径约 1mm，具顶突和 2 圈小钩，约25～50 个	略呈方形，直径 1.5～2.0mm，无顶突及小钩
成节	卵巢分左右两叶和中央小叶	卵巢只分 2 叶，子宫前端常可见短小的分支
孕节	子宫分支不整齐，每侧约为 7～13 支	子宫分支较整齐，每侧约 15～30 支，枝端多有分叉
囊尾蚴	头节具顶突和小钩，可寄生人体引起囊尾蚴病	头节无顶突及小钩，一般不寄生于人体

2. 生活史

人是牛带绦虫唯一的终宿主。成虫寄生在人的小肠上段，孕节多逐节或相连的数节脱离链体，随宿主粪便排出。当中间宿主牛吞食到虫卵或孕节后，虫卵内的六钩蚴即在其小肠内孵出，然后钻入肠壁，随血循环到周身各处，尤其是到运动较多的股、肩、心、舌和颈部等肌肉内，经 60～75 天发育为牛囊尾蚴。牛囊尾蚴寿命可达 3 年。人若吃到生的或未煮熟的含有囊尾蚴的牛肉，经肠消化液的作用，囊尾蚴的头节即可翻出并吸附于肠壁，经 8～10 周发育为成虫（图 10-13）。成虫寿命约 20～30 年。

3. 致病性

患者一般无明显症状，仅时有腹部不适、消化不良、腹泻或体重减轻等症状。多数并有孕节自动从肛门逸出和肛门瘙痒的症状。脱落的孕节在肠内移动可引起回盲部剧痛。

4. 实验诊断

通过粪检可查到虫卵甚至孕节，采用肛门拭子法或透明胶纸法可提高虫卵检出的阳性率。

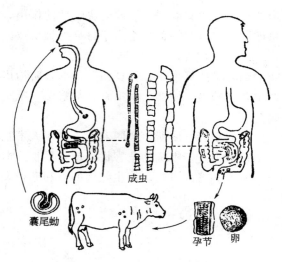

图 10-13　牛带绦虫生活史

5. 流行

牛带绦虫呈世界性分布，在喜食牛肉，尤其是有吃生的或不熟牛肉习惯的地区和民族中形成流行，其中以西藏的感染率最高可达到 70％以上，造成牛带绦虫病地方性流行的主要因素是病人和带虫者粪便污染牧草和水源以及居民食用牛肉的方法不当。

6. 防治原则

① 治疗病人和带虫者。驱虫常用槟榔、南瓜籽合剂疗法。该法疗效高，副反应小。其他的驱虫药物有吡喹酮、阿苯哒唑、甲苯咪唑，都有很好的疗效。

② 注意牧场清洁，管理好人粪便，勿使污染牧场水源，避免牛受感染。

③ 加强卫生宣教，注意饮食卫生，改变不卫生的饮食习惯，不吃生肉和不熟的肉。

④ 加强肉类检查，禁止出售含囊尾蚴的牛肉。

小　结

绦虫的比较

绦虫	中间宿主	终宿主	感染期	感染途径	寄生部位	诊断	致病	预防与治疗
链状带绦虫	猪、野猪/人	人	囊尾蚴（可寄生于人体）、虫卵	误吃虫卵、节片：①自体内感染；②自体外感染；③异体感染	小肠	猪带绦虫病：粪检检查头节、孕节（子宫分支数）；囊尾蚴病：发现皮下囊尾蚴结节等	囊尾蚴病：脑（癫痫发作、颅内压增高、精神症状）、眼、皮下肌肉	药物：槟榔、南瓜籽合剂；手术：特别是眼囊尾蚴病；管理厕所猪圈、注意个人卫生、不生吃肉、加强肉类检查
肥胖带绦虫	牛	人	囊尾蚴（不寄生于人体）、虫卵不感染	吃生的或不熟的牛肉	小肠	粪检检查孕节（子宫分支数）、肛门拭子法查虫卵	一般无明显症状，腹部不适，孕节自动从肛门逸出、肛门瘙痒	注意牧场清洁、粪便管理，勿使污染牧场水源，避免牛受感染，卫生宣教，加强肉类检查

练习题

一、名词解释

1. 医学蠕虫　2. 土源性蠕虫　3. 生物源性蠕虫　4. 夜现周期性　5. 米猪肉

二、填空题

1. 所学线虫中，生活史过程需要中间宿主的是_____、_____。

2. 肛门拭子法或透明胶纸法主要用来检查_____、_____两种寄生虫感染。

3. 旋毛虫的_____和_____均可寄生于同一宿主体内。

4. 对于检查两种微丝蚴的合适采血时间是_____，其依据是_____。

5. 牛带绦虫的终宿主是_____，中间宿主_____。

6. 所学蠕虫最大的虫卵是_____，最小的虫卵是_____。

7. 在肠道寄生的线虫有_____、_____、_____、_____。

8. 能感染人体的蛔虫卵是指经外界发育约_____周，卵壳内含一条_____幼虫的虫卵。

9. 能引起肝硬化的吸虫主要有_____和_____。

10. 日本血吸虫的成虫寄生于人体的_____内，以_____为食，中间宿主是_____，保虫宿主有_____、_____、_____等。

三、选择题

1. 下列哪种线虫不属于土源性蠕虫（　）。

A. 蛔虫　　B. 钩虫　　C. 蛲虫　　D. 丝虫

2. 蛔虫感染最常见的并发症为（　）。

A. 幼虫移行造成组织损伤　　B. 营养不良
C. 胆道蛔虫病　　D. 幼虫引起的超敏反应

3. 钩、蛔虫生活史中移行路线的描述错误的是（　）。

A. 起始部位不同　B. 终点部位相同　C. 都经过肺　D. 都经过肝

4. 从睡眠后的小儿肛周找到长约1cm的白色小虫，其可能是（　）。

A. 雌蛲虫　　B. 雄蛲虫　　C. 钩虫　　D. 鞭虫

5. 下述寄生虫成虫寄生部位可能相同者是（　）。

A. 钩虫与鞭虫　B. 蛔虫与鞭虫　C. 鞭虫与蛲虫　D. 蛲虫与旋毛虫

6. 姜片虫的重要保虫宿主是（　）。

A. 牛　　B. 马　　C. 猪　　D. 犬

7. 血吸虫的主要致病阶段是（　）。

A. 虫卵　　B. 尾蚴　　C. 童虫　　D. 成虫

8. 人类感染肺吸虫是因为（　）。

A. 误食含活囊蚴的鱼虾　　B. 误食含活囊蚴的蝲蛄
C. 误食含虫卵的鱼虾　　D. 误食含虫卵的溪蟹

9. 牛带绦虫的危害远不及猪带绦虫大的原因是（　）。

A. 头节无小钩对消化系统的损害小
B. 孕节可自动逸出，就医及时
C. 牛囊尾蚴不寄生于人体故不引起牛囊虫病

    D. 人群无吃生的或半生牛肉的习惯

10. 与猪囊虫病感染无关的因素是（　　　）。

    A. 误食虫卵经口感染　　　　　　　　B. 肛门-手-口途径

    C. 自体内重复感染　　　　　　　　　D. 生吃或半生吃含囊尾蚴的猪肉

四、简答题

1. 蛔虫具有钻孔习性，根据所学解剖知识，指出蛔虫可能钻入人体哪些部位？

2. 试述钩虫病病人的临床表现及原因。

3. 试述血吸虫虫卵的致病作用。

4. 如何区分肺吸虫皮下结节与猪囊虫病皮下结节？

5. 试述猪带绦虫和牛带绦虫生活史的不同之处，哪一种对人体的危害大，为什么？

第十一章
原虫

 学习目标 ▶▶

1. 掌握医学原虫的生活史。
2. 熟悉医学原虫的致病特点。
3. 了解医学原虫的基本形态、分类及其与医学关系。

原虫为单细胞真核动物，体积微小而能独立完成生命活动的全部生理功能。在自然界分布广泛，种类繁多，迄今已发现约 65000 余种，多数营自生或腐生生活，分布在海洋、土壤、水体或腐败物内。约有近万种为寄生性原虫，生活在动物体内或体表。医学原虫是寄生在人体管腔、体液、组织或细胞内的致病及非致病性原虫，约 40 余种。其中的一些种类以其独特的生物学和传播规律危害人群或家畜，构成广泛的区域性流行。

原虫依据其运动细胞器的不同，分为叶足纲、动鞭毛纲、毛基裂纲和孢子虫纲。本章重点介绍叶足纲的溶组织内阿米巴、动鞭毛纲的阴道毛滴虫、孢子虫纲的疟原虫。

第一节　溶组织内阿米巴

溶组织内阿米巴（*Entamoeba histolytica* Schaudinn），即痢疾阿米巴，为侵袭型阿米巴病的病原虫，主要寄生于结肠，引起阿米巴痢疾和各种类型的阿米巴病，为全球分布，多见于热带与亚热带。据统计，在全球超过 5 亿的阿米巴感染者中，侵袭型的年发病率高达4000 万例以上，至今每年死于阿米巴病的人数不少于 4 万人，当前在医学上的重要性已被认为仅次于疟疾与血吸虫病。

一、形态

（1）滋养体　大小在 10～60μm 之间，当其从有症状患者组织中分离时，常含有摄入的红细胞，有时也可见白细胞和细菌。滋养体借助伪足而运动，有透明的外质和富含颗粒的内质，具一个泡状核，直径 4～7μm。核膜边缘有均匀分布、大小一致的核周染色质粒（图11-1）。

（2）包囊　滋养体在肠腔以外的脏器或外界不能成囊。在肠腔内滋养体逐渐缩小，停止活动变成包囊。在未成熟包囊中有糖原泡，四核包囊为成熟包囊，圆形，直径10～20μm，核为泡状核，与滋养体的核相似但稍小（图 11-1）。

二、生活史

人为溶组织内阿米巴的适宜宿主，猫、狗和鼠等也可作为偶尔的宿主。溶组织内阿米巴

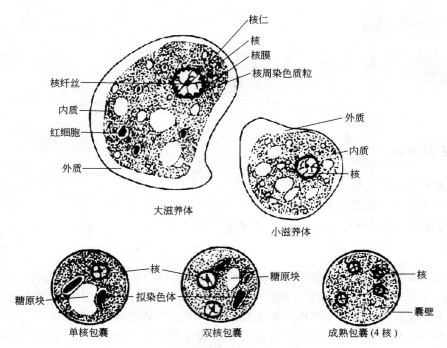

图 11-1 溶组织内阿米巴的形态

的生活史包括包囊期和滋养体期。其感染期为含四核的成熟包囊。被粪便污染的食品、饮水中的感染性包囊经口摄入通过胃和小肠，在回肠末端或结肠的中性或碱性环境中，由于包囊中的虫体运动和肠道内酶的作用，包囊壁在某一点变薄，囊内虫体多次伸长，伪足伸缩，虫体脱囊而出。四核的虫体经三次胞质分裂和一次核分裂发展成 8 个滋养体，随即在结肠上端摄食细菌并进行二分裂增殖。虫体在肠腔内下移的过程中，随着肠内容物的脱水和环境变化等因素的刺激，而形成圆形的前包囊，分泌出厚的囊壁，经二次有丝分裂形成四核包囊，随粪便排出。包囊在外界潮湿环境中可存活并保持感染性数日至一个月，但在干燥环境中易死亡。

　　当宿主机体抵抗力降低、肠功能紊乱以及肠壁受损时，小滋养体可侵入肠壁组织中，吞噬红细胞和组织细胞，转变为组织型大滋养体，并大量繁殖，不断破坏和溶解肠壁组织，形成肠壁溃疡。部分大滋养体可随溃疡组织落入肠腔，随宿主粪便排出。在肠壁内的大滋养体有时可随血流至肝、肺、脑等部位寄生繁殖，引起肠外阿米巴。大滋养体不能直接形成包囊，当离开肠壁组织落入肠腔，则可转变为小滋养体。大、小滋养体随人粪排出后迅速死亡。包囊对外界环境有较强的抵抗力，存活时间较长（图 11-2）。

三、致病性

　　溶组织内阿米巴滋养体具有侵入宿主组织或器官、适应宿主的免疫反应和表达致病因子的能力。阿米巴病的潜伏期为 2～26 天不等，以 2 周多见。起病突然或隐匿，可呈暴发性或迁延性，可分成肠阿米巴病和肠外阿米巴病。

　　（1）肠阿米巴病　在某些因素影响下，如机体抵抗力降低、肠功能紊乱以及肠壁受损时，溶组织内阿米巴借其溶组织酶及伪足侵入肠壁黏膜层、黏膜下层，生长繁殖，引起组织溶解与坏死，形成口小底大的烧瓶样溃疡，严重者可连绵成片。当溃疡内的坏死黏膜组织、血液和滋养体一并落入肠腔，则形成阿米巴痢疾。

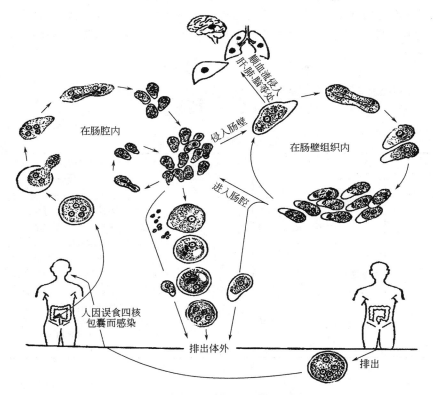

图 11-2 溶组织内阿米巴的生活史

（2）肠外阿米巴病 是肠黏膜下层或肌层的滋养体进入静脉，经血行播散至其他脏器引起的阿米巴病。以阿米巴性肝脓肿最常见。

四、实验诊断

对肠阿米巴病而言，粪检为最有效的手段。这种方法可以检出活动的滋养体以及静止的包囊。一般在稀便或带有脓血的便中滋养体多见，滋养体内可见被摄入的红细胞。但由于虫体在受到尿液、水等作用后会迅速死亡，故应注意快速检测、保持 25～30℃ 以上的温度和防止尿液等污染，还要注意某些抗生素、致泻药或收敛药、灌肠液等均可影响虫体的生存和活动，从而影响检出率。

对脓肿穿刺液等亦可行涂片检查，但应注意虫体多在脓肿壁上，故穿刺和检查时应予注意。另外，镜下滋养体需与宿主组织细胞鉴别。

五、流行

溶组织内阿米巴病呈世界性分布，但常见于热带和亚热带地区，阿米巴病的发生与卫生条件和社会经济状况的关系要比气候因素更为密切。肠道阿米巴病无性别差异，而阿米巴肝脓肿男性较女性多，可能与饮食、生活习惯和职业等有关。

六、防治原则

阿米巴病是一个世界范围内的公共卫生问题，在治疗该病的同时，还应采取综合措施防止感染，具体方法包括对粪便进行无害化处理，以杀灭包囊；保护水源、食物，免受污染；搞好环境卫生和驱除有害昆虫；加强健康教育，以提高自我保护能力。甲硝唑为目前治疗阿米巴病的首选药物。

小　结

溶组织内阿米巴的小结

叶足虫	传播媒介	感染期	感染途径	寄生部位	诊断	致病	预防与治疗
溶组织内阿米巴	无	四核的成熟包囊	经口感染,食用含成熟包囊的粪便污染的食品、水或使用污染的餐具;蝇或蟑螂携带包囊;口-肛性行为	结肠	粪便生理盐水涂片法检查滋养体、粪便碘液涂片法检查包囊、脓肿穿刺液涂片	侵入结肠和其他器官,适应宿主的免疫反应和表达致病因子,破坏细胞外间质、接触依赖性溶解宿主组织、抵抗补体的溶解作用;肠阿米巴:阿米巴性结肠炎,盲肠、阑尾烧瓶样溃疡,稀便伴奇臭和带血;肠外阿米巴:阿米巴性肝脓肿	粪便管理、保护水源食物、提高文化素质与环境卫生、驱除有害昆虫

第二节　疟　原　虫

疟原虫（malaria parasite）寄生于人及多种哺乳动物，少数寄生于鸟类和爬行类动物，目前已知有130余种。疟原虫有严格的宿主选择性，仅极少数种类可寄生在亲缘相近的宿主。寄生于人体的疟原虫共有四种，即间日疟原虫、三日疟原虫、恶性疟原虫和卵形疟原虫。在我国主要是间日疟原虫和恶性疟原虫，其他两种少见。

一、形态与生活史

人体疟原虫的生活史，都需要人和雌性按蚊作宿主，并经历了无性生殖和有性生殖两个世代的交替。

人体四种疟原虫的生活史基本相同。现以间日疟原虫生活史为例叙述如下。

1. 在人体内发育

疟原虫在人体内先后经在肝细胞和红细胞内发育。在肝细胞内为裂体增殖，称红细胞外期（红外期）；在红细胞内发育包括红细胞内裂体增殖期（红内期）和配子体形成的有性期开始（图 11-3）。

（1）红细胞外期　蚊唾腺内含有疟原虫子孢子的雌性按蚊刺吸人血时，子孢子随蚊的唾液进入人体，约 30min 孢子侵入肝细胞。在肝细胞内，虫体中部呈球状突出，前后端收缩，呈圆形，转变为滋养体。以后，核开始分裂，进行裂体增殖，形成裂殖体。裂殖体逐渐长大，反复进行核分裂，至一定程度胞质也分裂，分别包绕核，形成许多裂殖子，即为成熟裂殖体。当裂殖体发育成熟后，被寄生的肝细胞破裂，裂殖子散出，进入血窦，一部分裂殖子被吞噬细胞吞噬而消失，另一部分则侵入红细胞内发育。

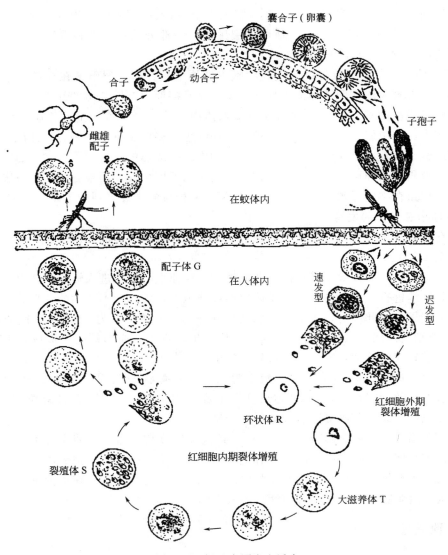

图 11-3　间日疟原虫生活史

（2）**红细胞内期**　由肝细胞释放出的红细胞外期裂殖子侵入红细胞内进行裂体增殖，称为红细胞内期（红内期）。包括滋养体和裂殖体两个阶段。

①**滋养体**　是疟原虫在红细胞内摄取营养和发育的阶段。当裂殖子侵入红细胞后，虫体胞质较少，中间出现大空泡，胞质呈环状，细胞核位于虫体一侧，颇似戒指的宝石。因此，早期滋养体又称为环状体。环状体继续发育、长大，同时胞质中出现少量疟色素，随着虫体继续发育，疟色素增多，伪足活动增加，出现多种形态，虫体有 1 个或 2～3 个空泡。受染的红细胞胀大可达 1 倍，颜色变淡，并出现能染成淡红色的小点，称薛氏小点。约经 40h，间日疟原虫晚期滋养体发育成熟。

②**裂殖体**　虫体变圆，胞质内空泡消失，核开始分裂，称未成熟裂殖体。之后核继续分裂，胞质随之分裂，疟色素渐趋集中。最后，分裂的每一小部分胞质包绕一个胞核，形成裂殖子。这时含有裂殖子的虫体称为成熟裂殖体。间日疟原虫的成熟裂殖体常充满于被寄生的红细胞，在红细胞受染后 48h 左右，形成成熟裂殖体。此时红细胞出现泡状隆起，胀大而

失去其双凹面形状。由于裂殖子的运动，导致红细胞破裂，裂殖子逸出进入血浆。从红细胞释出裂殖子的全过程约需 1min。血液中的裂殖子，一部分被吞噬细胞吞噬，另一部分侵入健康的红细胞，重复裂体增殖过程。

③ 配子体形成　疟原虫经过几次红细胞内裂体增殖，部分裂殖子在红细胞内不再进行裂体增殖，而发育为雌性配子体或雄性配子体，这是疟原虫有性生殖的开始。间日疟原虫的配子体呈圆形或椭圆形，疟色素均匀分布于虫体内，核 1 个。雌性配子体胞质致密，色深蓝，虫体较大，占满胀大的红细胞；核稍小，深红色，多位于虫体一侧。雄性配子体胞质浅蓝而略带红色；核较大，淡红色，多位于虫体的中央。成熟的雌雄配子体如被适宜的按蚊随同血液吸入蚊胃后，即可继续发育。否则经一定时间后即变性，而被吞噬细胞吞噬。

间日疟原虫在裂体增殖期出现 2～3 天后可在末梢血液中查见到配子体。

2. 疟原虫在蚊体内发育

包括在蚊胃腔内进行有性生殖，即配子生殖和在蚊胃壁进行的无性生殖，即孢子增殖两个阶段（图 11-3）。

（1）配子生殖　当按蚊刺吸疟疾患者血液时，疟原虫随血液进入蚊胃后，仅雌、雄配子体能存活并继续进行配子生殖，雌配子体逸出红细胞外，发育为不活动的圆形或椭圆形的雌配子或称大配子；与此同时，雄配子体也在几分钟内开始核分裂为 4～8 块，胞质亦向外伸出成 4～8 条细丝，然后核分别进入细丝内，称为出丝现象，亦即雄配子形成，不久细丝脱离母体，在蚊胃腔中游动，即雄配子或称小配子。约在 1～2h，雌、雄配子受精，形成圆球形的合子。合子最早在数小时后即开始变为长形的香蕉状的能活动的动合子。约在 12～24h，成熟动合子可从蚊胃壁上皮细胞或穿过上皮细胞，停留在蚊胃弹性纤维膜（基底膜）下，在此处虫体变圆并分泌囊壁形成球形的卵囊。

（2）孢子增殖　在卵囊形成 2～3 天后，其核开始分裂，随后胞质也分裂。约经 8～10天，此时为成熟卵囊，一个卵囊内可含有 1000～10000 个子孢子。子孢子呈梭形，子孢子可随蚊血淋巴钻入蚊体各组织。到达蚊唾腺内的子孢子才具有传染性。在子孢子进入蚊唾腺管后，当雌蚊再度刺吸人血时，便可随唾液进入人体。

二、致病性

疟原虫生活史中致病阶段是红细胞内期裂体增殖期。红细胞外期的疟原虫对肝细胞虽有损害，但常无明显临床症状。红细胞内的裂体增殖可引起周期性寒热发作，称疟疾发作。若干次发作后，可出现贫血及脾肿大；有时严重者还可引起凶险型疟疾，主要表现脑型疟疾、超高热型等严重合并症，常见于恶性疟。从疟疾全过程来看，子孢子侵入人体后到临床发作前，都经过一段潜伏期，继之为疟疾发作期。若未彻底治疗又可出现再燃。间日疟原虫可出现疟疾复发。

（1）潜伏期　由疟原虫侵入人体到出现疟疾发作期间为潜伏期。

（2）发作　疟疾发作首先是血中疟原虫需达一定数量。典型的疟疾发作表现为周期性的寒战、发热和出汗退热三个连续阶段。

（3）再燃与复发　急性疟疾患者在疟疾发作停止后，如体内仍有少量残存的红内期疟原虫，在一定条件下又大量增殖，经过数周或数月，在无再感染的情况下，又可出现疟疾发作的临床症状，称为再燃。疟疾初发后，红细胞内期疟原虫已被消灭，未经蚊媒传播感染，但经过一段时间的潜隐期，又出现疟疾发作，称为复发。

（4）贫血　疟疾发作几次后，可出现贫血症状。发作次数越多，病程越长，贫血越重。红细胞内期疟原虫直接破坏红细胞，是疟疾患者发生贫血的原因之一。但是疟疾患者贫血的程度往往超过被疟原虫直接破坏红细胞所造成的后果。这种情况与以下诸因素有关：脾巨噬细胞吞噬红细胞的功能亢进、骨髓中红细胞的生成障碍、免疫病理等因素。

（5）脾肿大　主要原因是脾充血与单核吞噬细胞增生。

（6）凶险型恶性疟疾　所谓凶险型恶性疟疾是指血液中查见疟原虫又排除了其他疾病的可能性而表现典型临床症状者，如脑型疟、肾功能衰竭、重症贫血、水电解质失衡、黄疸、高热等。

（7）疟疾性肾病　主要表现为全身性水肿、腹水、蛋白尿和高血压，最后可导致肾功能衰竭。此综合征是由Ⅲ型变态反应所致的免疫病理性改变。

（8）其他类型疟疾　如先天疟疾、婴幼儿疟疾、输血疟疾等。

三、实验诊断

（1）病原学检查　从患者周围血液中检出疟原虫，是疟疾确诊的依据。一般从受检者耳垂或指尖采血做薄血膜和厚血膜涂片，应在发作开始（恶性疟）或发作后数小时至 10h（间日疟、三日疟）采血。

（2）其他诊断方法　应用间接免疫荧光法检测特异性疟原虫抗体，已在流行病学调查中使用。近年来发展的新方法，如用单克隆抗体检测病人血中的疟原虫抗原、DNA 探针检测疟原虫的核酸或 PCR 法扩增少量疟原虫的 DNA，可提高检出率。

四、流行

疟疾在世界上分布广泛，是严重危害人体健康的寄生虫病之一，是亚非拉广大地区的重要公共卫生问题。据统计，现在全球仍有 1.2 亿疟疾患者，带虫者约近 3 亿人；非洲每年还有百万儿童死于疟疾。

在我国流行最广的是间日疟，其次是恶性疟，三日疟患者已极少见，卵形疟仅发现几例。

疟疾流行的三个环节。

（1）传染源　凡周围血液中存在成熟配子体的现症病人和带虫者都是传染源。

（2）传播媒介　全世界有 450 多种按蚊，已报告作为媒介的按蚊不超过 20%。

（3）易感人群　人群中除由遗传基因决定对某些疟原虫具有先天免疫力，及高疟区婴儿可从母体获得一定的抵抗力外，对疟原虫普遍易感。

五、防治原则

（1）疟疾的预防　指对易感人群的防护，包括个体预防和群体预防。预防药物：常用氯喹，或乙胺嘧啶＋磺胺多辛。不论个体或群体进行预防服药时，每种药物疗法不宜超过半年。

（2）疟疾治疗　不仅是解除患者的疾苦，同时也是为了控制传染源、防止传播。现症病人要及时发现，及时根治。间日疟采用氯喹和伯喹（氯伯）治疗。恶性疟可单服氯喹。对间日疟患者，抗复发治疗可用伯喹。在恶性疟对氯喹产生抗性地区（如海南省、云南省）宜采用几种抗疟药合并治疗方案，如青蒿素、咯萘啶与磺胺多辛和乙胺嘧啶合用。

小 结

疟原虫的小结

孢子虫	传播媒介	感染期	感染途径	寄生部位	诊断	致病	预防与治疗
疟原虫	按蚊为传播媒介	雌性蚊体内的子孢子	蚊子叮咬,唾腺中的子孢子随唾液进入人体	先后寄生于肝细胞和红细胞	厚、薄血膜染色镜检(恶性疟发作时采血,间日疟发作后数小时至10余小时采血)	红内期裂体增殖破坏红细胞所致。疟疾发作:寒战、高热和出汗退热周期性连续出现;疟疾的再燃和复发;贫血(脾亢、免疫病理损害、骨髓造血功能抑制);脾肿大:脾充血和单核-巨噬细胞增生	加强灭蚊和传染源防治、消灭蚊滋生环境、个人防护与群体防护

第三节 阴道毛滴虫

阴道毛滴虫（*Trichomonas vaginalis*）是寄生在人体阴道及泌尿道的鞭毛虫，主要引起滴虫性阴道炎，是以性传播为主的一种传染病，全球性分布，人群感染较普遍。

一、形态

本虫仅有滋养体期无包囊期。滋养体呈梨形或椭圆形，$10\sim15\mu m$ 宽，长可达 $30\mu m$，无色透明，有折光性，具 4 根前鞭毛和 1 根后鞭毛，后鞭毛向后伸展与虫体波动膜外缘相连，波动膜位于虫体前 1/2 处，为虫体做旋转式运动的器官（图 11-4）。

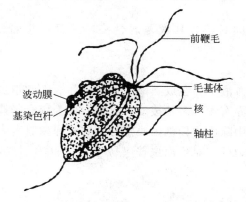

图 11-4　阴道毛滴虫的形态

二、生活史

阴道毛滴虫生活史简单，仅有滋养体期。虫体以纵二分裂法繁殖，以吞噬和吞饮摄取食物。虫体在外环境生活力较强，有一定抵御不良环境的能力。滋养体为本虫的感染期，通过直接或间接接触方式而传染。主要寄生在女性阴道，以阴道后穹窿多见，也可在尿道内发现；男性感染者一般寄生于尿道、前列腺，也可在睾丸、附睾或包皮下寄生。

三、致病性

阴道毛滴虫的致病力随虫株及宿主生理状态而变化。正常情况下，健康妇女的阴道环境，因乳酸杆菌的作用而保持酸性（pH在3.8～4.4之间），可抑制虫体或其他细菌生长繁殖，称为阴道的自净作用。如果泌尿生殖系统功能失调，如妊娠、月经后使阴道内pH接近中性，则有利于滴虫和细菌生长。而滴虫寄生阴道时，消耗糖原，妨碍乳酸杆菌的酵解作用，影响了乳酸的浓度，从而使阴道的pH转变为中性或碱性，滴虫得以大量繁殖，更促进继发性细菌感染，加重炎症反应。

男性感染者一般无症状而呈带虫状态，可招致配偶的连续重复感染。女性感染者可引起相应的炎症。也有研究者认为子宫颈癌与阴道滴虫感染有关。

四、实验诊断

以取自阴道后穹窿的分泌物、尿液沉淀物或前列腺液中查见滋养体为确诊依据。常用的方法有：生理盐水直接涂片法或涂片染色法（瑞氏或姬氏液染色），镜检滋养体。也可用培养法，将分泌物加入肝浸液培养基内，37℃温箱内孵育48h后镜检，检出率较高，可作为疑难病例的确诊及疗效评价的依据。

五、流行

阴道毛滴虫呈世界性分布，感染率各地不同，以女性20～40岁年龄组感染率最高，平均感染率为28%。

传染源是滴虫病患者或无症状带虫者，主要通过性交传播，亦可通过公共浴池、浴具、公用游泳衣裤、坐式厕所而感染，尤其在卫生设施差的单位，常通过浴厕引起流行。

六、防治原则

发现无症状的带虫者及患者都应及时诊治以减少和控制传染源，尤其夫妇双方必须同时用药方能根治。常用的口服药物为甲硝咪唑（灭滴灵），局部可用滴维净。阴道保持酸性环境效果较好，可用1：5000高锰酸钾液冲洗阴道。改善公共设施，净化公共浴厕，如改盆浴为淋浴，坐厕改为蹲厕，注意个人卫生与经期卫生等。

小　结

阴道毛滴虫的小结

鞭毛虫	感染期	感染途径	寄生部位	诊断	致病	预防与治疗
阴道毛滴虫	滋养体	直接传播：性交传播（主要）；间接传播：使用公共浴池、浴具、公用游泳衣裤、马桶等；产道感染	女性阴道和泌尿道、男性泌尿生殖系统	阴道分泌物、尿液、前列腺液，生理盐水涂片检查滋养体	性传播疾病。女性：滴虫性阴道炎和泌尿道炎症，多无明显临床症状，可有白带增多、外阴瘙痒或烧灼感、膀胱刺激症。男性：常无临床表现，但可导致配偶连续重复感染。婴儿：呼吸道和结膜炎症病变	性伴侣同时诊治。注意个人卫生与经期卫生，不使用公共浴具、游泳衣裤、马桶等

第四节　其他原虫

一、杜氏利什曼原虫

杜氏利什曼原虫的无鞭毛体主要寄生在肝、脾、骨髓、淋巴结等器官的巨噬细胞内，常引起全身症状，如发热、肝脾肿大、贫血、鼻衄等。在印度，患者皮肤上常有暗的色素沉着，并有发热，故又称 Kala-azar，即黑热的意思。

1. 形态

（1）无鞭毛体（利杜体）　寄生于巨噬细胞内。虫体很小，卵圆形虫体大小为（2.9～5.7）μm×（1.8～4.0）μm。经瑞氏染液染色后原虫细胞质呈淡蓝色或深蓝色，内有一个较大的圆形核，呈红色或淡紫色（图 11-5）。动基体（kinetoplast）位于核旁，着色较深，细小，杆状。在 1000 倍的镜下有时可见虫体从前端颗粒状的基体发出一条根丝体。基体靠近动基体，在光镜下不易区分开。

（2）前鞭毛体　寄生于白蛉消化道。成熟的虫体呈梭形，大小为（14.3～20）μm×（1.5～1.8）μm，核位于虫体中部，动基体在前部（图 11-5）。基体在动基体之前，由此发现一鞭毛游离于虫体外。前鞭毛体运动活泼，鞭毛不停地摆动。在培养基内常以虫体前端聚集成团，排列成菊花状。

2. 生活史

杜氏利什曼原虫的生活史发育过程中需要两个宿主即白蛉和人或哺乳动物（图 11-5）。

（1）在白蛉体内发育　当雌性白蛉（传播媒介）叮刺病人或被感染的动物时，血液或皮肤内含无鞭毛体的巨噬细胞被吸入胃内，经 24h，无鞭毛体发育为早期前鞭毛体，并以纵二分裂法繁殖，在数量急增的同时，逐渐向白蛉前胃、食道和咽部移动。一周后具感染力的前鞭毛体大量聚集在白蛉口腔及喙。当白蛉叮刺健康人时，前鞭毛体即随白蛉唾液进入人体。

（2）在人体内发育　感染有前鞭毛体的雌性白蛉叮吸人体或哺乳动物时，前鞭毛体即可随白蛉分泌的唾液进入其体内。一部分前鞭毛体被多形核白细胞吞噬消灭，另一部分则进入巨噬细胞。前鞭毛体进入巨噬细胞后逐渐变圆，失去其鞭毛的体外部分，向无鞭毛体期转化。无鞭毛体在巨噬细胞的纳虫空泡内不但可以存活，而且进行分裂繁殖，最终导致巨噬细胞破裂。游离的无鞭毛体又进入其他巨噬细胞，重复上述增殖过程。

3. 致病性

无鞭毛体在巨噬细胞内繁殖，使巨噬细胞大量破坏和增生。巨噬细胞增生主要见于脾、肝、淋巴结、骨髓等器官。浆细胞也大量增生。细胞增生是脾、肝、淋巴结肿大的基本原因，其中脾肿大最为常见，出现率在 95% 以上。患者血浆内清蛋白量减少、球蛋白量增加，出现清蛋白、球蛋白比例倒置。血液中红细胞、白细胞及血小板都减少，这是由于脾功能亢进，血细胞在脾内遭到大量破坏所致。此外，免疫溶血也是产生贫血的重要原因。

由于血小板减少，患者常发生鼻衄、牙龈出血等症状。蛋白尿及血尿的出现，可能是由于患者发生肾小球淀粉样变性以及肾小球内有免疫复合物的沉积所致。

患黑热病时出现免疫缺陷，易并发各种感染疾病，是造成黑热病患者死亡的主要原因。患者治愈后这种易并发感染的现象消失。患者经特效药物治疗后，痊愈率较高，一般不会再

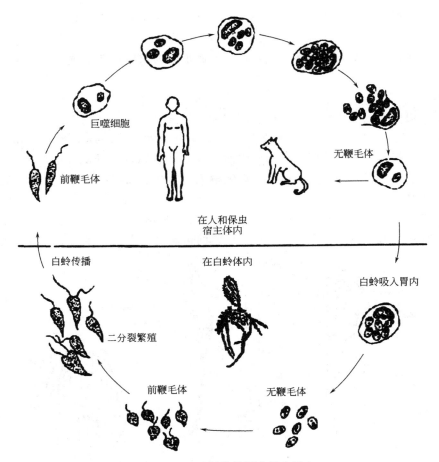

图 11-5　杜氏利什曼原虫的生活史

次感染，可获得终生免疫。

4. 实验诊断

实验诊断采用穿刺检查、皮肤活组织检查、免疫诊断法以及分子生物学方法。近年来，用聚合酶链反应（PCR）及 DNA 探针技术检测黑热病取得了较好的效果。

5. 流行

杜氏利什曼原虫病属人兽共患疾病。除在人与人之间传播外，也可在动物与人、动物与动物之间传播。本病分布很广，主要流行于中国、印度及地中海沿岸国家。在我国，黑热病流行于长江以北的广大农村中。中华人民共和国成立后，经大规模防治，已基本消灭。近年来主要在甘肃、四川、陕西、山西、新疆和内蒙古等地每年有病例发生，病人集中于陇南和川北。

6. 防治原则

消灭传播媒介白蛉是防治黑热病的根本措施。同时应加强个人防护，减少并避免白蛉的叮刺。注射低毒高效的葡萄糖酸锑钠，疗效可达 97.4%。

二、蓝氏贾第鞭毛虫

蓝氏贾第鞭毛虫（*Giardia lamblia* Stiles）简称贾第虫。寄生于人体小肠、胆囊，主要在十二指肠，可引起腹痛、腹泻和吸收不良等症状，贾第虫病为人体肠道感染的常见寄生虫之一。

本病分布于世界各地。近十多年来，由于旅游事业的发展，在旅游者中发病率较高，故又称旅游者腹泻，已引起各国的重视。

1. 形态

本虫生活史中有滋养体和包囊两个不同的发育阶段。

（1）滋养体　呈倒置梨形，大小长约 $9.5\sim21\mu m$，宽 $5\sim15\mu m$，厚 $2\sim4\mu m$。两侧对称，背面隆起，腹面扁平。腹面前半部向内凹陷成吸盘状陷窝，借此吸附在宿主肠黏膜上。有 4 对鞭毛，按其位置分别为前侧鞭毛、后侧鞭毛、腹鞭毛和尾鞭毛各 1 对，依靠鞭毛的摆动，可活泼运动（图 11-6）。

（2）包囊　为椭圆形，囊壁较厚，大小为 $(10\sim14)\mu m\times(7.5\sim9)\mu m$。囊壁与虫体之间有明显的空隙，未成熟的包囊有 2 个核，成熟的包囊具 4 个核，多偏于一端（图 11-6）。

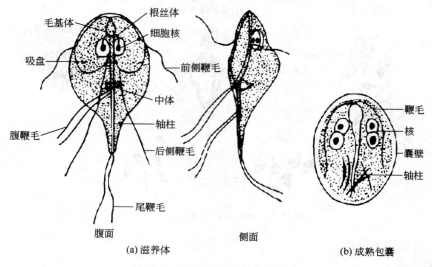

图 11-6　蓝氏贾第鞭毛虫的形态

2. 生活史

成熟的四核包囊是感染期，包囊随污染食物和饮水进入人体，在十二指肠内脱囊形成 2 个滋养体。滋养体主要寄生在人的十二指肠内，有时也可在胆囊内，借吸盘状陷窝吸附肠壁，以二分裂法繁殖。如果滋养体落入肠腔而随食物到达回肠下段或结肠腔后，就形成包囊，随粪便排出。一般在硬度正常粪便中只能找到包囊。滋养体则可在腹泻者粪便中发现。包囊在外界抵抗力较强，为传播阶段。

3. 致病性

人体感染贾第虫后，无临床症状者称为带虫者。本病主要症状是腹痛、腹泻、腹胀、呕吐、发热和厌食等，典型病人表现为以腹泻为主的吸收不良综合征，腹泻呈水样粪便，量大、恶臭、无脓血。

当虫体寄生在胆道系统时，可能引起胆囊炎或胆管炎，可出现上腹疼痛、食欲不振、肝肿大以及脂肪代谢障碍等。患者发病情况与虫株毒力、机体反应和共生内环境等多种影响因素有关。

4. 实验诊断

（1）粪便检查 用生理盐水涂片法检查滋养体，经碘液染色涂片检查包囊，也可用甲醛乙醚沉淀或硫酸锌浓集法检查包囊。通常在成形粪便中检查包囊，而在水样稀薄的粪便中查找滋养体。由于包囊形成有间歇的特点，故检查时以隔天粪检并连续 3 次以上为宜。

（2）十二指肠液或胆汁检查 粪便多次阴性者可用此法，以提高阳性检出率。

5. 流行

分布呈世界性，我国分布也很广泛，各地感染率在 0.48％～10％之间，儿童高于成人，夏秋季节发病率较高。

传染源为粪便内含有包囊的带虫者或患者。人饮用被包囊污染的食物或水而感染。儿童、旅游者、男性同性恋者、胃切除病人、胃酸缺乏及免疫球蛋白缺陷病人易受感染。

6. 防治原则

积极治疗病人和无症状带虫者。加强粪便管理，搞好饮食卫生和个人卫生。艾滋病患者和其他免疫功能缺陷者，均应采取防治贾第虫感染的预防和治疗措施。常用治疗药物有灭滴灵、丙硫咪唑、氯硝唑等。

小 结

其他原虫的小结

原虫	传播媒介	感染期	感染途径	寄生部位	诊断	致病	预防与治疗
蓝氏贾第鞭毛虫	无	包囊（四核）	摄入被包囊污染的水体或食物。人-人传播：学校、托儿所、家庭成员之间。粪-口传播	小肠	急性期粪便检查滋养体；慢性期成形粪便查包囊；小肠液检查、小肠活检	机会性致病。腹泻为主要症状。急性期：恶心、厌食、突发性恶臭水泻、胃胀、腹痛、粪便极少带血。亚急性期或慢性期（多见）：周期性稀便、味甚臭	加强动物宿主的管理，防止水源污染，做好饮食卫生和个人卫生
杜氏利什曼原虫	白蛉	白蛉体内前鞭毛体	白蛉叮刺，前鞭毛体随唾液进入人体	白蛉消化道、终宿主单核细胞内	骨髓穿刺涂片法、淋巴结穿刺法、皮肤结节刮取物	无鞭毛体在巨噬细胞大量增殖引起巨噬细胞大量破坏与增生。内脏利什曼病（黑热病）：不规则发热、肝脾、淋巴结肿大，全血性贫血（脾亢、免疫溶血骨髓造血功能抑制）。皮肤利什曼病：溃疡	定期查犬，捕杀病犬，消灭白蛉，治疗病人，加强个人防护

 练习题 ••••••••••••••••••••••••••••••••••••

一、名词解释

1. 疟疾复发 2. 肠外阿米巴 3. 再燃 4. 凶险性疟疾 5. 肠阿米巴

二、填空题

1. 原虫的基本结构由_____、_____、_____三部分组成。

2. 溶组织内阿米巴原虫能引起_____和_____病。

3. 阿米巴的发病机制可能与_____、_____以及_____有关。

4. 寄生在人体的疟原虫有_____、_____、_____、_____。

5. 我国常见的引起疟疾复发的疟原虫是_____。

6. 间日疟原虫的典型发作过程是_____、_____、_____。

7. 间日疟原虫子孢子有两个遗传类型，即_____和_____。

8. 镜检疟原虫血片时，是用_____在_____内找呈_____色胞浆、_____色核的疟原虫。

9. 阴道滴虫寄生于_____、_____，其感染阶段为_____。

10. 蓝氏贾第鞭毛虫主要寄生的部位是_____。

三、选择题

1. 阿米巴痢疾的主要传染源是（　　）。

A. 急性阿米巴痢疾病人 　　　　　　B. 阿米巴肝脓肿病人

C. 阿米巴肺脓肿病人 　　　　　　　D. 无症状带虫者

2. 痢疾阿米巴的致病阶段是（　　）。

A. 包囊　　　　　B. 小滋养体　　　　C. 大滋养体　　　　D. 以上均是

3. 肠外阿米巴病可查到阿米巴的哪一阶段（　　）。

A. 未成熟包囊　　　B. 成熟包囊　　　　C. 小滋养体　　　　D. 大滋养体

4. 肠外阿米巴病的最好发部位是（　　）。

A. 肺　　　　　　B. 脑　　　　　　　C. 肝　　　　　　　D. 女性生殖系统

5. 痢疾阿米巴发育的基本过程是（　　）。

A. 滋养体→包囊→滋养体 　　　　　　B. 包囊→小滋养体→包囊

C. 小滋养体→大滋养体→包囊 　　　　D. 包囊→小滋养体→大滋养体

6. 疟原虫生活史中的"红外期"指的是（　　）。

A. 在蚊体内的发育时期 　　　　　　　B. 在肝细胞内的发育时期

C. 在循环血中但未进入红细胞的时期　 D. 红细胞内的发育时间

7. 疟原虫感染人体的发育阶段为（　　）。

A. 子孢子　　　　B. 小滋养体　　　　C. 大滋养体　　　　D. 配子体

8. 与疟疾性贫血无关的因素是（　　）。

A. 被寄生的红细胞大量破坏 　　　　　B. 红细胞生成障碍

C. 脾功能亢进 　　　　　　　　　　　D. 免疫性溶血性贫血

9. 阴道毛滴虫的运动器官为（　　）。

A. 伪足　　　　　B. 轴柱　　　　　　C. 细胞膜　　　　　D. 鞭毛

10. 阴道毛滴虫寄生的最常见部位是（　　）。

A. 女性阴道后穹窿 　　　　　　　　　B. 女性泌尿道

C. 男性尿道 　　　　　　　　　　　　D. 男性生殖道

四、简答题

1. 简述溶组织内阿米巴检查标本采集、运送的注意事项及阿米巴病的防治原则。

2. 简述疟疾周期性发作及再燃的原因。

3. 滴虫性阴道炎是如何传播的？感染滴虫后的带虫者的危害有哪些？

4. 简述疟疾的防治原则。

5. 简述阴道毛滴虫的防治原则。

第十二章
医学节肢动物

学习目标 ▶▶

1. 掌握医学节肢动物对人体的危害。
2. 熟悉医学节肢动物的基本类型。

第一节 概 述

节肢动物是无脊椎动物的重要门类，其种类繁多，全世界已记录的节肢动物种类约占动物总数的 87%。节肢动物分布广泛，几乎有生物存在的环境都有节肢动物的存在，甚至有些种类是寄生人体及其他动物的寄生虫。节肢动物中有些种类通过刺螫、寄生和传播病原生物体等方式危害人类健康，这类具有医学重要性的节肢动物称为医学节肢动物（medical arthropod）。医学节肢动物学（medical arthropodology）是研究医学节肢动物形态、分类、生活史、生态、地理分布、致病、传播规律以及对这些节肢动物防治方法的科学。由于与医学有关的节肢动物绝大多数属昆虫纲，且医学节肢动物学发展早期是由研究医学昆虫开始的，因此医学节肢动物学通常又称为医学昆虫学（medical entomology）。医学节肢动物学是人体寄生虫学、传染病学、流行病学及公共卫生学的重要组成部分，它本身又是一门独立的学科。

医学节肢动物的主要意义在于传播疾病。早期对细菌、寄生虫病传播的研究集中在直接从宿主到另一宿主的传播，后来发现非直接传播是存在的。1848 年 Joseph Nott 首先假设疟疾和黄热病是蚊子传播的，几乎在同时，实验证明绦虫的生活史有不止一个宿主。但是，一般公认，Patrick Manson 在我国厦门对班氏丝虫病传播的研究为医学节肢动物学的建立奠定了基础，1878 年他证明致倦库蚊传播班氏丝虫病，这一成果极大地推动了医学节肢动物学的发展。到 19 世纪末，科学家已发现了一系列虫媒病是由节肢动物传播的，包括 1897 年 Ronald Ross 证明了疟疾由蚊虫传播，Walker Reed 及其同事，在 1901 年证明了黄热病由蚊虫传播。这为许多虫媒病，特别是危害极大的传染病如疟疾、黑热病、丝虫病、鼠疫、黄热病、病毒性乙型脑炎等的防治提供了有效的理论基础和实践指导。但是，在 100 多年后的今天，当许多直接传播的疾病得到了有效控制之后，还有许多其他虫媒病的防治在认识到并证明主要传播媒介之后，仍未能得到有效控制。其主要原因就是在节肢动物的防治中出现了诸多困难，因此要求我们对医学节肢动物有一个较全面的了解，才能在以后的实践中少走弯路。

节肢动物的主要特征如下。

① 身体分节，两侧对称。

② 体表由几丁质等组成，为外骨骼，坚硬非凡。

③ 循环系统的主体为血腔。

④ 附支分节，排列成对。

⑤ 有消化、神经系统。

⑥ 生长发育中经历蜕皮和变态。

a. 全变态（complete metamorphosis） 其生活史阶段在卵之后有幼虫、蛹和成虫等期，其特点是要经历 1 个蛹期，各期之间在外部形态、生活习性方面差别显著，如蚊、蝇、白蛉、蚤等。

b. 不全变态（incomplete metamorphosis） 这类昆虫幼虫的形态特征和生活习性与成虫有所不同，因其程度不同又可分为渐变态、半变态和过渐变态。渐变态幼虫与成虫的形态和生活习性相似，但体积小，性器官尚未发育，经数次蜕皮后，性器官逐渐发育成熟，此类幼体称若虫，如臭虫、虱及蜚蠊等属于渐变态。

第二节 常见医学节肢动物

一、医学节肢动物的主要类群

与医学有关的节肢动物分属 4 个纲。

（1）蛛形纲（Arachnida） 虫体分头胸和腹两部或头胸腹愈合成一个整体，称为躯体，成虫具足 4 对，无触角。本纲具有医学重要性的种类有蜱、螨、蜘蛛、蝎子等（图 12-1）。

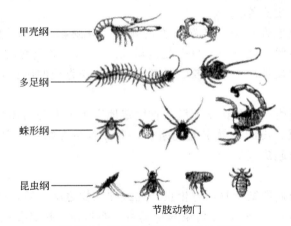

甲壳纲 ————

多足纲 ————

蛛形纲 ————

昆虫纲 ————

节肢动物门

图 12-1 医学节肢动物的主要类群

（2）昆虫纲（Insecta） 虫体分头、胸、腹部。头部着生触角 1 对，具有感觉功能；胸部有足 3 对，具有运动功能。与医学有关的本纲种类有：蚊、蝇、白蛉、蠓、蚋、虻、蚤、虱、臭虫、蟑螂、锥蝽、桑毛虫、松毛虫、毒隐翅虫等（图 12-1）。

（3）甲壳纲（Crustacea） 虫体分头胸和腹两部，触角 2 对着生在头胸部前方，步足 5 对生于头胸部两侧，多数种类营水生生活。与医学有关的种类有：淡水蟹、淡水虾、蝲蛄、剑水蚤、镖水蚤（图 12-1）等。

（4）多足纲（Chilopoda） 虫体窄长，腹背扁平，通常 10 节以上，由头及若干形态相似的体节组成。头部有触角 1 对，每一体节各有足 1 对，第一体节有一对毒爪，螫人时，毒腺排出有毒物质伤害人体，主要种类如蜈蚣（图12-1）。

以上4个纲的节肢动物，昆虫纲及蛛形纲集中了几乎所有重要医学节肢动物的种类，其他各纲的重要性相对较小。

二、医学节肢动物对人体的危害

节肢动物对人体的危害是多方面的，大致可分为直接危害和间接危害两大类。

1. 直接危害

（1）骚扰、吸血　在滋生场所及其活动范围内，吸血昆虫如蚊、虱、蚤、臭虫等常袭击、叮咬人体，骚扰人们正常的工作或睡眠；野外工作者也常受到蠓、蚋、恙螨的叮咬，引起工作的不便。

（2）螫刺和毒质损害　昆虫分泌毒物或刺叮时将毒液注入人体为常见现象，它对人体的影响轻重不一，重者可导致死亡。一般来说，节肢动物分泌的有毒物质可通过以下三道途径注入或接触人体。

① 由螫肢或颚体刺叮而注入皮下，往往是含毒的唾液或毒腺液。例如，毒蜘蛛、蜱类、蜈蚣等刺咬人体后，不仅局部产生红、肿、痛，有时还可引起全身症状；硬蜱叮刺后唾液可使宿主出现蜱瘫痪。

② 由螫器（常是特化了的产卵管构造）刺螫人体，注入毒液，引起被刺人体中毒，如黄蜂等。

③ 分泌毒质接触人体肌肤。例如，松毛虫和桑毛虫的毒毛及毒液可通过接触引起皮炎和结膜炎，松毛虫还可致骨关节疼痛，严重者可致骨关节畸形、功能障碍，毒隐翅虫的毒液接触皮肤可引起隐翅虫皮炎等。

（3）变态反应或过敏性反应　节肢动物的唾液、分泌物、排泄物和皮壳等都是异性蛋白，过敏体质的人，接触这些物质，可引起过敏反应，如尘螨引起的哮喘、鼻炎等；尘螨、革螨、恙螨引致的螨性皮炎。上述叮咬、螫刺人体或分泌毒液的昆虫，对过敏个体也可引致过敏反应。

（4）侵害组织和寄生　多种医学节肢动物固定地寄生于人畜的体内或体表，如有些蝇类幼虫寄生于宿主的腔道、皮肤等处引起蝇蛆病，潜蚤寄生在宿主足趾等处皮肤内引起潜蚤病，疥螨寄生于皮肤引起疥疮等。

2. 间接危害

医学节肢动物携带病原微生物或寄生虫，在人和动物之间传播，这种由节肢动物传播的疾病称为虫媒病（arbo-disease），在传染病中具有重要地位。按其传播过程中与节肢动物媒介的关系可分为机械性传播和生物性传播。

（1）机械性传播（mechanical transmission）　医学节肢动物对病原体仅起着携带、输送的作用，病原体机械地从一个宿主被传给另一个宿主，或从某一污物（如宿主带"病原菌"的粪便）被输送到宿主的食物、膳具上，造成食物等污染和病原体传播。病原体在与昆虫接触过程中不发生明显的形态变化或生物学变化。如蝇喜食粪便、排泄物、伤口分泌物、脓血等腥臭的污物，同时又喜欢摄食宿主的食物和饮料，在食物与污物间频繁来回寻食；蝇摄食过程中边食、边吐（吐滴）、边排粪便的特点造成宿主的食物反复污染。

（2）生物性传播（biological transmission）　病原体在传播过程中，在节肢动物体内经历发育或繁殖的阶段，是完成其生活史或传播不可缺少的过程。生物性传播方式显示出病原与媒介节肢动物之间一定程度的特异性关系。通常根据病原体在节肢动物体内的发育或繁殖的情况，将病原体与节肢动物媒介的关系分为4类。

① 发育式　病原体在节肢动物体内完成其生活史的发育阶段，但没有繁殖过程，即病原体在节肢动物体内仅有形态结构及生理生化特性等变化，在数量上没有增加。例如丝虫微丝蚴进入蚊胃后的发育。

② 繁殖式　病原体在节肢动物体内，没有发育的阶段性，形态上没有明显的变化。但经过繁殖后，其数量增多。例如黄热病毒、登革病毒在蚊虫体内，恙虫病立克次体在恙螨体内、鼠疫杆菌在蚤体内、回归热螺旋体在虱体内的繁殖等。

③ 发育繁殖式　病原体在节肢动物体内，必须经历发育和繁殖两个过程，它们不仅因有发育阶段而发生形态上的变化，而且在数量上也因繁殖而增加。处于发育阶段的病原体，在到达感染期前对人无感染性，它们完成发育阶段和繁殖并到达感染部位之后，才能传染给人。例如疟原虫在按蚊体内的发育和繁殖。

④ 经卵传递式　某些病原体特别是病毒和立克次体不仅在节肢动物体内繁殖，而且侵入卵巢，经卵传递到下一代并使之具有感染性。病原体的这种传递方式多见于蜱螨类。例如恙螨幼虫叮刺宿主感染了恙虫病立克次体后，病原体经成虫产卵传递给下一代幼虫并具感染性。森林脑炎、蜱媒出血热、Q热等病原体均能经卵传递。昆虫媒介也有经卵传递病原体的例子，如乙型脑炎病毒和登革病毒在蚊媒中也可以经卵传递。

我国常见的传播媒介与重要的虫媒病见表12-1。

表 12-1　我国常见的传播媒介与重要的虫媒病

传播媒介	虫媒病
蚊	疟疾、班氏丝虫病与马来丝虫病、流行性乙型脑炎、登革热
蝇	结膜吸吮线虫病，消化道、呼吸道、眼部和皮肤传染病（细菌、病毒、寄生虫）
蟑螂	东方毛圆线虫病，美丽简线虫病，缩小膜壳绦虫病，机械性传播消化道疾病（细菌、病毒、寄生虫）
蚤	鼠疫、鼠型斑疹伤寒、微小膜壳绦虫病、犬复孔绦虫病
虱	虱媒回归热、流行性斑疹伤寒、莱姆病、蜱媒回归热、Q热
蜱	森林脑炎、新疆出血热
革螨	流行性出血热、森林脑炎
恙螨	恙虫病

三、病媒节肢动物的判断

虫媒病的流行病学调查和防治工作中，判定传播媒介是一项非常重要的工作，一般情况下，判定要有下列几方面的证据。

1. 生物学的证据

疑为传播媒介的节肢动物，必须具备以下几个生物学特征。

① 与人的关系密切，例如吸血类节肢动物应有叮吸人血的行为，尤以嗜吸人血者最值得注意；非吸血种类则其活动必须与人的生活特别是食物有接触，如舐吸人的食物，在人的食物上、饮水中排泄等。

② 这种节肢动物在疑传病的区域内必须有较大的数量，往往是当地的优势种，即在同类型的生物种中它在数量上占优势。

③ 这种节肢动物的个体必须有较长的寿命，以保证病原体完成发育和增殖所需要的时

间，这主要是指生物性传播媒介的情况。例如传播疟原虫的按蚊，其寿命至少应长于子孢子发育成熟并在唾液腺中出现所需的时间。

2. 流行病学的证据

疑为传播媒介的节肢动物的地理分布和季节消长应与虫媒病的流行地区及流行季节相一致或基本一致。

3. 实验室证据

主要是针对生物性传播媒介而言，应用人工感染的方法在实验室内证明病原体能够在某种节肢动物体内发育或增殖至具感染性并能感染易感的实验动物，这样的节肢动物称为易感节肢动物。

4. 自然感染的证据

在流行地区流行季节采集可疑的节肢动物，在实验室分离到自然感染的病原体，对寄生原虫或蠕虫，还须查到感染期虫体。这是一个十分重要的指标。

符合上述四个方面条件的，可以初步判断为某种疾病在某一地区的传播媒介。应该指出，一种虫媒病的传播媒介，在不同的流行区可以相同，也可以不同；在一个地区的某种虫媒病的传播媒介可能只有一种，也可以不止一种，这时区别主要媒介和次要媒介是有重要意义的。

四、医学节肢动物的防治

医学节肢动物的防治是预防和控制虫媒病的重要手段。自 20 世纪 40 年代发明和推广有机合成杀虫剂以来，医学节肢动物的防治工作取得了长足的进步，但是，实践证明，长期单一地使用化学杀虫剂不能普遍地解决节肢动物的防治问题，特别是在目标节肢动物对杀虫剂产生抗药性之后；杀虫剂对自然环境的污染等问题的存在和发展使人们不得不寻求更加科学有效的防治途径和策略。

医学节肢动物的防治方法包括环境治理、物理防治、化学防治、生物防治、遗传防治及法规防治六个方面。在制定系统的综合防治措施时，可以有选择地联合采用。

1. 环境治理

环境治理是根据媒介节肢动物的生态和生物学特点，通过改变环境达到减少目标节肢动物滋生、预防和控制虫媒病的目的。如通过基础卫生设施的改造和修建，阴沟、阳沟和臭水沟等排水沟渠的改造以及翻盆倒罐、消除蚊虫滋生地等，以减少滋生场所，防止媒介节肢动物滋生繁殖；也包括改善人们的居住条件和生活习惯，搞好环境卫生，以减少或避免人-媒介-病原体三者的接触机会，从而防止虫媒病的传播。

2. 物理防治

利用各种机械、热、光、声、电等手段，以捕杀、隔离或驱赶害虫的方法。日常生活中见到的如装纱窗纱门防止蚊蝇等进入室内；挂蚊帐防止蚊虫叮咬；以及高温灭虱，用捕蝇笼、捕蝇纸诱捕蝇等均属物理防治。

3. 化学防治

化学防治指使用天然或合成的化合物为主要内容的防治方法，其中又以人工合成的化合物为主，包括杀虫剂、驱避剂等。化学药物杀虫是到目前为止应用最广泛的杀虫方法。常用的化学杀虫剂有以下几类。

（1）有机氯杀虫剂　如 DDT、六六六、林丹、狄化剂等，具有长效广谱，毒性较低等优点。

（2）有机磷类杀虫剂　有机磷是 20 世纪 50 年代发展起来的农药，具有广谱杀虫、高效速杀性能。有机磷杀虫剂在自然界较易水解或生物降解，因而可减少残留和污染。

（3）氨基甲酸酯杀虫剂　如混灭威、残杀威等。此类杀虫剂高效、低残毒、对目标节肢动物选择性强，不污染环境，有的品种对对有机氯和有机磷杀虫剂具抗药性的害虫也有效。

（4）拟除虫菊酯类杀虫剂　主要产品包括丙烯菊酯、胺菊酯、苄呋菊酯、二氯苯醚菊酯、溴氰菊酯等。它们具有击倒快、毒效高、对哺乳动物毒性低、降解快等优点。

（5）昆虫生长调节剂　包括保幼激素类似物（如烯虫酯）和发育抑制剂（如灭幼Ⅰ号）（TH6040）。生长调节剂通过阻碍或干扰节肢动物的正常发育而致死亡，其优点是生物活性高、作用特异性强、对非靶子生物无毒或毒性小。

4. 生物防治

生物防治是指利用某些生物（天敌）或其代谢物来防治某些害虫。生物防治可分为两类，即捕食性生物及致病性生物。前者如鱼、蜻蜓、剑水蚤、水生甲虫、捕食性蚊虫等，后者如病毒、细菌、真菌、原虫、线虫、寄生蜂。其特点是人畜安全、不污染环境、多数有较长的持续抑制作用。

5. 遗传防治

广义而言，遗传防治是通过改变或移换昆虫的遗传物质，以降低其繁殖势能或生存竞争力，从而达到控制或消灭一个种群的目的。例如释放大量用照射、化学剂、杂交的方法处理的绝育雄虫，令其数量远远超过目标种群，迫使其雌虫与绝育雄虫交配，产出未受精卵。也有通过释放遗传变异的能育害虫，包括胞质不育、染色体易位、性畸变和带致死因子的害虫，与目标种群交配，使种群自然递减的尝试。

6. 法规防治

指利用法律或条例规定，防止媒介节肢动物的传入，对某些重要害虫实行监管，或采取强制性措施消灭某些害虫的工作。这通常包括检疫、卫生监督和强制防治三方面。

小　结

医学节肢动物学是人体寄生虫学、传染病学、流行病学及公共卫生学的重要组成部分，它本身又是一门独立的学科。

节肢动物的重要特征包括：虫体两侧对称，身体及对称分布的附肢均分节，因此称节肢动物；具有由几丁质及醌单宁蛋白组成的坚硬的外骨骼；循环系统开放式，整个循环系统的主体称为血腔，内含血淋巴；发育史大多经历蜕皮和变态。

医学节肢动物的主要意义在于传播疾病。科学家已发现了一系列虫媒病是由节肢动物传播的，医学节肢动物的防治是预防和控制虫媒病的重要手段。

练习题

一、名词解释

1. 医学节肢动物　2. 半变态　3. 虫媒病　4. 生物性传播　5. 机械性传播

二、填空题

1. 医学节肢动物分属于有_____纲、_____纲、_____纲、_____纲等。

2. 节肢动物的生活过程与周围环境各种因素的相互关系称_____。

3. 经过_____、_____、_____、_____四个发育时期，各个时期的形态和生活习性完全不同的称为全变态（完全变态）。

4. 蚊能传播_____、_____、_____、_____疾病。

5. 蚤能传播_____、_____疾病。蜱分为_____、_____两类，传播_____、_____疾病。

三、选择题

1. 蛛形纲的成虫有（　　）。

A. 1 对足　　　　　B. 2 对足　　　　　C. 3 对足　　　　　D. 4 对足

2. 半变态无下述哪一阶段（　　）。

A. 蛹　　　　　B. 卵　　　　　C. 成虫　　　　　D. 幼虫

3. 蝇对人类危害最大的是（　　）。

A. 蝇蛆寄生　　　　　　　　　B. 机械性传播病原体

C. 生物性传播病原体　　　　　D. 骚扰

4. 下述对应关系错误的是（　　）。

A. 蚤→鼠疫　　　B. 疥螨→疥疮　　　C. 蝇→恙虫病　　　D. 蠕形螨→毛囊炎

5. 关于昆虫纲的成虫描述错误的是（　　）。

A. 头部的口器因种而异　　　　B. 有成对分节的附肢

C. 分头胸部与腹部两个部分　　D. 有足 3 对

6. 下列属永久性体内寄生的是（　　）。

A. 蝇　　　　　B. 蚤　　　　　C. 虱　　　　　D. 疥螨

7. 下述与支气管哮喘有关的是（　　）。

A. 蝇　　　　　B. 蚊　　　　　C. 蚤　　　　　D. 尘螨

8. 主要寄生在毛囊内致病的螨为（　　）。

A. 恙螨　　　　　B. 疥螨　　　　　C. 蠕形螨　　　　　D. 尘螨

9. 下列防治措施针对医学节肢动物效果最好的是（　　）。

A. 物理方法　　　B. 化学方法　　　C. 环境治理　　　D. 综合防制

10. 虱传播的主要疾病为（　　）。

A. 流行性出血热　　　　　　　B. 流行性斑疹伤寒

C. 流行性乙型脑炎　　　　　　D. 流行性感冒

四、简答题

1. 简述医学节肢动物对人体的危害方式。

2. 简述医学节肢动物的防治措施。

3. 简述蝇传播疾病有关的结构特征和吸食特点。

第十三章
实验指导

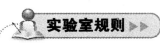

实验室规则 ▶▶

本课程实验的对象主要是病原微生物，具有传染性，因此，需严格遵守以下规则。

1. 进入实验室必须穿白大褂，离开时脱下反叠并放在指定处。白大褂应经常消毒洗涤。

2. 无关物品不准带入实验室，书包、衣物等应放在实验室外，必要的文具、实验指导和笔记本等带入实验室也要远离操作区。

3. 禁止在实验室内饮食或用手抚摸头面部，不得高声谈笑或随便走动。

4. 用过的有菌器材必须放在指定的含消毒液的容器内，小心处理传染材料、培养物和污染的物品。

5. 避免任何有菌材料和血液标本的溅出，若不慎污染桌面、手、眼、衣物和地面等处，应立即报告老师及时做适当处理。

6. 爱护室内仪器设备，节约使用实验材料，损坏实验材料时，应报告教师，登记并酌情处理。

7. 实验完毕后应整理桌面、地面、用具等，物归原处。肥皂洗手、消毒液浸泡洗净后再离开实验室。每组轮流值日，负责实验室的卫生，关好门、窗和水电后，方可离开实验室。

实验一　细菌的基本形态和特殊结构观察

【实验目的】

1. 熟练使用显微镜油镜。
2. 能辨认细菌的基本形态和特殊结构。

【实验内容与方法】

1. 显微镜油镜的使用方法

（1）使用油镜时，必须端坐，不要将镜台倾斜，以免镜油外流污染镜台。

（2）先用低倍镜对光。如以灯光为光源，使用凹面反光镜，使光线集中于聚光器。

（3）将标本置于载物台上，用标本推进器固定，先用低倍镜找到标本位置，然后提高镜筒，在标本的待检部位滴一滴香柏油，再换油镜，并将聚光器上升与载物台相平，光圈放大。

（4）从侧面观察着并缓慢转动粗调节器，使物镜镜头浸没在油滴内并几乎接近玻片为止。再在接目镜上一面观察，一面缓慢调节粗调节器，待看到模糊物象时，换用细调节器调节至物象清晰为止。

（5）观察标本时，两眼要同时睁开。要求用左眼看物象，右眼配合绘图或记录。

（6）油镜用毕后应立即用擦镜纸擦去香柏油。如油已干，可在擦镜纸上加一滴二甲苯后再擦拭油镜镜头，随即用干擦镜纸擦去镜头上残留的二甲苯。

（7）显微镜擦净后，接物镜转成"八"字形，下降聚光器，反光镜竖起后把显微镜放回原位。

2. 细菌的基本形态和特殊结构观察

（1）基本形态观察

① 球菌　金黄色葡萄球菌、化脓性链球菌、脑膜炎奈瑟菌。

② 杆菌　大肠埃希菌、伤寒沙门菌、枯草芽孢杆菌。

③ 弧菌　水弧菌。

（2）特殊结构观察

① 荚膜　肺炎链球菌的荚膜。

② 鞭毛　伤寒沙门菌的鞭毛。

③ 芽孢　破伤风梭菌的芽孢。

实验二　细菌的形态学检查

【实验目的】

1. 了解细菌的动力观察。
2. 能正确制作细菌图片。
3. 掌握革兰染色技术。

【实验内容与方法】

1. 不染色标本检查

应用：主要用于观察活菌的动力和运动方式。

常用方法：压滴法、悬滴法。

（1）压滴法　用接种环分别取变形杆菌及葡萄球菌菌液置于洁净的玻片中央，在菌液上轻覆以盖玻片（注意勿产生气泡，也勿使菌液外逸），静置片刻后于高倍镜下观察。

（2）悬滴法　在凹玻片的凹窝四周涂少许凡士林，用接种环分别取变形杆菌及葡萄球菌，菌液置于干净的盖玻片中央，将凹玻片的凹窝对准盖玻片的菌液处，反扣覆在盖玻片上，微压使二者贴紧后迅速反转，使菌液悬滴于盖玻片下（实验图2-1），静置片刻后于高倍镜下观察。

结果：变形杆菌有明显的定向运动。

注意：①镜检时需适当降低集光器或缩小光圈，视野不宜过亮。②需仔细辨认鞭毛的运动与布朗分子运动的区别，前者是有方向的位移，而后者则是细菌受环境中液体分子的冲击呈现在原位附近的颤动，无鞭毛的细菌虽无动力，但同样有布朗分子运动。

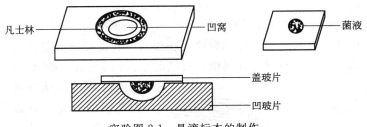

实验图 2-1 悬滴标本的制作

2. 染色标本检查（革兰染色法）**方法**

（1）细菌涂片的制作 于洁净的载玻片上加 1 小滴生理盐水。以无菌操作，用接种环分别挑取细菌菌落少许，涂于加有生理盐水的载玻片中，研磨并涂成均匀混浊的菌膜待干，干后迅速通过火焰外焰 3 次，予以固定。切勿将菌体烤焦。

（2）革兰染色法 先在制作好的细菌涂片上滴加结晶紫液初染 1min，水洗，继而加卢戈碘液媒染 1min，水洗。然后滴加 95％乙醇脱色，摇动玻片 0.5min 至无紫色褪下，水洗。最后滴加稀释复红染液复染 1min，水洗。干后油镜下观察。染成紫色的细菌为革兰阳性菌，染成红色的细菌为革兰阴性菌。

实验三　细菌的人工培养

【实验目的】

1. 了解常用培养基的种类。
2. 学会在液体、固体、半固体培养基上进行细菌的接种。
3. 观察细菌在固体、半固体、液体培养基中的生长现象。

【实验内容与方法】

1. 常用培养基的种类

（1）按物理性状分类 液体培养基、半固体培养基和固体培养基。

（2）按用途分类

① 基础培养基 含有细菌需要的基本营养成分，可供大多数细菌生长，如肉汤培养基、普通琼脂培养基或斜面培养基。

② 营养培养基 在普通培养基中加入血液、血清等营养物质，可供营养要求较高的细菌生长，如血液琼脂培养基、血清肉汤培养基等。

③ 鉴别培养基 供细菌进行生化反应用，用来鉴别细菌，如糖发酵管、克氏双糖铁培养基等。

④ 选择培养基 在培养基中加入抑制剂，有助于标本中所需分离的目的菌生长，而抑制其他细菌生长的培养基，如 SS 琼脂、中国蓝琼脂等。

⑤ 增菌培养基 根据某种细菌的特殊营养要求而配制的适合这种细菌生长繁殖的培养基。如霍乱弧菌的增菌常用碱性蛋白胨水。

⑥ 厌氧培养基 培养厌氧菌用，如庖肉培养基。

2. 细菌接种法

（1）平板划线分离培养法（分区划线）

① 右手拿接种环，烧灼灭菌，待冷后取大肠埃希菌和葡萄球菌混合液一环。

② 左手斜持琼脂平板，略开盖置酒精灯火焰前上方约5～6cm距离，以免杂菌污染。右手持已取菌的接种环先涂布于平板培养基表面一角，并以此为起点进行不重叠连续划线作为第一区，其范围不得超过平板的1/4，然后将接种环置火焰上灭菌，待冷，转动平皿至适合操作的位置，于第二区处再做划线，将环通过第一区3～4次，连续不重叠划线，以后的划线不必接触第一区，划完后如上法灭菌，同样方法直至最后一区（见实验图3-1）。

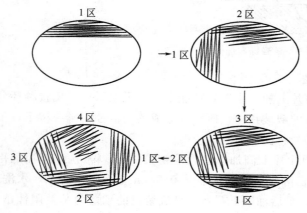

实验图3-1 分区划线

③ 划线完毕，盖好皿盖，在平皿底处注明标记（标本号或细菌名称、日期及接种者等），并倒置于35℃温箱中培养18～24h。

操作时的注意事项如下。

① 严格无菌操作，平皿的盖不能开启过大，避免呼吸道及空气中的细菌落入培养基，而且划线时要使琼脂面靠近酒精灯火焰，以免杂菌污染。

② 在划二、三、四区前务必烧灼接种环，且每次烧灼接种环后要待冷却后再划线。环是否冷却，可先在培养基的边缘空白处接触一下，若琼脂熔化表示尚未冷却，应稍候。

③ 划线接种时，接种环以与平板表面夹角成30°～45°为宜，在平板表面行轻快的滑移动作，不可划破培养基表面，划线要密集但不重叠，并充分利用平板的表面积。

（2）斜面接种法

① 左手持菌种管，右手持灭菌的接种环，以右手无名指与小指拔取并夹持试管管塞，管口通过火焰灭菌。将接种环伸入菌种管，自斜面取大肠埃希菌或葡萄球菌少许后退出，管口再次通过火焰灭菌，塞好管塞，放下菌种管。

② 左手以同样方式持待接种的琼脂斜面培养基，以右手无名指与小指拔取并夹持试管管塞，管口通过火焰灭菌，将取过菌的接种环再插入待接种的琼脂斜面培养基中，在斜面上自底部向上拉一接种线，再从斜面底部轻轻向上蜿蜒划线（见实验图3-2）。

③ 划线完毕，管口通过火焰灭菌，塞好管塞。接种环灭菌后放回原处。在试管上做好标记，于35℃温箱培养18～24h。

操作时的注意事项如下。

① 含菌的接种环进出试管时，均不应接触试管内壁和管口。

② 盛有培养基、菌种或培养物的试管，使用时应管口向上，稍微倾斜；使用前后均应直立于试管架上，不能水平放在实验台上，以免液体流出或斜面培养基的凝固水浸湿培养基表面。

③ 试管口在拔塞后及盖塞前均要通过火焰烧灼灭菌。

（3）半固体培养基接种法

① 同斜面接种法，无菌操作用灭菌的接种针取大肠埃希菌或葡萄球菌少许，将接种针自半固体培养基正中垂直刺入近管底部（1cm），然后沿原穿刺线抽出（见实验图3-3）。

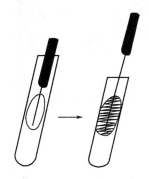

实验图 3-2　斜面接种法

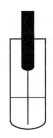

实验图 3-3　半固体培养基接种法

② 接种后，管口通过火焰灭菌，塞好管塞，接种针灭菌后放回原处。在试管上做好标记，于35℃温箱培养18～24h。

（4）液体培养基接种法

① 同斜面接种法，无菌操作自菌种斜面用灭菌的接种环（针）取葡萄球菌（或枯草芽孢杆菌、炭疽芽孢杆菌）少许，倾斜肉汤管，将菌接种到肉汤管内，在接近液面的管壁上轻轻研磨，使菌混合于肉汤中，再直立肉汤管。见实验图3-4。

② 接种后，管口通过火焰灭菌，塞好管塞，接种环（针）灭菌后放回原处。在试管上做好标记，于35℃温箱培养18～24h。

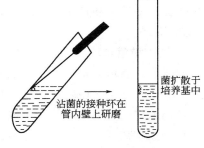

实验图 3-4　液体培养基接种法

3. 细菌生长现象的观察

（1）细菌在固体培养基中的生长现象　形成菌落和菌苔。观察菌落的大小、形态、透明度、颜色、湿润度、表面和边缘情况及菌落周围有无溶血环等。

（2）细菌在半固体培养基中的生长现象　用于观察细菌有无动力。有鞭毛的细菌有动力（如大肠埃希菌），沿穿刺线向周围扩散生长，穿刺线模糊，整个培养基变混浊。无鞭毛的细菌无动力（如痢疾志贺菌），沿穿刺线生长，穿刺线清晰，周围培养基仍透明。

（3）细菌在液体培养基中的生长现象　均匀混浊生长（葡萄球菌），菌膜生长（铜绿假单胞菌），沉淀生长（链球菌）。

实验四　细菌的分布、消毒与灭菌

【实验目的】

1. 了解细菌的分布情况，学会不同部位细菌的检查方法。

2. 了解常用的消毒灭菌法。

【实践内容与方法】

1. 空气中细菌的检查

取琼脂平板 3～5 块，同一平面用 3～5 点法在待检区域采样，打开皿盖，使培养基表面暴露在空气中 10min。盖好皿盖，放入 35℃培养 24h。计数平板上生长的菌落数，观察与描述菌落特征，做细菌形态检查。

2. 咽喉部细菌的检查

取血平板一个，将盖打开，置于距口腔 10 厘米处，用力咳嗽数次，然后盖好皿盖，35℃培养 24h 观察结果。

3. 皮肤消毒试验

每两名学生用一个普通琼脂培养基，在培养基底部用记号笔划 5 格，分别标明 1、2、3、4、5。两人用未消毒的手指分别在 1、2 格内涂抹，将此手指用 75％乙醇做皮肤消毒，待干后，再在 3、4 格内轻轻涂抹。第 5 格作对照，盖好皿盖，35℃培养 24h 观察结果。

4. 紫外线杀菌试验

在普通琼脂培养基上密集划线接种葡萄球菌。然后将两条长方形的黑纸条呈十字形附于平板表面，在紫外线灯下 60～80cm 处照射 30min，取下黑纸条。盖上平皿盖，于 35℃培养 24h 观察结果。

5. 药物敏感试验

取普通琼脂培养基一个，在培养基底部标记贴药敏纸片的位置，每张纸片的中心间距不少于 24mm，纸片中心距平板边缘距离不少于 15mm。

将葡萄球菌密集划线接种于该平板上。用无菌镊子夹取分别经 0.1％新洁尔灭、2％红汞、2％龙胆紫、2％碘酒浸泡过的直径 6mm 的滤纸片，轻轻贴于琼脂平板表面，一次贴好勿移动。盖上平皿盖，于 35℃培养 24h 观察结果。

6. 常用的消毒灭菌除菌法介绍

（1）高压蒸汽灭菌法 是应用最广的灭菌法，灭菌效果好，适用于耐高温、耐高压、耐潮湿物品的灭菌，如普通培养基、手术器械、玻璃器皿等。

加水至高压蒸汽灭菌器内规定的要求量，放入欲灭菌物品，盖好器盖、对称旋紧螺旋，密闭高压灭菌器；加热高压灭菌器，在压力升至 39.23kPa 时排气一次，待冷空气全部排出后，关闭排气阀。继续加热，高压蒸汽灭菌器内压力又逐渐升高，直到压力表指针到所需压力值时调节热源，维持 15～30min 可达灭菌效果。灭菌完毕，关闭热源，待压力自行下降至零时方可开盖取物。

（2）干烤灭菌法 本法适用于耐高温和干烤的器材的灭菌，如试管、吸管等玻璃器材，以及油剂、粉剂的灭菌。

将欲灭菌的物品包装后放入干烤箱内，关闭箱门，接通电源，打开风扇，使升温和鼓风同时进行，至 100℃时停止鼓风，温度继续升至 160℃，维持 2h 即可达到灭菌目的。箱内温度不可超过 180℃，否则棉塞与包装纸张被烧焦。灭菌完毕，关闭电源，待温度下降至 50℃以下时方可开盖取物，否则易引起玻璃炸裂和皮肤灼伤。

（3）滤过除菌法 常用的滤菌器有蔡氏滤器和玻璃滤器，常用于不耐热的培养基、血清、药品的除菌或分离细菌的外毒素和病毒。

实验五　免疫学基础实验

【实验目的】

了解几种常见的抗原抗体反应。

【实验内容与方法】

1. 玻片凝集反应

取洁净载玻片一张，左侧加入 1 滴伤寒沙门菌诊断血清，右侧加入 1 滴生理盐水。用接种环无菌操作取伤寒沙门菌少许，分别与伤寒沙门菌诊断血清和生理盐水混匀，摇动玻片，2～3min 后观察结果。出现肉眼可见的细小凝集块的为阳性，呈均匀混浊乳状液的为阴性。

2. 试管凝集反应

取洁净小试管 9 支，并依次做好编号，1～8 管加入生理盐水 0.5ml，第 9 管加入生理盐水 0.75ml，取 1∶10 的待测血清 0.5ml 加入 1 号管，吹吸混匀 3 次，吸出 0.5ml 加入 2 号管，同法混匀后，吸出 0.5ml 加入 3 号管，以此类推连续二倍稀释被测血清到第 7 管，混匀后弃去 0.5ml。第 8 管和第 9 管不加血清，之后，1～8 管加入 10 亿个菌/ml 的菌液各 0.5ml，第 9 管加入菌液 0.25ml。第 8 管为阴性对照管，第 9 管为＋＋对照管。混匀，37℃下放置 24h 后观察结果（实验表 5-1）。

实验表 5-1　试管凝集反应的方法

加入物/ml	1	2	3	4	5	6	7	8	9
生理盐水	0.5	0.5	0.5	0.5	0.5	0.5	0.5	0.5	0.75
被检血清	0.5			对倍稀释				—	—
血清稀释倍数	1∶20	1∶40	1∶80	1∶160	1∶320	1∶640	1∶1280	—	—
菌液	0.5	0.5	0.5	0.5	0.5	0.5	0.5	0.5	0.25
				混匀,37℃下放置 24h 后观察结果					
结果									
效价									

结果观察如下：

一般细菌凝集均为菌体凝集（O 凝集），抗原凝集呈颗粒状。观察管底凝集物，再观察上清透明度，观察结果时一定要轻拿轻放。

＋＋＋＋：出现大的凝集块，液体完全清亮透明，即 100％凝集。

＋＋＋：有明显的凝集片，液体几乎完全透明，即 75％凝集。

＋＋：有可见的凝集片，液体不甚透明，即 50％凝集。

＋：液体混浊，有小的颗粒状物，即 25％的凝集。

－：液体均匀混浊，即不凝集。

以出现＋＋凝集的血清最高稀释倍数作为该份血清的效价。

3. 单向琼脂扩散试验

将抗体均匀混合于琼脂凝胶内，制板打孔，加样。检样中抗原在孔内向四周扩散，在凝胶内与抗体相遇，在合适比例处形成可见的白色沉淀环。实验操作如下（实验图 5-1）。

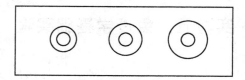

实验图 5-1 单向琼脂扩散实验

（1）制板　将稀释好的抗血清琼脂混合液轻轻倾注于玻片表面，制成琼脂板。

（2）打孔　琼脂冷却凝固后打孔，孔直径 3mm。

（3）加样　不同浓度的 IgG 10μl 分别加入个孔内。

（4）扩散：将免疫板放水平湿盒内，37℃条件下静置，扩散 24h。

（5）量取　量取被检血清沉淀环直径查表。

4. 斑点金免疫色谱试验测乙肝表面抗原

该技术主要是将特异性的抗原或抗体以条带状固定在 NC 膜上，胶体金标记试剂吸附在结合垫上，当待测样品加到试纸条一端的样品垫上后，通过毛细作用向前移动，溶解结合垫上的胶体金标记试剂后相互反应，再移动至固定的抗原或抗体区域时，待测物和金标胶体试剂的复合物又与之发生特异性结合而被截留，聚集在检测带上，通过可目测的胶体金标记物得到直观的显色结果。而游离标记物则越过检测带，达到与结合标记物自动分离的目的（实验图 5-2）。本技术近年来发展迅速，在生物医学领域特别是医学检验中得到了广泛应用。

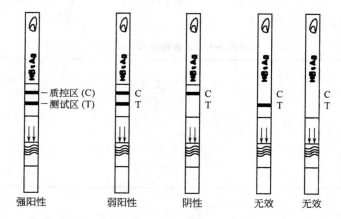

实验图 5-2　斑点金免疫色谱试验测乙肝表面抗原

操作步骤如下。

（1）从密封包装袋中取出试剂条，在 1h 内应尽快使用。

（2）将试纸条插入标本中，标本液面不要超过试纸条的标记线。

（3）待紫红色条带出现，测定结果应在 15min 时读取，30min 后判定无效。弱阳性标本会在 15～30min 出现 T 线。

结果判定：

（1）阳性　两条紫红色条带出现。一条位于 T 区，一条位于 C 区。

（2）阴性　一条紫红色条带。位于 C 区。

（3）无效　C 区内无条带出现，表明操作不正确或试纸条失效，应重复检测。

实验六　病原性球菌

【实验目的】

1. 学会常见病原性球菌的形态和培养物的观察。
2. 学会凝固酶试验和触酶试验。

【实践内容与方法】

1. 常见病原性球菌的形态和培养物的观察

（1）形态观察　葡萄球菌、链球菌、肺炎链球菌、脑膜炎奈瑟菌和淋病奈瑟菌的革兰染色标本片，肺炎链球菌的荚膜标本片。

（2）培养物观察

① 葡萄球菌的菌落形态、色素、溶血环　普通琼脂平板上，葡萄球菌均形成中等大小、圆形凸起、表面光滑、湿润、边缘整齐、不透明的菌落，并可产生不同的脂溶性色素，使菌落呈现不同的颜色，如金黄色、白色、柠檬色。在血琼脂平板上与普通琼脂平板上的菌落相似，但金黄色葡萄球菌菌落周围有透明溶血环。而大多数其他葡萄球菌菌落周围无溶血环。

② 链球菌的菌落形态、溶血环　链球菌在血琼脂平板上生长后形成灰白色、圆形凸起、表面光滑、边缘整齐的针尖大小的菌落，菌落周围可产生不同的溶血现象。甲型链球菌菌落周围形成草绿色溶血环，乙型链球菌菌落周围形成透明溶血环，丙型链球菌菌落周围无溶血环。

③ 肺炎链球菌的菌落形态、溶血环　肺炎链球菌形成的菌落与甲型链球菌相似。

2. 凝固酶试验——玻片法

大多数致病性葡萄球菌可产生凝固酶，结合型凝固酶使血浆中的纤维蛋白原变为纤维蛋白，附着于细菌表面，形成凝块。

（1）方法　取未稀释的新鲜兔血浆或人血浆和生理盐水各1滴分别滴于载玻片上，取待检菌落少许，分别与生理盐水、血浆混合，立即观察现象。

（2）结果　细菌在生理盐水中无凝集，在血浆中聚集成团块，为凝固酶试验阳性；若仍呈均匀混浊状态则为阴性。

3. 触酶试验

葡萄球菌产生的触酶，能将 H_2O_2 分解为水和氧气，产生气泡。

（1）方法　用接种环选取普通琼脂平板上的葡萄球菌菌落，涂布于洁净载玻片上，滴加 $3\%H_2O_2$ 溶液 $1\sim2$ 滴，观察现象。

（2）结果　半分钟内有大量气泡产生，为触酶试验阳性，不产生气泡者为阴性。葡萄球菌属细菌为阳性，链球菌属细菌为阴性。

实验七　肠道杆菌

【实验目的】

1. 学会肠道杆菌的形态和培养物的观察。

2. 学会肥达试验。

【实践内容与方法】

1. 肠道杆菌的形态和培养物的观察

（1）形态观察　大肠埃希菌、伤寒沙门菌、志贺菌的革兰染色标本片，伤寒沙门菌的鞭毛染色标本片。

（2）培养物观察　大肠埃希菌、伤寒沙门菌、志贺菌在肠道细菌强选择培养基 SS 平板上的菌落特征。

2. 肥达试验

肥达反应是根据凝集反应原理，用已知伤寒沙门菌菌体 O 抗原、伤寒沙门菌鞭毛 H 抗原、甲型副伤寒沙门菌鞭毛抗原（PA）、乙型副伤寒沙门菌鞭毛抗原（PB）与病人血清做定量凝集反应，以辅助诊断伤寒与副伤寒的试管凝集方法。

（1）方法

① 取 28 孔塑料板 1 块（每排 7 孔，共 4 排），于每排第 1 孔上分别标明"O"、"H"、"PA"、"PB"字样。

② 取试管 1 支（血清稀释管），加生理盐水 1.9ml 及待测血清 0.1ml，混合使成1∶20稀释。

③ 先在每孔中加入 0.2ml 生理盐水，再在每排的第 1 孔中加入 0.2ml 的稀释血清，用加样枪分别吹吸混匀后，从每排第 1 孔中吸出 0.2ml 加入对应排的第 2 孔中，吹吸混匀后再从第 2 孔中吸出 0.2ml 加入第 3 孔，以此类推，至每排第 6 孔，吹吸混匀后吸出 0.2ml 弃去。此时，每排试管中血清的稀释倍数依次为 1∶40、1∶80、1∶160、1∶320、1∶640、1∶1280。每排的最后一孔无血清，作阴性对照。

④ 取 O、H、PA、PB 菌液，相应加入各排孔中，每孔 0.2ml。在振荡器上振荡，使菌液与待测血清充分混匀，置 37℃温箱过夜，次日观察结果。

（2）结果　观察结果时，自冰箱或温箱取出塑料板后，切忌振荡塑料板。先观察阴性对照孔，该孔底为圆形、边缘整齐的细菌沉淀物，若轻摇，细菌散开仍呈混浊，之后由第 1 孔开始依次与对照孔对比观察。如有凝集，可见孔底有沉淀的凝集块，边缘不整齐，液体出现不同程度的澄清。"H"菌液的凝集呈棉絮状。观察完毕后，轻摇可见棉絮状凝集物升起。凝集强弱以"+"的多少表示。以出现明显凝集（＋＋）的血清最高稀释度为该待测血清的凝集效价。

－：　不凝集，液体混浊度与对照孔相同。

＋：　约 25% 的细菌凝集，上层液体较混浊。

＋＋：　约 50% 的细菌凝集，上层液体中等混浊，呈半透明。

＋＋＋：约 75% 的细菌凝集，上层液体轻度混浊。

＋＋＋＋：细菌全部凝集，上层液体澄清透明。

（3）正常值　伤寒"O"（TO）<1∶80　　　伤寒"H"（TH）<1∶160
甲型副伤寒（PA）<1∶80　　　乙型副伤寒（PB）<1∶80

实验八　结核病人痰标本涂片及抗酸染色

【实验目的】

1. 学会痰标本直接涂片法检查结核分枝杆菌。

2．正确进行抗酸染色的操作。

3．学会辨认结核分枝杆菌的形态染色特点。

【实践内容与方法】

分枝杆菌属的细菌由于细胞壁中含有大量的脂类，故一般的染色不易透过菌体，常用抗酸染色法。抗酸染色法可将细菌分为两大类，即抗酸菌和非抗酸菌。因为临床上绝大多数病原菌为非抗酸菌，所以抗酸染色不作为临床上常规的细菌检查项目，只针对性地用于结核病、麻风病等的细菌检查。

1．涂片

用竹签挑取约 0.01ml 已灭菌消化的结核病人痰标本置于载玻片中央处，制成 1.0cm×1.0cm 大小的均匀薄涂片或取上述标本约 0.1ml 制成 2.0cm×2.5cm 大小的厚膜涂片。自然干燥，干后经火焰固定。

2．染色（姜-尼抗酸染色法）

（1）初染 将已固定的涂片置于染色架上或用染色夹子夹住，滴加石炭酸复红液，并于载玻片下方以弱火加热至出现蒸汽，染色 5min（勿煮沸或煮干，且勿使染液干涸），待冷，水洗。

（2）脱色 用 3％盐酸酒精脱色，直至涂片已无红色染液脱下为止，但不可超过 10min，水洗。

（3）复染 用碱性美蓝液盖满痰膜复染 0.5min，水洗，干后镜检。

（4）镜检 在淡蓝色的背景下，抗酸杆菌（如结核分枝杆菌）染成红色，非抗酸菌及细胞等均染成蓝色。

实验九 病毒与其他病原微生物

【实验目的】

1．初步认识病毒包涵体、螺旋体和真菌的形态特点。

2．学会乙肝表面抗原的检测，并了解其临床意义。

【实验内容与方法】

1．病毒包涵体、螺旋体和真菌的形态观察

① 油镜观察狂犬病病毒包涵体，并注意包涵体的形态、染色和在细胞中的位置。

② 观察螺旋体镀银染色示教片，注意观察螺旋体的形态、螺旋类型和两端的形状。钩端螺旋体螺旋细密规则，一端或两端呈钩状。梅毒螺旋体螺旋细密整齐，两端尖。

③ 高倍镜观察皮肤丝状菌或白色念珠菌标本片。

④ 观察酵母菌或白色念珠菌在沙保弱培养基上的生长现象，并与细菌的菌落进行区别。

2．ELISA 双抗体夹心法测定乙肝表面抗原（HBsAg）

采用单克隆抗-HBsAb 包被反应板，加入待测标本，同时加入多克隆抗-HBs-HRP，当标本中存在 HBsAg 时，该 HBsAg 与包被抗-HBsAb 结合并与抗-HBs-HRP 结合物形成抗-HBsAb-HBsAg-抗-HBsAb-HRP 复合物。加入 TMB 底物产生显色反应。反之则无显色反应。具体原理见实验图 9-1。

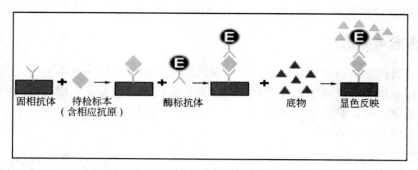

固相抗体　　待检标本　　酶标抗体　　　　　　底物　　显色反映
　　　　　（含相应抗原）

实验图 9-1　ELISA 双抗体夹心法原理示意

实验步骤如下。

① 将各种试剂移到室温平衡半小时，取一瓶洗液，加蒸馏水 600ml，混匀后备用。

② 将待测 HBsAg 酶联反应板取出，设置一个空白对照，一个阳性对照，一个阴性对照。取混匀后的阳性对照、阴性对照各 50μl 加入到对照孔中，其余各孔加入待测血清 50μl。除空白对照孔以外，每孔加入酶结合物 50μl，充分混匀，用不干胶封片封盖反应板，置 37℃孵育 30min。

③ 手工洗板：弃去孔内液体，洗涤液注满各孔，静置 5s，甩干，重复 5 次后拍干。

④ 每孔加显色剂 A 液、B 液各 1 滴，充分混匀，封板，置 37℃孵育 15min。

⑤ 每孔加入终止液 1 滴，混匀。

⑥ 肉眼观察孔内液体变黄者为阳性，不显色者为阴性。

临床意义：检测血清中 HBsAg 对病毒性肝炎的病原学诊断、HBsAg 携带者的调查、筛选献血员和进行乙肝病毒感染的流行病学调查均有意义。

实验十　医学线虫

【实验目的】

1. 能识别常见线虫的成虫形态。

2. 能辨认常见线虫虫卵的形态特点。

3. 了解直接涂片法、饱和盐水漂浮法和透明胶纸法等操作方法。

【实验内容与方法】

1. 形态观察

（1）蛔虫

① 成虫　肉眼观察虫体的外形、大小、侧线及雌雄虫的区别。

② 虫卵　观察虫卵的形态、大小、颜色、卵壳厚薄、蛋白质膜的颜色等，并注意观察受精卵、未受精卵及脱蛋白质膜受精卵的区别。

（2）钩虫

① 成虫　观察十二指肠钩虫和美洲钩虫的大小、形态和区别。

② 虫卵　观察虫卵的形态、大小、卵壳厚薄、卵细胞分裂情况等。

（3）蛲虫

① 成虫　观察虫体的外形、大小及雌雄的区别。

② 虫卵　观察虫卵的形态、大小、颜色、卵壳厚薄、卵内容物等，注意蛲虫卵一侧稍扁平，另一侧稍隆起，如柿核样的形态。

（4）鞭虫

① 成虫　注意虫体呈马鞭状的形态特征及雌雄的区别。

② 虫卵　观察虫卵的形态、大小、颜色、卵壳厚薄、卵内容物等，注意虫卵似腰鼓形状，两端有透明盖塞。

2. 检查方法

（1）直接涂片法　本法常用于检查蛔虫卵。于洁净载玻片中央加生理盐水 1～2 滴，用竹签挑取少量粪便在生理盐水中涂抹均匀制成粪膜，涂片厚度以透过涂片能辨认书上字迹为宜。一般用显微镜低倍镜来观察涂片即可，如采用高倍镜，必须加盖玻片，以免污染镜头。

（2）饱和盐水漂浮法　本法适用于检查线虫卵，检查钩虫卵效果更佳。饱和盐水的密度大于虫卵，将粪便溶于饱和盐水后，则虫卵会集中漂浮于液面，检出率较高。具体操作如下。

用竹签挑取少量粪便于浮聚瓶或青霉素小瓶中，加少量饱和盐水调匀，去渣，再缓慢加入饱和盐水至瓶口，以液面隆起而不溢出为度。取一洁净载玻片覆盖其上，静置 15min 后，将载玻片提起并迅速翻转，加盖玻片后镜检。

（3）透明胶纸法　本法常用于检测蛲虫卵。取 2cm 的透明胶纸约 6cm 长贴于洁净载玻片上，将其一端向胶面折叠 0.5cm，便于揭开胶纸。检查时从载玻片一端揭下胶纸，清晨便前用纸粘贴患者肛门的皮肤，然后将胶纸复位平贴于玻片上镜检。如贴回的胶纸有气泡，揭开胶纸加一滴生理盐水即可。

实验十一　医学吸虫、绦虫、原虫和医学节肢动物

【实验目的】

1. 能识别常见吸虫、绦虫的成虫形态及常见吸虫和绦虫虫卵的形态特点。

2. 能辨认常见医学原虫的滋养体和包囊。

3. 能区别各期疟原虫的形态特征和被寄生红细胞的变化。

4. 了解常见的医学节肢动物。

【实验内容与方法】

1. 吸虫、绦虫实验

（1）形态观察

① 华枝睾吸虫

成虫：肉眼观察虫体的外形、大小、颜色和透明度。

虫卵：华枝睾吸虫卵是人体常见寄生虫虫卵中最小者。形似芝麻，淡黄色。高倍镜下观察虫卵的形态、大小、颜色、卵壳厚薄、卵盖特征及卵内毛蚴等。

② 姜片虫

成虫：观察虫体的形态、大小、颜色和似姜片的外形。

虫卵：姜片虫虫卵是人体寄生虫虫卵中最大者。观察虫卵的形态、大小、卵壳厚薄、卵盖和虫卵内结构等。

③ 肺吸虫

成虫：观察虫体的外形、大小、颜色。

虫卵：观察虫卵的形态、大小、颜色，注意卵盖大而明显，卵壳厚薄不均等特征。

④ 日本血吸虫

成虫：观察虫体的外形、大小、颜色。血吸虫有雌雄区别，雌虫经常被雄虫合抱，仅腹吸盘之前的虫体部分游离于外。

虫卵：观察虫卵的形态、大小、卵内容物等特征。

成虫雌雄合抱玻片标本：观察雌雄虫体合抱状态，虫体外形、吸盘及雌雄虫体生殖系统等。

⑤ 带绦虫

成虫：注意观察链状带绦虫和肥胖带绦虫成虫的长度、节片数、头节、幼节、成节及妊娠节片的特点。

虫卵：观察带绦虫虫卵的形态、大小、颜色，高倍镜下注意观察虫卵具有放射状条纹的胚膜和卵内六钩蚴等特征。

（2）检查方法

① 自然沉降法　本法常用于检查吸虫卵。虫卵的密度大于水，因此可沉积于水底。具体操作如下。

取粪便 20～30g 置于烧杯中，加水调成糊状，经 60～80 目铜筛过滤于 500ml 锥形量杯内，再加清水至距离杯口 2cm 处，静置 20～30min，弃上清，重新加水再次沉淀，如此反复 2～3 次，至上清澄清为止，弃上清，取沉渣镜检。

② 毛蚴孵化法　本法适用于检查日本血吸虫卵，依据血吸虫卵内的毛蚴在适宜条件下能很快孵出并游动于水面下的特性。具体操作如下。

取粪便约 30g，先按自然沉降法浓集处理，将所得沉渣倒入 500ml 三角烧瓶中，加清水至瓶颈处，在 20～30℃下孵化 4～6h 后，在瓶颈处水中可见小白点呈直线运动，即为毛蚴。必要时将其吸出于载玻片上，镜下观察。

2. 原虫实验

（1）形态观察

① 溶组织内阿米巴滋养体和包囊观察　镜下观察滋养体的形状、内外质区分、伪足形状、内质中吞噬的红细胞、核的数目及结构特征等。观察包囊的形状、大小、核的数目及结构等。

② 间日疟原虫薄血膜玻片标本　油镜观察间日疟原虫的环状体、大滋养体、未成熟裂殖体、成熟裂殖体、雌雄配子体。注意胞质的颜色、形态，及被寄生红细胞的改变等。

③ 恶性疟原虫薄血膜玻片标本　油镜观察恶性疟原虫的环状体、雌雄配子体的形态特征等，并注意与间日疟原虫相比较。

（2）检查方法　薄厚血膜片主要检查疟原虫。染色后薄血膜片中的疟原虫形态典型，但检出率低。厚血膜片中检出率高，但疟原虫的形态难以辨认，因此常将两种方法结合，互相弥补。操作方法如下。

本次实验用感染疟原虫的小鼠尾尖血。剪去小鼠尾尖取一洁净载玻片，左手持玻片两端，另选 1 张边缘光滑平整的玻片作推片。用推片一端的中央从鼠尾端取 1 小滴血（约米粒大），置载玻片的中部，使推片和玻片保持 30°～40°夹角，将血滴在推片边缘展开后，匀速向前推动，即形成舌状血膜，此为薄血膜。实验中玻片要洁净，无油脂；血量适中，推速均匀，以防血膜过厚、过薄或出现条状横纹。

厚血膜可置于薄血膜的另一端。用推片的一角从鼠尾取血 2～3 滴，自里向外顺着一个方向涂成直径约 1cm 大小、厚薄均匀的血膜。充分晾干后，滴加蒸馏水于厚血膜上溶血，待薄厚血膜均干燥后一起用甲醇固定，再用瑞氏染液染色后镜检。

3. 医学节肢动物实验

（1）形态观察

① 蚊　观察按蚊、伊蚊、库蚊三种蚊的外形、体色、口器、触角、触须、翅以及足、腹部特征。

② 蝇　观察舌蝇、绿蝇的大小、体色、复眼、单眼、触角等。

③ 蚤、虱、蜱、螨　观察人蚤、头虱、硬蜱、软蜱和恙螨幼虫的体形、大小、分部及结构特点。

（2）检查方法　用透明胶纸睡前贴于鼻翼、额部等处，次晨取下胶纸贴在载玻片上，用显微镜观察蠕形螨的形态、大小、结构等。

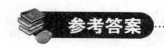

第一章

填空题

1. 原核细胞型微生物，真核细胞型微生物，非细胞型微生物

2. 真菌，病毒

3. 真核细胞

4. 活细胞内

选择题

1. D 2. B 3. C

第二章

填空题

1. 细胞壁，细胞膜，细胞质，核质

2. 荚膜，鞭毛，菌毛，芽孢

3. 肽聚糖，磷壁酸，外膜

4. 脂蛋白，脂质双层，脂多糖，脂多糖

5. 鞭毛

6. 芽孢

7. 水，碳源，氮源，无机盐，生长因子

8. 7.2～7.6，37℃

9. 热原，毒素，侵袭性酶

10. 103.4kPa，121.3℃，15～30min

11. 发热反应，白细胞反应，内毒素血症，微循环障碍、休克、弥漫性血管内凝血（DIC）

12. 菌血症，毒血症，内毒素血症，败血症，脓毒血症

选择题

1. D 2. D 3. D 4. B 5. B 6. C 7. A 8. B 9. B 10. D 11. C 12. A 13. C 14. B 15. D 16. C 17. A 18. D 19. B 20. C

第三章

填空题

1. 免疫防御，免疫自稳，免疫监视

2. 免疫原性，抗原性，抗原性，免疫原性

3. TD-Ag，TI-Ag

4. IgM，IgD，IgG，IgA，IgE

5. 经典激活途径，旁路激活途径，MBL 激活途径，$C\overline{4b2b}$，$C\overline{3bBb}$，$C\overline{4b2b}$

6. 骨髓，胸腺，淋巴结，脾，黏膜相关淋巴组织

7. 胸腺，骨髓

8. TCR，BCR

9. 白细胞介素，干扰素，肿瘤坏死因子，集落刺激因子，趋化性细胞因子，生长因子

10. 感应，反应，效应

11. TCR，抗原肽，CD4，MHC-Ⅱ类分子，TCR，抗原肽，CD8，MHC-Ⅰ类分子

12. 小吞噬细胞，大吞噬细胞，完全吞噬，不完全吞噬，组织损伤，不完全吞噬，细菌扩散

13. 吞噬细胞，NK细胞，γδT细胞

选择题

1. B 2. D 3. D 4. C 5. A 6. A 7. D 8. A 9. B 10. B 11. A 12. A 13. B 14. C 15. D 16. A 17. C 18. D 19. C 20. C 21. D 22. D 23. C 24. C 25. A 26. C 27. C 28. D 29. A 30. B 31. B 32. D 33. D 34. D 35. C 36. A 37. C 38. B 39. C 40. A

第四章

填空题

1. 速发型变态反应，细胞毒型，细胞溶解型，免疫复合物型，迟发型

2. Ⅰ，Ⅳ

3. IgG，IgM

4. 变应原，半抗原

5. 抗体，T淋巴细胞

6. 自然免疫，人工免疫

7. 抗毒素，丙种球蛋白，人特异性免疫球蛋白

8. 死疫苗，活疫苗，类毒素

9. 玻片凝集试验，试管凝集试验

选择题

1. C 2. A 3. D 4. B 5. B 6. D 7. A 8. C 9. D 10. D 11. B 12. D 13. A 14. D 15. C 16. C 17. B 18. C

第五章

填空题

1. 化脓性炎症，食物中毒，假膜性肠炎

2. 肾小球肾炎，风湿热

3. 呼吸道，流脑

4. 金黄色，表皮，腐生

5. A，B，C，D，B

6. 菌毛，内毒素，外毒素

7. ≥1：80，≥1：160，≥1：80

8. 牢固的，细胞免疫

9. 鞭毛，8.8～9.0，碱性，碱性

10. 食物中毒

11. 破伤风梭菌，产气荚膜梭菌，肉毒梭菌

12. 类毒素，抗毒素

13. 产气荚膜梭菌

14. 阳性，抗酸

15. 较强，湿热，紫外线，乙醇

16. 结核菌素试验

17. 高，慢

18. 直接接触，麻风

19. 母畜流产，波浪热

20. 5%～10%CO_2，肝浸液，生长繁殖缓慢，28～32

21. 带菌免疫，细胞，迟发型超敏反应

22. 蜡样芽孢杆菌，枯草芽孢杆菌

23. 阴性，浓染，有，多形态性

24. 菌膜，钟乳石

25. 粗糙，下降

26. 肠炭疽，肺炭疽，皮肤炭疽

选择题

1. C 2. D 3. B 4. A 5. B 6. B 7. D 8. B 9. C 10. D 11. D 12. D 13. B 14. B
15. C 16. A 17. A 18. C 19. D 20. D 21. C 22. A 23. A 24. D 25. D 26. D 27. D
28. D 29. C 30. A 31. D 32. D 33. A 34. D 35. B 36. A 37. C 38. D 39. C 40. D

第六章

填空题

1. 复制，吸附，穿入，脱壳，生物合成及组装，成熟和释放

2. 核心，衣壳

选择题

1. C 2. B 3. C 4. A 5. A 6. C 7. D 8. B

第七章

填空题

1. HA，NA，甲，乙，丙

2. 核衣壳，核酸，核蛋白，RNA 聚合酶

3. 大球形，小球型，管型，大球型

4. 滞喙库蚊，猪

选择题

1. A 2. D 3. A 4. D 5. B 6. B 7. D 8. D 9. B 10. B 11. B 12. D 13. B 14. A
15. B

第八章

填空题

1. 鼠类，猪，钩体病

2. 人畜共患，污染的水，土壤

3. 两性的直接接触，人

4. 普氏立克次体，人虱，莫氏立克次体，鼠蚤，鼠虱

5. 原体，始体，原体，始体

6. 二分裂，油煎蛋

7. 细胞壁，"油煎蛋"样微小的菌落

8. 肺炎支原体，溶脲脲原体

9. 22～28℃，37℃

选择题

1. B 2. C 3. B 4. C 5. C 6. C 7. D 8. D 9. A 10. B 11. A 12. B 13. D 14. B
15. A 16. C

第九章

填空题

1. 夺取营养，机械性损伤，毒性作用，免疫病理作用

2. 传染源，传播途径，易感人群

3. 消除性免疫，非消除性免疫，寄生虫性超敏反应

4. 带虫者，患者

选择题

1. A 2. C 3. C 4. D 5. D

第十章

填空题

1. 丝虫，旋毛虫

2. 蛲虫，牛带绦虫

3. 成虫，幼虫

4. 晚上 10 点到次晨 2 点，夜现周期性

5. 人，牛

6. 姜片虫，肝吸虫

7. 蛔虫，鞭虫，钩虫，旋毛虫

8. 三，已蜕皮一次

9. 肝吸虫，血吸虫

10. 门脉-肠系膜静脉，血液，钉螺，牛，猪，鼠

选择题

1. D 2. C 3. D 4. A 5. C 6. C 7. A 8. B 9. C 10. D

第十一章

填空题

1. 表膜，胞质，胞核

2. 阿米巴痢疾，肠外阿米巴

3. 虫株的毒力，宿主的抵抗力，肠道内环境

4. 间日疟原虫，恶性疟原虫，三日疟原虫，卵形疟原虫

5. 间日疟原虫

6. 寒战，高热，出汗退热

7. 速发型子孢子，迟发型子孢子

8. 油镜，红细胞，蓝，红

9. 阴道，尿道，滋养体

10. 小肠

选择题

1. D 2. C 3. D 4. C 5. B 6. B 7. A 8. B 9. D 10. A

第十二章

填空题

1. 昆虫，蛛形，多足，甲壳

2. 生态

3. 卵，幼虫，蛹，成虫

4. 丝虫，疟原虫，乙脑病毒，登革热病毒

5. 回归热，流行性斑疹伤寒，硬蜱，软蜱，森林脑炎，新疆出血热

选择题

1. D 2. D 3. B 4. C 5. C 6. D 7. D 8. C 9. D 10. B

参 考 文 献

[1] 肖纯凌，赵富玺. 病原生物学和免疫学. 第 6 版. 北京：人民卫生出版社，2010.

[2] 张宝恩，苏盛通. 病原生物学与免疫学基础. 第 2 版. 北京：科学出版社，2008.

[3] 许正敏. 病原生物学和免疫学. 北京：人民卫生出版社，2006.

[4] 孙凤娥，贾淑平. 医学免疫学与病原生物学. 第 2 版. 西安：第四军医大学出版社，2012.

[5] 陈育民，罗江灵. 病原生物学和免疫学. 第 2 版. 西安：第四军医大学出版社，2011.

[6] 王锦，李光武. 医学免疫学与病原生物学. 西安：世界图书出版公司，2010.

[7] 陈慰峰. 医学免疫学. 第 4 版. 北京：人民卫生出版社，2006.

[8] 何维. 医学免疫学. 北京：人民卫生出版社，2005.

[9] 金伯泉. 医学免疫学. 第 5 版. 北京：人民卫生出版社，2006.

[10] 吕瑞芳. 病原生物与免疫学基础. 修订版. 北京：高等教育出版社，2010.

[11] 裘隧. 病原生物与免疫. 南京：江苏科学技术出版社，2007.

[12] 季晓辉，张建琼. 医学免疫学与医学微生物学. 北京：科学出版社，2001.

[13] 黎硕. 病原生物学与免疫学. 西安：第四军医大学出版社，2011.

[14] 王海霞. 病原生物与免疫学基础. 北京：科学教育出版社，2008.

[15] 曹宁. 病原生物与免疫学基础. 北京：高等教育出版社，2005.

[16] 周德庆. 微生物学教程. 第 2 版. 北京：高等教育出版社，2002.

病原微生物图

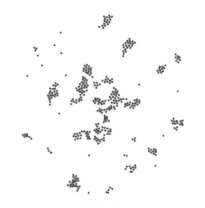

1. 葡萄球菌

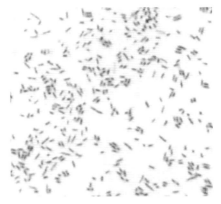

2. 大肠杆菌

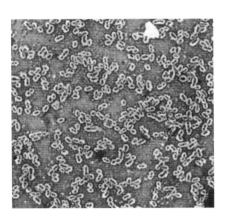

3. 肺炎链球菌

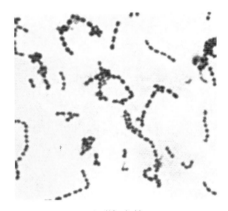

4. 链球菌

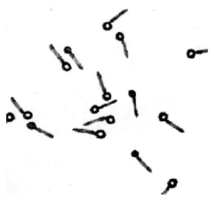

5. 破伤风芽孢杆菌

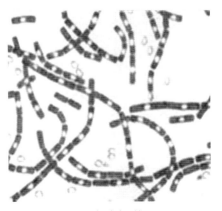

6. 炭疽杆菌

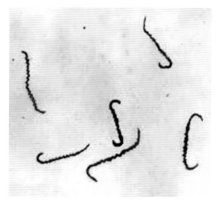

7. 钩端螺旋体

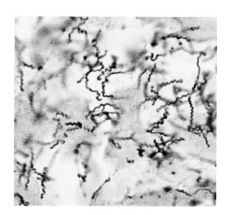

8. 梅毒螺旋体

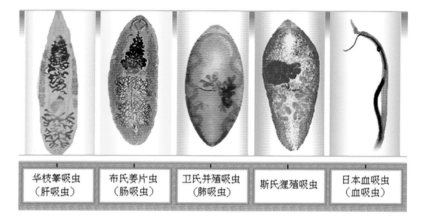

| 华枝睾吸虫
（肝吸虫） | 布氏姜片虫
（肠吸虫） | 卫氏并殖吸虫
（肺吸虫） | 斯氏狸殖吸虫 | 日本血吸虫
（血吸虫） |

9. 几种常见吸虫

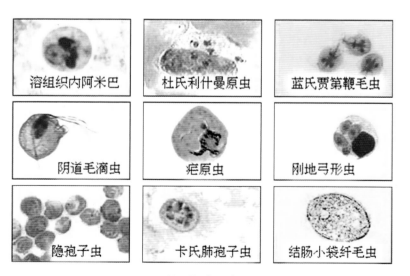

溶组织内阿米巴	杜氏利什曼原虫	蓝氏贾第鞭毛虫
阴道毛滴虫	疟原虫	刚地弓形虫
隐孢子虫	卡氏肺孢子虫	结肠小袋纤毛虫

10. 几种原虫

蠕虫虫卵图及部分中间宿主图

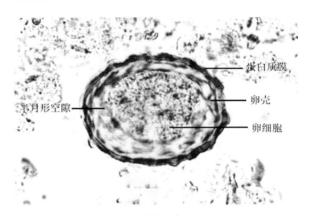

1. 受精蛔虫卵

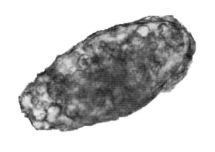

2. 未受精蛔虫卵

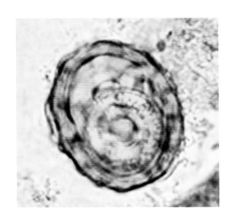

3. 蛔虫含蚴卵

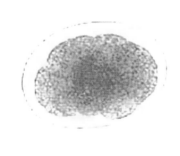

4. 钩虫卵

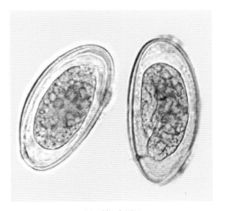

5. 蛲虫卵

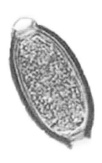

6. 鞭虫卵

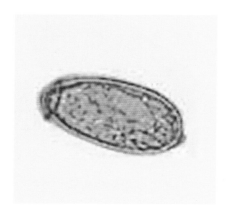

7. 肝吸虫卵

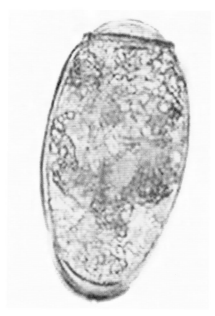

8. 肺吸虫卵

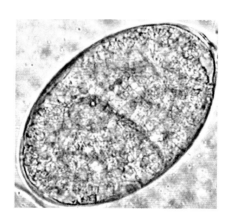

9. 姜片虫卵

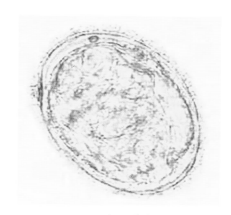

10. 血吸虫卵

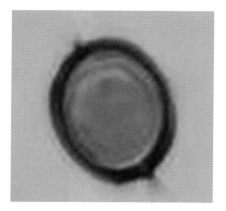

11. 绦虫卵

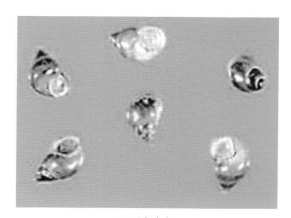

12. 淡水螺